Krista Mertens

Psychomotorische Aktivierungsprogramme für Alten- und Pflegeheime

Grundfragen der Akzeptanzgewinnung und der praktischen Anwendung

Krista Mertens

Psychomotorische Aktivierungsprogramme für Alten- und Pflegeheime

Grundfragen der Akzeptanzgewinnung und der praktischen Anwendung

 verlag modernes lernen - Dortmund

Zu diesem Band ist das Praxishandbuch „Aktivierungs-Programme für Senioren",
Bestell-Nr. 1167 (Herausgeberin Krista Mertens), erschienen.

© 1997 verlag modernes lernen, Borgmann KG, D - 44139 Dortmund

Herstellung: Löer Druck GmbH, 44139 Dortmund

Titelfoto: © ZEFA/Müller

 Bestell-Nr. 1166   ISBN 3-8080-0348-0

Urheberrecht beachten!
Alle Rechte der Wiedergabe, auch auszugsweise und in jeder Form, liegen beim
Verlag. Mit der Zahlung des Kaufpreises verpflichtet sich der Eigentümer des
Werkes, unter Ausschluß des § 53, 1-3, UrhG., keine Vervielfältigungen, Fotokopien, Übersetzungen, Mikroverfilmungen und keine elektronische, optische Speicherung und Verarbeitung, auch für den privaten Gebrauch oder Zwecke der
Unterrichtsgestaltung, ohne schriftliche Genehmigung durch den Verlag anzufertigen. Er hat auch dafür Sorge zu tragen, daß dies nicht durch Dritte geschieht.

Zuwiderhandlungen werden strafrechtlich verfolgt und berechtigen den Verlag zu
Schadenersatzforderungen.

Inhalt

EINLEITUNG		9
1. Psychomotorische Aktivierung		15
1.1	Ausgangspunkt und Zielsetzung der Studie	15
1.2	Psychomotorik versus Sport im Erwachsenenalter	21
	1.2.1 Entwicklung des Sports im Erwachsenenalter	21
	1.2.2 Die Psychomotorik als wissenschaftliche Disziplin	27
	1.2.3 Psychomotorik des höheren Lebensalters	33
	1.2.4 Psychomotorik für Alten- und Pflegeheime	41
1.3	Basistheorien und -modelle zur Psychomotorik des höheren Lebensalters	42
	1.3.1 Der „sportbezogene Ansatz"	44
	1.3.2 Der „entscheidungstheoretische Ansatz"	48
	1.3.3 Der „motivationstheoretische Ansatz"	53
	1.3.4 Das „Konstrukt Lebensqualität"	57
	1.3.5 Der „Ganzheitsanspruch des Leibes"	62
	1.3.6 Der „handlungsbezogene Ansatz"	64
1.4	Ein psychomotorisches Aktivierungsmodell für Senioren	66
2. Eine empirische Untersuchung zur Akzeptanz von Aktivierungsprogrammen		71
2.1	Die Konzeption	72
	2.1.1 Vorarbeiten	75
	2.1.2 Hypothesen	77
	2.1.3 Forschungsansätze	79
	2.1.4 Aufbau des Fragebogens	86
2.2	Entscheidungskriterien für die Wahl der Auswertungsmethode	96
	2.2.1 Beschreibung der statistischen Verfahren	97
	2.2.2 Formale Begriffsanalyse als Auswertungsmethode	101
	2.2.3 Deskription eines Liniendiagramms der Formalen Begriffsanalyse	101
2.3	Durchführung der Befragung	111
	2.3.1 Daten zur Klientel	113
	2.3.2 Verteilung der Probanden	114

	2.3.2.1	Alters- und Geschlechtsverteilung und Wunsch nach sportlicher Aktivität	120
	2.3.2.2	Verteilung der Personengruppe auf die Altersheime	125
2.4	Ergebnisse		127
	2.4.1	Sportaktivität heute und Zugehörigkeit zu einem Sportverein	129
	2.4.2	Bevorzugte Sport-/Bewegungsaktivitäten	137
		2.4.2.1 Tanzen – Wandern – Fahrrad fahren	139
		2.4.2.1.1 Tanzen	141
		2.4.2.1.2 Wandern	143
		2.4.2.1.3 Fahrrad fahren	145
		2.4.2.2 Gymnastik- Krafttraining – Entspannung	147
		2.4.2.2.1 Gymnastik	150
		2.4.2.2.2 Krafttraining	153
		2.4.2.2.3 Entspannung	156
		2.4.2.3 Kleine Regelspiele – Kleine Spiele – Theater	159
		2.4.2.3.1 Kleine Regelspiele	162
		2.4.2.3.2 Kleine Spiele	164
		2.4.2.3.3 Theater	166
		2.4.2.4 Schwimmen	168
		2.4.2.4.1 Schwimmen – Vereinszugehörigkeit	170
		2.4.2.4.2 Schwimmen – Aktivitäts- und Altersverteilung	171
	2.4.3	Heim Nürnberg West (NW)	172
		2.4.3.1 Schwimmen – Tanzen – Gymnastik – Wandern – Entspannung – Fahrrad fahren	173
		2.4.3.2 Krafttraining – Gymnastik Häufigkeit – Vereinszugehörigkeit – Alter	180
	2.4.4	Bevorzugte soziale Aktivitäten	183
		2.4.4.1 Vorträge – Theater – Singen/Musizieren	187
		2.4.4.1.1 Vorträge	188
		2.4.4.1.2 Theater	191
		2.4.4.1.3 Singen/Musizieren	192
		2.4.4.2 Handarbeiten/Werken – Malen – Gesellschaftsspiele	195

		2.4.4.2.1 Handarbeiten/Werken	198
		2.4.4.2.2 Malen	200
		2.4.4.2.3 Gesellschaftsspiele	202
	2.4.4.3	Lesen – Kochen	204
		2.4.4.3.1 Lesen	206
		2.4.4.3.2 Kochen	208
	2.4.4.4	Soziale Hilfeleistungen – Kleine Kinder betreuen	210
		2.4.4.4.1 Soziale Hilfeleistungen	211
		2.4.4.4.2 Kleine Kinder betreuen	214
	2.4.4.5	Gartenarbeit – Tiere halten	216
		2.4.4.5.1 Gartenarbeit	218
		2.4.4.5.2 Tiere halten	219

3. Folgerungen für die Implementierung 225

  3.1 Bedingungen der Aktivierbarkeit 225

  3.2 Inhalte und Rahmenbedingungen 227

    3.2.1 Aktivierungsprogramme der Psychomotorik 228
    3.2.2 Psychomotorik im weiteren und im engeren Sinne 229
    3.2.3 Raumerfordernisse 233
      3.2.3.1 Raumbegriffe 234
      3.2.3.2 Handlungs- und Erfahrungsräume 236
      3.2.3.3 Schon- und Erlebnisräume 237

  3.3 Wohnen im Alter 241

    3.3.1 Wohnmodelle für ältere Menschen 242
    3.3.2 Vorschläge für die Gestaltung von Räumen 250
    3.3.3 Architektonische Planung einer Muster-Wohnanlage 253

4. Resümee und Perspektiven 265

Literaturverzeichnis 283

ANHANG

Anschreiben an die Heimleitung 298
Verzeichnis der Graphiken und Tabellen 299

Einleitung

Die Tatsache, daß zur Zeit in der deutschen Bevölkerung rund 16 Millionen Menschen älter als 59 Jahre sind und diese Zahl im Jahr 2030 auf ca. 24 Millionen ansteigen wird, stellt uns vor die Tatsache, unser Augenmerk verstärkt auf die etwa 20 % betagten Menschen zu lenken, die hilfs- und pflegebedürftig in Alten- oder Pflegeeinrichtungen überwechseln müssen.

Ganz plötzlich sind sich Sozialpolitiker der Tatsache bewußt geworden, daß diese große Zahl von Mitbürgern einerseits nicht ohne weiteres im normalen Familienverband leben, und daß sie in naher Zukunft auch zu einem großen Teil nicht in der Lage sein wird, sich vollständig selbst und unabhängig zu versorgen. Dem Bedarf nach altersgerechten Wohnformen steht ein unzureichendes Angebot gegenüber. In Fachkreisen wird spekuliert und diskutiert, in welchen Lebensformen diese Menschen verbleiben sollen – eine befriedigende Lösung gibt es bislang nicht. Hinzu kommt das Phänomen der Altersarmut. Das hat Auswirkungen auf die Qualität und Quantität der Versorgung in den Heimen, die nach der Studie des Bonner Forschungsinstituts Empirica als wenig attraktiv gelten. Es bei der bisherigen Praxis der schlechten Serviceleistungen und eines mangelnden Aktivitätsangebots zu belassen, widerspräche dem humanitären Anspruch, würdig zu altern. Würdig altern schließt psychisches und physisches Wohlbefinden ein, d.h. es gilt, die Bedürfnisse der Menschen im höheren Lebensalter zu erforschen, damit sie frei von Belastungen und zufrieden altern können, die Freude am Leben behalten und sich glücklich fühlen. Soll die Situation älterer Menschen auch langfristig verbessert werden, so muß unser Denken und Handeln den Vorstellungen und Wünschen der älteren Generation angepaßt werden.

Die Verfasserin hat sich im Laufe von 20 Jahren Berufstätigkeit und auch bei privaten Gelegenheiten häufig in Alten- und Pflegeheimen aufgehalten und dadurch eine gewisse Sensibilität für die eingangs angesprochene Problematik entwickelt. Ihre Überzeugung ist es, daß man bei den passiven und behinderten betagten Menschen in Alten- und Pflegeheimen ganz neue Formen suchen und Möglichkeiten gestalten muß, die zwischen der traditionellen Altenversorgung in der Mehrgenerationenfamilie und der Verwahrungsstrategie im Sinne herkömmlicher Altenheime nach dem Prinzip „**s**itzen", „**s**att werden" und „**s**auber sein" liegen. Dies kann aber nur erreicht werden, wenn man die Betreuung stärker auf die Erfassung der individuellen Bedürfnisse abstellt und, darauf fußend, individuelle psychomotorische Aktivitätsprogramme entwickelt.

Dies im einzelnen darzulegen, ist die Absicht dieses Buches, wobei dem Ansatz entsprechend durch die empirische Untersuchung an die eigenen Aussagen der Betroffenen angeknüpft wird[1].

In der vorliegenden Studie werden die Konzepte des Sports und der Psychomotorik für den älteren und alternden Menschen[2] vorgestellt und miteinander verglichen. Sie beziehen die Modelle, welche das Altern als Zugewinn bezeichnen, ein und stützen sich auf Forschungsergebnisse aus der Allgemeinen Psychologie und Gerontologie (speziell motivationstheoretische und entscheidungstheoretische Ansätze).

Der **analytische Ansatz** der Verfasserin ist – unterschiedlich zu anderen, ausschließlich auf statistischen Methoden basierenden Gruppenuntersuchungen – ganz auf Individualisierung abgestellt. Das verursacht zwangsläufig Schwierigkeiten bei der Wahl des geeigneten mathematischen Instrumentariums. Herrn *Prof. Dr. W.L. Fischer*, Lehrstuhl für Didaktik der Mathematik an der Universität Erlangen-Nürnberg, verdanke ich den im Gespräch gewonnenen Hinweis auf die Methode der „Formalen Begriffsanalyse". Über ihn kam die Verbindung zu Herrn *Prof. Dr. K.E. Wolff* an der Fachhochschule Darmstadt, Fachbereich Mathematik und Naturwissenschaften, zustande. In der Arbeitsgruppe um *Prof. Dr. R. Wille* an der Technischen Hochschule Darmstadt hat er an der Entwicklung der Methoden der „Formalen Begriffsanalyse" mitgewirkt.

Die *„Formale Begriffsanalyse"* (FBA) ist eine nicht-statistische mathematische Methode der Datenanalyse. Durch eine Reinterpretation der (mathematischen) Verbandstheorie ist es ihr möglich, Datenmengen bezüglich ihrer Gegenstände und Merkmale so zu strukturieren, daß der begriffliche Zusammenhang des durch die Datenmengen jeweils gegebenen (lokalen)

---

[1] Im Auftrag des Ministeriums für Jugend, Familie und Gesundheit führten SCHMITZ-SCHERZER, SCHICK, KÜHN und Mitarbeiter 1975 bei 1002 Bewohnern, der Heimleitung und dem Personal in 20 Altenheimen eine Untersuchung durch, in der gefragt wurde, welchen Einfluß die personellen und materiellen Bedingungen im Heim auf das Wohlbefinden und die Zufriedenheit haben. Diese Arbeit ist für die hier vorliegende Studie insofern wichtig, als sie die Interdependenz von Einstellungen der Heimleitung und des Personals zum Angebot im Bewegungsbereich, dem Vorhandensein von Bewegungsräumen und der Akzeptanz von Aktivität bei den Heimbewohnern nachweist. Thematisch wird der Bewegungsbereich nur am Rand erfaßt (vgl. Schriftenreihe des BUNDESMINISTERS für JUGEND, FAMILIE und GESUNDHEIT (Hrsg.): Altenwohnheime, Personal und Bewohner. Eine empirische Studie der Stadt Braunschweig. Bd. 57. Kohlhammer-V., Stuttgart, Berlin, Köln, Mainz 1978).

[2] In der Literatur findet man eine Vielzahl unterschiedlicher Einteilungsschemata. Die Verfasserin meint im Hinblick auf die zu bearbeitende Thematik mit dem Begriff des „alternden Menschen" die Erwachsenen ab 45 Jahren. In die Kategorie des „älteren Menschen" fallen nach ihrem Verständnis die Personen ab 60 Jahren (vgl. Kap. 1.2.3).

Kontexts konstituiert und die Über- und Unterordnungsbeziehungen (Implikationen zwischen den Begriffen) in Form von Liniendiagrammen transparent werden.

Durch die von *Ganter* und *Burmeister* entwickelten Algorithmen und Programme können auch größere Datenmengen rasch aufbereitet und mögliche Implikationen zwischen den gegebenen Merkmalen als Listen ausgedruckt oder in Diagrammform sichtbar gemacht werden.

Das Instrumentarium der Formalen Begriffsanalyse liefert eine Methode zur Klassifikation und Analyse von Daten. Ausgehend von „formalen Kontexten", in denen die intendierten Gegenstände (z.B. Altersgruppen von Menschen) und zugehörige Merkmale (z.B. die von diesen Menschen geäußerten Wunschvorstellungen und Bedürfnisse) in Matrixform zusammengefaßt sind, wurden in der vorliegenden Arbeit mit der Formalen Begriffsanalyse Datentypenhierarchien (Begriffsverbände) gewonnen und in Liniendiagrammen graphisch dargestellt.

Bezüglich meiner Untersuchung liegt die Bedeutung der FBA u.a. darin, daß sie als Analyseinstrument auch auf kleine Datenmengen (die Population einzelner Altersheime) anwendbar ist und daß die bei den einzelnen Probanden beobachteten individuellen Merkmale durch die mathematische Zusammenfassung mehrerer Werte nicht unkenntlich werden; in der speziellen geometrischen Repräsentation der Datenzusammenhänge in Form von Liniendiagrammen sind sie vielmehr jederzeit lesbar. Durch die Methoden der Formalen Begriffsanalyse bleibt also der individualisierende Begründungszusammenhang erhalten. Im Hinblick auf das Ziel praktischnormativer Empfehlungen ergänzt so die Formale Begriffsanalyse die numerisch-statistische Verarbeitung von Datenmengen, die durch empirische Erhebungen gewonnen wurden.

Die Methode FBA ist m.W. für den in meiner Arbeit diskutierten Fragenbereich bislang nicht angewandt worden. In der Zukunft werden sich für die FBA zweifellos noch erheblich weitergehende Nutzungsmöglichkeiten eröffnen.

Es ist mir ein besonderes Anliegen, den Herren Kollegen *Prof. Dr. W.L. Fischer* und *Prof. Dr. K.E. Wolff* für ihre fachliche Unterstützung und Geduld zu danken. Beide haben sich viel Zeit genommen, mir die mathematischen Grundlagen zu erläutern. Herr *Wolff*, selbst ein guter Sportler, hatte viel Interesse an der Thematik der Untersuchung und bereitete meine Fragestellungen im Aktivitätsbereich so auf, daß sie in Begriffsverbände geordnet und zerlegt werden konnten. Beide Kollegen zeichnen natürlich nicht für den Inhalt dieser Arbeit verantwortlich. *Thomas Rode*, gerade Abiturient, gab gewissenhaft alle Daten in den Computer ein. Mit Eifer hat er die 441 Datensätze durchforstet und die nötigen Kontexte für die Begriffsverbände eingetippt. Um dem Leser, der sich nicht in die Formale Begriffsanalyse vertiefen will, den Zugang zu den Daten zu ermöglichen, wurde die deskriptive Darstellung der Formalen Begriffsanalyse durch Histogramme und Kontingenztafeln ergänzt. Mit Hilfe der schließenden Statistik – dem Chi-Quadrat-Test und dem linearen Modell der kategoriellen Datenanalyse – haben wir versucht, Zusammenhänge zwischen früherer Vereinszugehörigkeit und sportlicher Aktivität im höheren Lebensalter festzustellen. Die Aufbereitung der Daten hat Dipl. Mathematiker *Marco Schuchmann* übernommen. Für die mathematische und graphische Bearbeitung danke ich beiden herzlich.

Seit zwanzig Jahren arbeite ich als Sport- und Sonderschullehrerin auf dem Gebiet der Psychomotorik. Ich habe die wissenschaftstheoretischen Diskussionen und die oft sehr unterschiedlichen Methoden der Umsetzung in die Praxis mit verfolgt und auch an der Standortbestimmung mitgewirkt. In der Vereinsarbeit und vielen Fortbildungsveranstaltungen habe ich mit *Prof. Dr. G. Neuhäuser* zusammengearbeitet, wobei er mir als Experte in der Neuropädiatrie den Blick für eine breit angelegte Diagnostik öffnete. Unter Fachkollegen ist er einer der wenigen Mediziner, der eng mit der Geschichte der Psychomotorik in Deutschland verflochten ist.

Daß ich nach Jahren der Beschäftigung mit der Psychomotorik mit Kindern, sowohl mit behinderten Kindern in der Sonderpädagogik als auch mit gesunden vom Kindergarten bis zur Jugendarbeit, das besondere Interesse an der Gerontopsychologie und damit einer Psychomotorik für Senioren gewann, verdanke ich Herrn *Prof. Dr. H. Meusel*, der mich während meiner Zeit am Sportinstitut der Universität Gießen mit seinen Veranstaltungen im Alterssport auf diesen Arbeitsbereich aufmerksam machte.

In den folgenden Jahren habe ich dann verstärkt (mit meinen Studierenden) in der Psychomotorik für Senioren im Sportverein und in Alten- und Pflegeheimen, auch mit hochbetagten, bettlägerigen Menschen, gearbeitet. Mein daraus entstandenes Anliegen, für die Altersgruppe der Senioren – speziell der beeinträchtigten alten Menschen in Alten- und Pflegeheimen – eine besondere Didaktik zu entwickeln, wurde von Herrn *Prof. Dr. H. Neumann*, ebenfalls am Sportinstitut der Universität Gießen, in besonderer Weise unterstützt und gefördert.

Viele Anregungen gewann ich auch durch meine Mitarbeit an dem Aufbaustudiengang Psychogerontologie am Institut für Psychologie II der Universität Erlangen-Nürnberg, insbesondere bei Herrn *Prof. Dr. W. Oswald*. Bei Sitzungen, Fortbildungsseminaren und Kongressen hatte ich Gelegenheit, die kritischen Diskussionen um die unterschiedlichen Modelle des Alterns zu verfolgen, direkt an der „Quelle der gerontologischen Forschung" zu sitzen und die Fachliteratur präsent zu haben. Von ihm, ebenso von *Prof Dr. E. Olbrich* und deren MitarbeiterInnen habe ich viel lernen können.

Ich bin auch all denen, die mir über Jahre hinweg durch ihre Ideen und eigene Erfahrungen geholfen haben, sehr verbunden, insbesondere meinen *Studierenden der Sozialpädagogik* an der Fachhochschule in Darmstadt, *der Psychogerontologie* an der Universität in Erlangen-Nürnberg, *der Rehabilitationswissenschaften* an der Universität Berlin und den TeilnehmerInnen an den *Fortbildungskursen für ältere, (geistig)behinderte Menschen* in Erlangen. Herr *Architekt Matzeit*, Erlangen und Herr *Architekt Doose*, Hamburg, berieten mich zu dem Themenkomplex „Wohnen im Alter". Im Rahmen eines Projektes mit sehr engagierten Sportstudenten der Universität Gießen gestalteten wir für geistig Behinderte einen Sinnesgarten mit Snoezelen-Räumen. Hierbei stieß ich auf *Jens Spanjer*, damals noch Student im Studiengang Landschaftsarchitektur und Umweltplanung an der Gesamthochschule Paderborn, Abt. Höxter. Er griff meine Gedanken und Forderungen auf und zeichnete für mich die Modell-Wohnanlage für Senioren (Kap. 3.3.3).

Dank schulde ich auch Frau *Dipl. Psychologin Irene Zingerle*, die die 23 Bewohner im Projekt „Betreutes Wohnen" in Nürnberg befragte, meiner Tochter *Kerstin*, welche die Interviews in Köln durchführte, und den Heimleitungen aller fünf großen Altersheime, Frau *Dipl. Psychologin Friedel* in Lauf, Frau *Reich* und Herrn *Hollweg* in Nürnberg, Herrn *Hanstein* in Rotenburg (Fulda) und der *Diakonie* im Altenzentrum in Darmstadt.

Nicht zuletzt fühle ich zutiefst mit den über 500 befragten Senioren[3] in den Alten- und Pflegeheimen und im Sportverein des Arbeiter-Samariter-Bundes in Darmstadt. Sie gaben mir – bis auf wenige Ausnahmen – bereitwillig Einblick in ihr Leben und öffneten mir den Blick für ihre in der Regel schwierige Situation. Ich habe viel von ihnen gelernt, auch mit ihnen gelitten und danke allen für Ihre Offenheit und Bereitschaft zur Mitarbeit.

Krista Mertens *Nürnberg/Berlin, November 1996*

---

[3] Obwohl sich meine Population aus 80 % Frauen und 20 % Männern zusammensetzt, wird in Anlehnung an den internationalen Sprachgebrauch der Oberbegriff „Senioren" gewählt, der die männlichen und weiblichen Personen einschließt.

1. Psychomotorische Aktivierung

1.1 Ausgangspunkt und Zielsetzung der Studie

Aufgrund eigener Erfahrungen in der praktischen Arbeit im Bereich von Bewegung, Spiel und Sport mit älteren Menschen – im Sportverein, auf Freizeiten, in Behinderteneinrichtungen und in Alten- und Pflegeheimen – entwickelte sich die Vorstellung, speziell für beeinträchtigte Menschen in Alten- und Pflegeheimen ein Konzept zu erstellen. Die Motivation rührte von der Erfahrung her, daß Erzieher, Pfleger, Betreuer und selbst Leiter von Senioren- und Pflegeheimen in der Regel nicht in ausreichender Weise auf die Bedürfnisse der Bewohner in diesen Einrichtungen eingehen. Dem Besucher dieser Häuser bietet sich eine bunte Palette von Beschäftigungsangeboten, die aber in der Regel von den Bewohnern wenig und ohne erkennbare Kontinuität genutzt werden.

Es stellen sich die Fragen:

- **Wünscht** sich der Bewohner in einem Alten- und Pflegeheim überhaupt solche Beschäftigungs- bzw. Freizeitangebote?
- **Welche Art** von Beschäftigung bzw. Aktivität soll ins Angebot aufgenommen werden?
- Stehen speziell die Bewegungs-/Sportangebote in einer Beziehung zur **sportlichen Aktivität im Lebenslauf** des Bewohners?
- Welche **Grundvoraussetzungen** müssen gegeben sein, damit der Bewohner die Angebote auch annimmt?

Mit den Fragen nach der **inhaltlichen Strukturierung** sind gleichermaßen die Art der Darbietung, die **methodische Struktur** und der äußere Rahmen, die **organisatorische Struktur**, aufgegriffen.

Durch die differenzierte Analyse der Daten nach der noch unüblichen, aber für diese Befragung effizienten Auswertungsmethode der „Formalen Begriffsanalyse" soll auch nachgewiesen werden, daß im Stellenplan eines jeden Senioren- und Pflegeheims neben den Fachkräften in der Krankengymnastik und Ergotherapie eine spezifisch ausgebildete Fachkraft für Bewegung, Spiel und Sport fest verankert sein müßte. Diese Pädagogen mit einer psychomotorischen Qualifikation sind Anleiter, Überträger, Animateure – wie man es bezeichnen mag – für Aktivierungsprogramme, die im sportlich-körperlichen, dem musisch-kreativen, handwerklichen, geistigen und sozialen Bereich zu suchen sind.

Im letzten Teil dieser Arbeit sowie auch Band 2 sollen Empfehlungen für die **architektonische Planung** eines idealtypischen Wohnkomplexes für Senioren gegeben werden
- mit Angliederung an einen Kindergarten sowie
- Raumaufteilung und Gestaltung der Gartenanlagen.

Das Ziel dieser Studie ist, Alten- und Pflegeheimen ein auf die **Verbesserung der Lebensqualität** der Bewohner abgestimmtes **Grundprogramm** an Aktivitäten zur Verfügung zu stellen.

Dabei wird zwischen
- Sportlichen Aktivitäten,
- Sozialen Aktivitäten,
- Musisch-künstlerischen Aktivitäten,
- Geistigen Aktivitäten und
- Speziellen Hobbies und Liebhabereien

unterschieden.

Die Konzeption berücksichtigt ebenfalls die Begegnung zwischen Alt und Jung. Enkel, Kinder aus Krippen und Kindergarten, Jugendliche und evtl. auch eigene Kinder sollen – wo es sich anbietet – an den Bewegungsstunden, Feiern, Wanderungen und Fahrten der Senioren teilnehmen. Bei diesen Begegnungen werden Generationsbarrieren abgebaut, es wird Verständnis füreinander geweckt und voneinander gelernt.

Zwischen 1871 und 1974 hat sich die im alten Bundesgebiet lebende Bevölkerung etwa verdreifacht, von 20,4 Mill. auf 62,1 Mill. Einwohner. Danach sank sie wieder unter die 62-Millionen-Grenze und lag 1986 im Jahresdurchschnitt bei rund 61,1 Mill. Einwohnern. Nach der Wiedervereinigung belief sich die Einwohnerzahl auf insgesamt 81,19 Millionen, 15,65 Millionen in den Bundesländern-Ost und 65,54 Millionen in den Bundesländern-West, wobei eine noch nicht genau zu bennende Zahl an Übersiedlern hinzukommen wird (vgl. INST. d. DT. WIRTSCHAFT (Hrsg.), Tab. 13).

Seit Gründung der Bundesrepublik ist die Lebenserwartung für Männer um durchschnittlich 7 auf 72 Jahre und die für Frauen um durchschnittlich 10 auf 78 Jahre gestiegen. Zugleich sank die Geburtenquote, so daß die Relation zwischen Alt und Jung sich deutlich verändern wird. Um 500 v.Chr. betrug bei den Griechen und Römern die durchschnittliche Lebenserwartung 30 Jahre, bis zum Mittelalter stieg sie lediglich auf 37 Jahre an.

Um die Altersstruktur der Bevölkerung zu veranschaulichen, verwendet man in der Statistik häufig eine graphische Darstellungsform, die als Alterspyramide bezeichnet wird. Während sie zu Beginn des 20. Jahrhunderts die klassische Pyramidenform noch deutlich erkennen ließ, gleicht ihr

Bild heute eher einer „zerzausten Wettertanne" oder einem „Pilz", der sich weiter zu einer „Bohnenstangenform mit Spitze" umbilden wird.

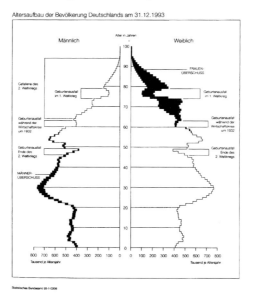

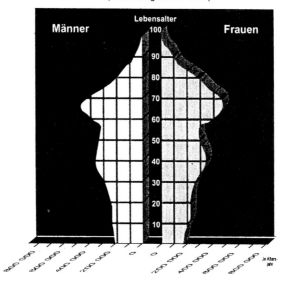

Abb. 1: Altersaufbau der deutschen Bevölkerung
(vgl. Statistisches Bundesamt, S. 57 und GEO-Wissen)

Viele Industrieländer – nicht allein die Bundesrepublik – verzeichneten in den letzten Jahren einen Geburtenrückgang. Die Bundesrepublik Deutschland gehört jedoch zu den wenigen Ländern, in denen jährlich mehr Menschen sterben als Kinder geboren werden. Seit 1972 gibt es in der Bundesrepublik kein natürliches Bevölkerungswachstum mehr; Ende 1991 betrug der Überschuß der Gestorbenen über die Geborenen 81 226 Personen. Ungeachtet der momentanen Einwanderungswelle muß von einer weiter sinkenden Bevölkerungszahl ausgegangen werden.

Die stark angestiegene Lebenserwartung hat zur Hochaltrigkeit geführt. Am 31.12.1993 ermittelte man bei den 60jährigen und Älteren für das gesamte Bundesgebiet einen Bevölkerungsanteil von 16,6 Millionen, das sind 20,5 % der Gesamtbevölkerung von 81,1 Millionen" (vgl. STATIST. BUNDESAMT (Hrsg.): Statistisches Jahrbuch 1995 für die Bundesrepublik Deutschland, S. 46, 60 f. u. 57). (Der ERSTE ALTENBERICHT des BUNDESMINISTERIUMS für FAMILIE UND SENIOREN (1993) liefert lediglich die Daten vom 1. Januar 1990. Vgl. BUNDESMIN. f. FAMILIE und SENIOREN (Hrsg.): Erster Altenbericht, Bonn 1993, S. 77; vgl. S. 76-80 u. S.5.)

Im Jahr 2000 erwartet man 19,1 Millionen 60- bis 79jährige, das sind 23,6 % der Gesamtbevölkerung, und ebenso 2,9 Millionen Bürger, die älter als 80 Jahre sind, das sind 3,6 %, wobei rund 13.000 ein Alter von über 100 Jahre erreichen werden (vgl. GESELLSCHAFT für KONSUM-, MARKT- und ABSATZFORSCHUNG e.V. (Hrsg.), GfK, S. 2), eine beträchtliche Zahl, die es bislang noch nie in der Geschichte der Deutschen gegeben hat (vgl. BUNDESMIN. f. FAMILIE und SENIOREN (Hrsg.): Erster Altenbericht, Bonn 1993, S. 80)[4].

Das zahlenmäßige Verhältnis zwischen jüngeren und älteren Menschen wird sich tendenziell umkehren. Der Anteil der unter 20jährigen wird von heute 26 % auf 21 % im Jahr 2000 und 17 % im Jahr 2030 sinken. Demgegenüber wird der Anteil der über 60jährigen von 16 % auf 22 % im Jahr 2000 und auf 38 % im Jahr 2030 ansteigen. Wir befinden uns auf dem Weg zur „Fünf-Generationen-Gesellschaft". Die Gruppe dieser älteren Menschen über 60 Jahre besteht aus zwei Dritteln, bei den über 75jährigen sogar zu drei Vierteln aus Frauen, die fast alle alleine leben (Heimbewohner sind sogar bis zu 90% Frauen). Vor allem die Hochbetagten können als „Einzelkämpferinnen auf ihrem Lebensweg" bezeichnet werden (vgl. TEWS in: GfK-Studie, a.a.O., S. 5-7; KORCZAK, S. 40), nicht nur, weil ihre Lebenspartner bereits verstorben ist, sondern auch, weil sich Frauen über 60 Jahre in diesem Jahrzehnt vermehrt nach langjähriger,

---

[4] Die Studie der Arbeitsgruppe Cooper gibt den Anteil der über 65jährigen in Deutschland mit 3,9 % an. RÜCKERT legt die Zahl mit 4-5 % fest. In den USA werden 5 %, in Großbritannien 6 % und in den Niederlanden etwa 12 % dieser Altersgruppe in Heimen und ähnlichen Einrichtungen versorgt (vgl. HÄFNER in: BALTES/MITTELSTRASS, a.a.O., S. 172).

unbefriedigender Partnerschaft scheiden ließen. Die neue, noch aktive und gesunde Altersgeneration der über 60jährigen zeichnet sich durch eine deutlich erhöhte Veränderungs-, Mobilitäts- und Reisefreudigkeit sowie ein großes Bildungsinteresse aus.[5]

Für die in der Familie nicht versorgten alten Menschen bleibt in der Regel erst einmal die medizinische Pflege in einem Krankenhaus. Über 50 % der Pflegetage in den Krankenhäusern (mit einer Verweildauer von ca. 25 Tagen) werden von Menschen über 60 Jahre in Anspruch genommen – mit steigender Tendenz. Meist folgt anschließend die Übersiedlung in ein Alten- und Pflegeheim. Es wird geschätzt, daß etwa 30 % der über 80 jährigen hilfs- und pflegebedürftig sind, bei den über 90jährigen werden 40 % genannt; 3,9 % bis 5 % (um die 500 000) der über 65jährigen sind in Alten- und Pflegeheimen untergebracht (vgl. BUNDESMIN. f. FAMILIE u. SENIOREN (Hrsg.), S. 133; vgl KORCZAK, S. 108). Krankenhaus- und Heimaufenthalt sind mit – vor allem in den kommenden Jahren ansteigenden – immensen Kosten verbunden. Es gibt nur wenige Personen, die den Grundpflegesatz von etwa DM 2500 (für die Pflege eines gesunden alten Menschen) zahlen können. Die erhöhte Pflege liegt inzwischen bei 140 % und die schwere Pflege bei mindestens 170 % davon (z.Zt. zwischen DM 4500 bis DM 5500). Dieser Betrag ist auch künftig mit der Pflegeversicherung nicht abgedeckt. Viele der Heimbewohner liegen unter der Armutsgrenze und beziehen Wohngeld und Sozialhilfe. Sie haben keine Chance, sich einen finanziell sorgenfreien Lebensabend zu leisten.[6]

---

[5] Während 1979 nur etwa 4,5 Millionen Urlauber im vorgerückten Alter verreisten, waren es 1994 doppelt so viel (allerdings wollen 80 % der Gäste über Sechzig nicht in einem spezifisch für sie eingerichteten „Seniorenhotel" nächtigen). Neben der Reisebranche haben Finanzberater und Landesbausparkassen die Senioren als Ansprechpartner - u.a. zum Kauf von Immobilienfonds für private Seniorenresidenzen mit Rundumservice - entdeckt. Einrichtungshäuser spezialisieren sich auf seniorengerechtes Wohnen, die Textilindustrie kleidet die „junggebliebenen" Alten ein u.a.m. Allerdings soll nach einer Studie des Instituts für Demoskopie Allensbach (1994/95 zum Thema „Leben im Alter") die Langeweile zugenommen haben. Dies sei ein „Warnzeichen dafür, daß viele ältere Menschen nicht in die Gesellschaft integriert sind und nach ihrem Berufsleben offenbar keinen rechten Sinn mehr im Leben finden" (ROTHENBERGER in DIE WELT v. 22.1.1995).

[6] „50% der Haushalte haben keinen Haus- und Grundbesitz, 10% der Haushalte keinen Pfennig Geldvermögen, 14,5% der Haushalte besitzen ein Geldvermögen von weniger als 2500 DM (vgl. HEITMÜLLER,H.-M.: Die neuen Alten - aus der Sicht des Finanzmarktes. In: GfK-Studie Nürnberg (Hrsg.): GfK-Tagung '92. Die neuen Alten - Schlagwort der Medien oder marketingrelevante Zielgruppe? Nürnberg 1992, S. 31f). Die derzeitige durchschnittliche Versichertenrente der Arbeiter beträgt in den alten Bundesländern DM 971,— monatlich und die der Arbeiter in den neuen Bundesländern DM 940,—. Die Angestelltenversicherung zahlt ihren Versicherten in Deutschland West DM 1368,— DM Rente und denen in Deutschland Ost DM 955,— (vgl. Inst.d.Dt.Wirtschaft (Hrsg.): 1994 - Zahlen zur wirtschaftlichen Entwicklung der Bundesrepublik Deutschland. Tab. 101. Die Zahlen decken sich mit den Angaben im Statistischen Jahrbuch 1993, a.a.O., S. 505). Zur Zeit sind fünf Millionen Sozialhilfeempfänger außerhalb der Pflegeheime erfaßt.

Für den Sport sind diese Daten wichtig (insbesondere die Änderungen im Altersaufbau), da man sich im Sportangebot nach den **Bedürfnissen** der unterschiedlich alten Menschen richten muß. Nur wenige ältere Menschen entschließen sich, das Sport- bzw. Bewegungsangebot in einem Verein oder einer anderen Organisation wahrzunehmen. Viele ältere Menschen scheinen auch heute noch den „Ruhestand" wörtlich zu nehmen und verharren in „Passivität, die sich bis heute vortrefflich dazu eignet, die soziale Vernachlässigung der Alten als heilsame Schonung zu rechtfertigen" (RICHTER in: ALFERMANN/SCHEID, S. 13).

Die Folgen der Bewegungsmüdigkeit unserer Bundesbürger lassen gegenwärtig die Krankheitskosten auf über 60 Milliarden DM pro Jahr anwachsen[7]. **Bewegungsmangelkrankheiten** und ihre Bekämpfung stellen in Zukunft neue Anforderungen an das Gesundheitsbewußtsein des modernen Menschen. Mehr als die Hälfte der Sterbefälle sind auf ein Versagen des **Herz-Kreislauf-Systems** zurückzuführen. An zweiter Stelle werden **Krebserkrankungen** gezählt (vgl. auch ROST in: SINGER, S. 126; STEINHAGEN-THIESSEN, GEROK/BORCHELT in: BALTES/MITTELSTRASS, S. 135; JESCHKE in: BAUMANN 1990, S. 149 f.; PROKOP/ BACHL, S. 137 u.12-21; HEINEMANN,S. 151).

Ein wichtiger gesundheitspolitischer Auftrag besteht darin, den Jugendlichen kontinuierlich in die Erwachsenenzeit hinein für sportliche Aktivitäten zu begeistern und somit präventiv Bewegungsmangelkrankheiten zu bekämpfen, d.h. Gesundheitsvorsorge zu betreiben und die Krankenkosten zu senken.

Über Spiel, Sport und Bewegung wird der Erwachsene weiterhin auch in das soziale Netz eingebettet. Die regelmäßige Betätigung gibt dem alten Menschen einen bedeutsamen Lebensinhalt und wirkt sozial integrativ. Eine Konzeption der gemeinsamen Aktivitäten zwischen Alt und Jung sowie bewegungsbeeinträchtigten und noch gesunden Senioren fördert das gegenseitige Verständnis.

Ein humanes Leben mit gegenseitiger Achtung und Wertschätzung ist nur möglich, wenn die Bedürfnisse des alternden Menschen stärker berücksichtigt werden und die Generationen bereit sind, aufeinander zuzugehen. Da aufgrund mannigfaltiger sozialer Probleme die alten Menschen zunehmend ins Abseits gerückt werden, besteht dringend Handlungsbedarf. Auch das Lebens- und Wohnfeld der älteren Menschen in Senioren- und Pflegeheimen ist in die ganzheitliche Sichtweise eines Aktivierungskonzep-

---

[7] Diese Kosten enthalten allerdings auch die medizinische Versorgung der jährlich ca. 1,5 Mill. Sportunfälle, verursacht durch Unvernunft, nicht fachgerechte Ausbildung der Trainer, mangelnde medizinische Vorsorgeuntersuchung, falsche Gerätewahl u.v.m., die bei den Krankenkassen jährlich mit um die 1 Mrd. DM zu Buche schlagen. Durch die in der Regel mangelnde Betreuung und unzureichenden Sicherheitsvorkehrungen im Nicht-Organisierten-Sport/Freizeitsport ist die Tendenz ansteigend.

tes einzubeziehen. Einen wesentlichen Beitrag dazu leistet die **Psychomotorik des alternden Menschen**.

1.2 Psychomotorik versus Sport im Erwachsenenalter

Mit dem Begriff der Psychomotorik bzw. der psychomotorischen Erziehung verbinden sich schon erprobte Strukturen und Arbeitsweisen aus der Geschichte der Pädagogik – vor allem des letzten Jahrhunderts -, die die Bedeutung der „handelnden Auseinandersetzung" in und mit der Umwelt bereits erkannten und in die Praxis umsetzten. Der Gedanke der „handelnden Auseinandersetzung" mit dem ganzen Körper reicht aber weit in die Zeit vor der Jahrhundertwende zurück und war je nach den kulturellen, ideologischen und politischen Gegebenheiten von unterschiedlichen Motiven bestimmt. Spiel- und Sportformen sind mit der jeweils vorherrschenden Gesellschaftsform und Einstellung einer Kultur zum Sport in Verbindung zu bringen. Sport wurde unter den Aspekten der körperlichen Tüchtigkeit und dem Ziel der Pflege der Gesundheit und des Gemeinschaftsgefühls betrieben. Daneben wurden Abhärtung und Disziplinierung nicht vernachlässigt (vgl. WEILER, S. 50 ff.).
Eine Gruppe der älteren Erwachsenen, die Turner, war vor und nach dem II. Weltkrieg weiterhin der Deutschen Turnerschaft, dem Deutschen Turnerbund bzw. dem Deutschen Sportverband verbunden und fühlte sich bis ins hohe Alter dem Übungs-, Trainings- und Wettkampfsport verpflichtet. Mit der Proklamation des „Zweiten Weges" und dem „Sport für Alle" versuchte man in den 50er Jahren dann, über ein Spiel- und Freizeitangebot die breite Schicht der Erwachsenen anzusprechen.
Anfang der 70er Jahre fand im Bereich der Sportwissenschaft in der Bundesrepublik Deutschland die Zielgruppe der „älteren Menschen" zunehmend Interesse (vgl. SINGER (Hrsg.), S.7-9).

1.2.1 Entwicklung des Sports im Erwachsenenalter

Um die Bedeutung des Sports im Erwachsenenalter mit den unterschiedlichen Facetten des Freizeit- und Breitensports zu verstehen, erscheint der Exkurs in die Epoche der Reformpädagogik angebracht. Für die Psychomotorik ist die Periode von 1790-1842 mit den „einzelnen großen Wegbereitern wie GUTSMUTHS, PESTALOZZI, ARNDT, SCHLEIERMACHER und FRÖBEL" bedeutsam. Ausgehend von einer anthropologisch-biologischen Sichtweise, die die „Natürlichkeit" von der „Gesamterziehung vom Körper aus" in den Mittelpunkt des pädagogischen Bemühens stellte, entwickelten alle diese Pädagogen Konzepte für eine umfassende Menschenerziehung über das Medium Sport (vgl. MESTER, S. 36-43; BEYER (Hrsg.), S. 435 f.).

In der bewegten Epoche der „Reform-" und „Wandervogelbewegung" gab es parallel zum streng reglementierten Leistungsturnen günstige geistige und erzieherische Konstellationen, die unter den Begriff der „Ganzheitlichkeit" gefaßt werden müssen. „GAULHOFER und STREICHER schufen auf der Grundlage einer biologisch orientierten pädagogischen Anthropologie eine neuartige Fachdisziplin", das „Natürliche Turnen", welches „unter bewußtem Rückgriff auf PESTALOZZI die 'Natur' des Menschen in die Mitte der Bemühungen" stellte (vgl. MESTER, S. 55 f.). Dieser „Ganzheitsanspruch des Leibes" ist in den 60er Jahren vor allem von GRUPE mit anthropologischen Kategorien der „Leiblichkeit" – verbunden mit soziokultureller Einbindung – belegt worden. Der Gedanke wird aber bis heute in der Sportpädagogik nicht systematisch verfolgt (vgl. MEUSEL 1976, S. 85-98).

Der Begriff „Sport" beinhaltet nach unserem heutigen Verständnis „die Gesamtheit" der im DSB organisierten Sportarten" und verwandter motorischer Aktivitäten, soweit sie mit dem Ziel der Freizeitbetätigung, der Erholung, der Erhaltung und/oder Steigerung der Leistungsfähigkeit in spielerischer oder wettkampfmäßiger Einstellung betrieben werden" (MEUSEL 1976, S. 19).

Die Sportpädagogik in der Erwachsenenbildung stellt die Lebensgestaltung unter den besonderen Bedingungen der modernen Industriegesellschaft „im Zusammenhang der Bedeutung von Bewegung, Körperlichkeit, Spiel, Leistung, Gesundheit, Freizeit usw. für den Menschen" (BEYER (Hrsg.), S. 592; vgl. MEUSEL 1988, S. 11-16, 22-30) in den Mittelpunkt, wobei die Aktivität unterschiedlich eingeschätzt wird. Zu sportmotorischen Handlungen zählen Bewegungen im Alltag, Spaziergänge und Wanderungen einerseits, aber auch der Ausgleichssport und das Spiel als organisierter Sport im Verein und als nichtorganisierte Aktivität – allein bzw. in der Gruppe.

Blickt man auf die Mitgliederlisten des Deutschen Sportbundes (DSB), so muß man feststellen, daß sie in den letzten Jahren gravierende Verschiebungen signalisieren:

Ein Viertel bis ein Drittel der Bevölkerung der Bundesrepublik Deutschland gehören derzeit einem Sportverein an. Die Differenzen resultieren aus einem unterschiedlichen Verständnis von Mitgliedschaft, d.h. einem aktivem Sporttreiben oder einem passiven Konsumieren, z.B. als Mitglied im ADAC oder AvD, im Fernsehsessel oder auf der Zuschauertribüne. Mögen die meisten Bilanzen einen Mitgliederschwund aufweisen, so gibt es also doch eine Wachstumsbranche, die regelmäßig aufhorchen läßt: 25.895.756 Mitglieder waren 1995 in Sportverbänden, die meist dem Deutschen Sportbund angeschlossen sind, aktiv, das sind ca. 32 % der Gesamtbevölkerung Deutschlands.

19,39 % der Gesamtpopulation der Männer in einem Alter von über 60 Jahren sind Mitglied in einem der 57 Landessportverbände. Von allen Frauen über 60 Jahren in der Bundesrepublik Deutschland sind aber nur 5,76 % im LSB organisiert (vgl. BUNDESINST. f. SPORTWISS., Datenstand vom 15.12.1995 des DSB (Hrsg.): Finanz- und Strukturanalyse - Gesamtmitgliederzahlen des Deutschen Sportbundes. Frankfurt 1995, S. 5-11).
Aus der Tabelle der LSB ist zu entnehmen, daß das Interesse für eine sportliche Betätigung ab der Lebensmitte deutlich schwindet. Auch die Unterschiede zwischen den Geschlechtern und der prozentuale Anteil an der Bevölkerung sind aufschlußreich:
1995 waren Mitglied in einem Verein:

Alter	Geschlecht	Anzahl	Prozent
19-21 Jahre	m	706.282	(54,08 %)
	w	378.200	(30,57 %)
22-35 Jahre	m	3.228.799	(33,49 %)
	w	1.889.518	(21,05 %)
36-50 Jahre	m	3.009.215	(36,12 %)
	w	1.824.954	(22,86 %)
51-60 Jahre	m	1.803.799	(31,39 %)
	w	959.059	(16,88 %)
über 60 Jahre	m	1.233.925	(19,39 %)
	w	589.143	(5,76 %)

(vgl. DSB 1995, a.a.O., S. 3).

Nach einer hohen Aktivität bis zu 22 Jahren sinkt das Sportinteresse zunehmend ab. Demgegenüber weist die Mitgliederstatistik des DSB seit einem kleinen Einbruch 1990/91 wieder einen kontinuierlichen Zuwachs auf. Da sich nach der Wiedervereinigung auch die Vereine im Osten Deutschlands zunehmend in Landessportverbänden organisieren, darf man sich von den Zahlen des DSB nicht täuschen lassen. Bei den Personen über 60 Jahren gab es in diesem Jahr trotz der Eingliederung des Deutschen Alpenvereins in den DSB 1995 (571.387 Mitglieder) nur einen Anstieg von ca. 5 %.
Die Motivation, einem Sportverein anzugehören, scheint in einem gesteigerten Interesse für die sog. „Freizeitsportarten" 1, wie vor allem Baseball/Softball, Kraftsport, Karate, Ju-Jutsu, Taekwondo, Rollsport, Rudern, Segeln, Bob/Schlitten, Golf und Triathlon, begründet zu sein. Eine schwer abzuschätzende Zahl von Menschen treibt außerhalb der Vereine Sport. Viele von ihnen wurden durch die vom DSB gestarteten „Trimm-dich-Aktion" motiviert. Man schätzt die Zahl der Freizeitsportanhänger im westli-

chen Teil Deutschlands auf 30 Millionen. Das Freizeit- bzw. Erholungsverhalten in den neuen Bundesländern muß in den kommenden Jahren noch eingehender erkundet und erfaßt werden. Es fällt auf, daß die Anteile einer Vereinsmitgliedschaft in den alten und neuen Bundesländern stark voneinander abweichen; offenbar haben die Sportverbände in den neuen Bundesländern die in Westdeutschland üblichen Verbandsorganisationen bisher nur zum Teil übernommen. Mit weiteren Interpretationen muß abgewartet werden. Die Situation in den neuen Bundesländern ist zu erforschen und auf dem Hintergrund einerseits der Einkommensentwicklung und andererseits der Freizeit- und Erholungsbedürfnisse der Menschen in den neuen Bundesländern auszuwerten.

Nach der Statistik des DSB (1995) verteilen sich die Mitgliederzahlen in den einzelnen Vereinen für die Gruppe der 51- bis 60jährigen und über 60jährigen wie folgt: (siehe Abb. 2 nächste Seite)

Man kann unter Berücksichtigung der Mehrfachnennungen aus der Tabelle entnehmen, daß sich ein Drittel bis ein Viertel der Bundesbürger einem Sportverein verbunden fühlen. Durch die aktive und auch passive Mitgliedschaft haben die Mitglieder die Möglichkeit, die gesellschaftliche Wirklichkeit, d.h. die Lebenswelt (die Sporttreibenden) und das System (die Gesellschaft) zu beeinflussen und auf dem Sportfeld vorzuleben, aber auch am Stammtisch die Neuorientierung auf dem Hintergrund von verlorengegangenen Werten zu diskutieren.

Viele neue Probleme entstehen, die von den verantwortlichen Organisatoren in den Sportvereinen, den privaten Anbietern, ebenso im Bereich der Rehabilation und Prävention und in Alten- und Pflegeheimen gleichermaßen bewältigt werden müssen. In der Diskussion ist besonders der Sport im Verein hinsichtlich seiner Öffnung für die Belange der alten Menschen. Es scheint, als hätten die deutschen Landessportbünde die demographische Entwicklung und den Bewußtseinswandel der älteren Generation nicht wahrgenommen. Mit dem Ansteigen der Lebenserwartung und der Veränderung von Einstellungen bei der älteren Generation ist auch ein verändertes Denken zugunsten des Breitensportes eingetreten. Bestand in den 70er Jahren ein breites Interesse für die „Trimm-Aktion", so ist es heute der „Abenteuersport", eine Form des Erlebnissports. Es werden neue Personengruppen – auch im Seniorenbereich – zum Sport finden, die individuelle Wünsche, Bedürfnisse und hohe Anforderungen in bezug auf Inhalte und Sportstätten mitbringen. Diese z.T. problematische Entwicklung zeigt sich z.B. an dem rapide ansteigenden Interesse für das Radrennfahren bzw. Mountainbiken; das Bergwandern wird zum Bergsteigen und Freeclimbing, Steilhang- und Gletscherskifahren, Kajak- und Wild-

SPITZENVERBÄNDE 1995

Altersmäßige Aufschlüsselung

verbände	bis 6 Jahre männl.	bis 6 Jahre weibl.	7 - 14 Jahre männl.	7 - 14 Jahre weibl.	15 - 18 Jahre männl.	15 - 18 Jahre weibl.	19 - 21 Jahre männl.	19 - 21 Jahre weibl.	22 - 35 Jahre männl.	22 - 35 Jahre weibl.	36 - 50 Jahre männl.	36 - 50 Jahre weibl.	51 - 60 Jahre männl.	51 - 60 Jahre weibl.	über 60 Jahre männl.	über 60 Jahre weibl.	Insgesamt männl.	Insgesamt weibl.	Insgesamt gesamt	Zugänge/ Abgänge	%
ADAC 1)	0	0	0	0	0	0	0	0	0	0	0	0	0	0	0	0	118.196	13.133	131.329	-5.520	-4,03
Alpenverein 4)	0	0	0	0	0	0	0	0	0	0	0	0	0	0	0	0	0	0	571.387	571.387	100,00
AvD 1)	0	0	0	0	0	0	0	0	0	0	0	0	0	0	0	0	0	0	9.152	1.798	24,45
Aero	0	0	2.236	632	0	0	6.752	641	57.010	6.270	0	0	0	0	0	0	65.998	7.543	73.541	2.069	2,89
Amateur-Boxen	479	204	4879	420	6377	446	4891	517	12330	3439	8348	1884	4461	734	2401	376	44.166	8.020	52.186	-75	-0,14
Am. Football	119	38	931	310	2999	952	2847	635	8606	1269	2057	463	245	99	209	33	18.013	3.799	21.812	35	0,16
Badminton	1223	1042	18910	15480	17183	12889	10248	7505	45187	30789	29512	16954	5171	2004	1168	479	128.602	87.142	215.744	5.639	2,68
Bahnengolf	49	31	764	299	689	206	458	157	3.305	1.136	2.741	1.022	1.220	522	669	392	9.895	3.765	13.660	15	0,11
Baseball/Softball	185	62	3.633	882	4.859	973	6.848	1.370	0	0	0	0	0	0	0	0	15.525	3.287	18.812	3.764	25,01
Basketball	2623	1276	32776	12581	33871	13536	14419	6214	30727	12776	15902	5553	4057	1436	1224	441	135.599	53.813	189.412	14.217	8,11
Behindertensport	2025	1498	6338	4532	2829	1972	2146	1572	13363	11208	20429	17833	32875	27237	60956	37749	140.961	103.601	244.562	11.872	5,10
Billard	323	181	1220	406	2792	486	3231	595	15176	2214	8456	1084	3617	437	2286	245	37.101	5.648	42.749	486	1,15
Bob und Schlitten	172	94	871	516	543	343	388	232	1308	610	2072	1030	961	337	332	106	6.647	3.268	9.915	2.594	35,43
Boccia	15	3	87	58	313	119	433	317	1.687	1.477	1.298	941	966	455	493	235	5.292	3.605	8.897	798	9,85
Eissport	4440	2986	12670	11483	6829	3207	4925	1872	16761	4722	46334	10443	27139	4904	8083	1826	127.181	41.443	168.624	1.754	1,05
Fechten	266	144	5349	2443	2501	1532	1196	692	3323	1963	2325	1343	1576	628	827	301	17.363	9.046	26.409	-39	-0,15
Fußball 2)	0	0	1.016.834	121.921	389.771	0	0	0	3.656.334	490.923	0	0	0	0	0	0	5.062.939	612.844	5.675.783	159.954	2,90
Gehörlosen	124	118	449	346	477	315	458	220	3.231	1.674	2.053	935	945	412	546	298	8.283	4.318	12.601	123	0,99
Gewichtheben	0	0	1.699	281	3.856	982	3.229	1.182	22.840	8.532	0	0	0	0	0	0	31.624	10.977	42.601	-1.008	-2,31
Golf	0	0	6.636	4.236	5.580	3.086	4.267	2.201	53.190	39.148	61.622	45.035	0	0	0	0	131.295	93.706	225.001	17.804	8,59
Handball	14174	11607	100387	72829	57672	45719	35247	24740	145559	78122	104561	37316	49924	11506	31828	5566	539.352	287.405	826.757	1.661	0,20
Hockey	1281	660	12597	6314	5405	3084	2648	1489	8129	3711	5757	2565	3658	1130	1798	578	41.273	19.531	60.804	-1.460	-2,34
Judo	10653	5235	104126	43477	24072	11144	9371	4256	22809	9728	17202	7062	3949	863	1026	234	193.208	81.999	275.207	7.502	2,80
Ju-Jutsu	125	95	5.315	2.952	3.677	1.924	2.863	1.223	8.569	3.752	2.726	934	370	67	74	9	23.719	10.956	34.675	5.820	20,17
Kanu	1539	1265	9978	5587	7465	3601	53842	27847	0	0	0	0	0	0	0	0	72.824	38.300	111.124	-2.988	-2,62
Karate	3303	1612	39172	16435	18797	8359	9037	3619	25711	9750	13161	4481	1101	296	222	69	110.504	44.621	155.125	3.558	2,35
Kegeln	800	575	7880	4937	7644	4032	5398	2672	35190	16640	63900	27768	46840	17215	24501	10737	192.153	84.576	276.729	-1.491	-0,54
DLRG	12.984	12.957	59.510	56.488	66.338	58.701	16.198	12.284	22.376	15.767	129.100	76.038	0	0	0	0	306.506	232.235	538.741	8.559	1,61
Leichtathletik	21886	23553	99116	101832	47166	43240	26710	21644	76776	64091	95271	77056	56646	34406	27807	14418	451.378	380.240	831.618	-7.256	-0,86
Mod. Fünfkampf	41	32	482	346	349	355	208	174	268	149	217	148	113	112	48	29	1.726	1.345	3.071	36	1,19
Motorsport	0	0	2.374	594	0	0	945	105	15.042	792	0	0	0	0	0	0	18.361	1.491	19.852	57	0,29
Motoryacht	0	0	0	0	0	0	0	0	0	0	0	0	0	0	0	0	0	0	111.250	750	0,68
Radsport	1143	915	8261	6222	8469	3065	5875	1914	24883	7821	34652	11481	22603	6132	10221	2422	116.107	39.972	156.079	3.321	2,17
Rasenkraftsport	37	22	410	215	646	322	571	238	1.972	682	1.625	553	821	291	485	98	6.567	2.421	8.988	305	3,51
Reiten	3879	12508	19837	122595	11484	68843	8140	32810	45413	115537	70842	64799	44494	18731	31716	9332	235.805	445.155	680.960	15.777	2,37
Ringen	1.285	391	12.041	1.235	5.687	538	2.870	322	9.870	1.727	14.386	3.418	13.516	1.960	9.090	482	68.745	10.073	78.818	683	0,87
Rollsport	453	1404	1853	5692	1113	1269	651	512	1987	1656	1630	1735	812	604	500	375	8.999	13.247	22.246	445	2,04
Rudern	291	216	5.355	2.533	5.219	2.449	2.833	1.306	12.477	5.851	10.682	4.590	10.635	3.776	7.866	2.818	55.358	23.539	78.897	528	0,67
Rugby	125	43	1009	128	655	86	486	87	2424	344	1189	158	656	90	390	71	6.934	1.007	7.941	620	8,47
Schach	28	16	8.453	1.627	8.106	1.014	5.049	421	26.941	1.123	19.277	482	9.878	215	12.139	291	89.871	5.189	95.060	-213	-0,22
Schützen 3)	0	0	56.030	20.879	60.048	19.893	53.105	17.510	1.043.519	269.945	0	0	0	0	0	0	1.212.702	328.227	1.540.929	33.609	2,23
Schwimmen	29792	30122	115863	119396	30348	28989	14058	11906	39575	34867	43804	43927	26540	25668	18481	18408	318.461	313.283	631.744	-3.170	-0,50
Segeln	0	0	0	0	19.336	10.074	0	0	127.953	33.607	0	0	0	0	0	0	147.289	43.681	190.970	3.438	1,83
Ski	14249	12994	43082	38869	31101	26615	21451	17402	70624	57401	120085	94125	63319	35244	23996	10225	387.907	292.875	680.782	-2.814	-0,41
Skibob	0	0	204	128	175	110	125	72	983	554	0	0	0	0	0	0	1.487	864	2.351	-164	-6,52
Sportakrobatik	199	617	436	2.607	180	799	124	324	416	681	519	601	257	260	225	154	2.356	6.043	8.399	-1.633	-16,28
Sportfischer	0	0	29.164	1.342	61.352	1.808	36.185	1.085	108.401	5.125	201.395	6.652	116.230	3.186	42.985	788	595.712	19.986	615.698	4.317	0,71
Sporttaucher	0	0	2.625	1.389	2.088	770	1.295	485	29.395	11.768	0	0	0	0	0	0	35.403	14.412	49.815	4.830	10,74
Squash Rackets	71	49	986	594	1.081	581	676	308	9.082	3.168	7.062	1.750	637	101	72	7	19.667	6.558	26.225	-1.122	-4,10
Taekwondo	657	387	13.292	5.976	6.904	2.632	3.939	1.238	9.696	3.169	871	295	56	20	49	24	35.464	13.741	49.205	2.710	5,83
Tanzsport	1107	5653	7084	31173	5888	14403	5040	8832	25302	32025	27494	31215	17620	17142	9511	7669	99.046	148.112	247.158	2.157	0,88
Tennis	26177	15546	173352	122114	138603	91038	75140	48132	233676	159389	425506	333974	240766	142401	72196	35316	1.385.416	947.910	2.333.326	-16.233	-0,69
Tischtennis	7639	5034	101785	38852	79608	26044	42836	13527	134075	41782	126956	32673	60524	11617	22292	4805	575.715	174.334	750.049	-8.530	-1,12
Triathlon	8	8	471	364	1.087	347	1.223	359	8.415	1.757	6.200	1.279	1.210	309	151	20	18.765	4.443	23.208	353	1,54
Turnen	244499	319370	323470	600128	82838	177105	44360	96283	160706	570137	238569	786159	170330	394137	143450	252944	1.408.222	3.196.263	4.604.485	55.932	1,23
Volleyball	3120	3941	19246	33637	23556	34475	19623	23292	88608	74051	64099	37569	19116	9756	5552	3052	242.920	219.773	462.693	12.753	2,83
Wasserski	48	30	226	131	219	108	233	91	1.002	413	697	242	225	79	101	36	2.751	1.130	3.881	-226	-5,50
Gesamt	413.636	474.534	2.501.754	1.646.443	1.305.845	734.580	575.091	404.431	6.522.202	2.255.232	2.052.584	1.795.565	1.066.079	776.519	577.966	423.458	15.133.353	8.523.895	24.349.037	910.088	3,88
1994	351.655	408.708	2.365.874	1.580.752	1.217.039	668.256	538.839	395.844	6.470.942	2.210.970	1.943.146	1.711.002	1.052.242	740.654	550.075	400.683	14.915.965	8.357.727	23.438.949		
Veränderung																					
absolut	61.981	65.826	135.880	65.691	88.806	66.324	36.252	8.587	51.260	44.262	109.438	84.563	13.837	35.865	27.891	22.775	217.388	166.168	910.088		
in %	17,63	16,11	5,74	4,16	7,30	9,92	6,73	2,17	0,79	2,00	5,63	4,94	1,32	4,84	5,07	5,68	1,46	1,99	3,88		

Alle Angaben entsprechend den Meldungen der Mitgliedsorganisationen.
1) Erfaßt sind nur Sportfahrer.
2) Mitglieder "bis 6 Jahre" in "7 - 14 Jahre" mitgezählt; Mitglieder "19 - 21" und ab 36 Jahre sind in der Spalte " 22 - 35 Jahre" erfaßt.
3) Mitglieder ab 36 Jahre sind in der Spalte "22 - 35 Jahre" enthalten.
4)Neuaufnahme 1995

Abb. 2: Mitglieder in den Spitzenverbänden des DSB (vgl. DSB 1995, a.a.O., S. 6 f.)

wasserfahren nehmen zu. Hochleistungssport einerseits, Freizeit- und Breitensport[8] sowie Rehabilitations- und Präventionssport andererseits werden unter unterschiedlichen Bedingungen betrieben und müssen zwangsläufig drei unterschiedliche Wege einschlagen.
Es ist eine Definitionsfrage: für einen Großteil der Erwachsenen zählen Tätigkeiten in der Wohnung und im Garten sowie Spazierengehen bereits zum Sport, andere wiederum sprechen erst beim zügigen Wandern, bei der Gymnastik und sobald sie sich einem Wettkampf unterwerfen von Sport. Andere meinen, die für sie als Ausgleich empfundenen Betätigungen , z.B. Spiel, Baden, Atemübungen oder Kegeln, seien keine sportliche Betätigung.
Betrachtet man die Programme der Sportvereine, so muß überprüft werden, ob neben dem tradierten Angebot von Fußball, Hand-, Faust-, Basket- oder Volleyball, Turnen, Leichtathletik und Tennis in ausreichendem Maße solche Sportarten vertreten sind, die bis in das hohe Alter Interesse finden wie:

> Ausdauerndes Wandern bzw. Laufen, Bergwandern, Radwandern, Rudern, Schwimmen, Wassergymnastik, Familienturnen, Skilanglauf, Golf, Tanzen, Entspannungstechniken, Atemgymnasik, Ausgleichs-/Wirbelsäulengymnastik, Boccia, Eisschießen, Jonglieren, Artistik.

„Dem Sport treu bleiben, heißt länger leben und länger mehr vom Leben haben!" (STRAUZENBERG in WEINECK, S. 344). In der Familie wird der Grundstock für den Spaß an der Bewegung gelegt – hier greift schon der Verein mit seinem Angebot „Familiensport" ein. Konsequent muß das Kind in der Schule – und parallel dazu im Verein – über ein breite angelegtes Erfahrungsangebot zu einem leistungs- **und** freizeitorientierten Sport geführt werden, damit das Interesse am Sport lebenslang erhalten bleibt[9].
„Mit dem Wandel der Lebenssituation haben sich gravierende Veränderungen für die dritte Lebensphase herausgebildet. ... Nach einem Leben, das durch Berufstätigkeit und die Anforderungen des Familienalltags bestimmt war, beginnt für viele mit der Altersgrenze ein neuer Abschnitt..." (BUNDESMIN. f. FAMILIE u. SENIOREN (Hrsg.), S. 10). Die alten und hochbetagten Menschen pflegen ihre Hobbies, sie treiben Sport, sie sind mobiler,

---

[8] „Im folgenden ist mit Freizeit- und Breitensport jener Sport gemeint, der jegliche leistungssportliche und turnusmäßig wettkampfsportliche Tätigkeit ausschließt" (HAMMERER, S. 841; vgl. BEYER, E. (Red.), S. 233 f.).

[9] Diese Forderung wird weniger auf die heutige Situation der betagten Menschen zutreffen. Sie waren in ihrer Kinder- und Jugendzeit in der Regel mit einem begrenzten Angebot an Sportdisziplinen, dazu mit wenig motivierenden Trainingsmethoden konfrontiert.

reisen gerne und leben gesundheitsbewußt. Für „Die neuen Alten" hat „Jung zu bleiben" einen hohen Stellwert (vgl. GfK, S. 5-12), und dafür sind sie gerne sportlich aktiv.

Diese Entwicklung ist eine Herausforderung für die Hochschulen und bedeutet Innovation der Lehr- und Lerninhalte (vgl. MERTENS 1990a). Prognosen fordern zu aktivem Entscheiden und Handeln auf, durch die die Zukunft in dem gewünschten Sinn zur Zufriedenheit der älter werdenden Generation – auch mit Blick auf den Menschen mit körperlichen und geistigen Beeinträchtigungen – gestaltet wird.

1.2.2 Die Psychomotorik als wissenschaftliche Disziplin

Die Psychomotorik ist eine noch junge wissenschaftliche Disziplin. Sie ist aber bereits zu einem festen Begriff in der Arbeit mit entwicklungsverzögerten, behinderten bzw. entwicklungsrückständigen Kindern und Jugendlichen geworden und hat ihren anerkannten Platz in den therapeutisch-orientierten Anwendungsmethoden.

Der Begriff der „Psychomotorik" wird meist mit dem der „Motopädagogik" synonym gebraucht. Psychomotorik erklärt die enge Verbindung zwischen Psyche und Motorik. Diese Interdependenz ist hier in dieser Konzeption der Psychomotorik für den alternden Menschen auch gemeint. Die Motopädagogik dagegen trifft auf die Bewegungserziehung im Kindesalter zu, wie es auch die wörtliche Übersetzung ausdrückt[10].

„Ausgangspunkt für die (auch) psychotherapeutische Wirksamkeit von Bewegung ist ... die ausdruckspsychologische Annahme, daß sich in äußerlich erkennbaren Handlungen des Menschen sein besonderes 'Weltverhältnis' und seine Persönlichkeitsstruktur zeigen" (HÖLTER 1989, S. 189). Die Sichtweise vom Sport als Möglichkeit der Erhaltung und Wiedergewinnung von Beweglichkeit, Gelenkigkeit, Ausdauer und Kraft sowie der Schulung von Koordination hat sie auf das *Allgemeinpädagogische und Sonderpädagogische Handlungsfeld* verlagert und erweitert. In das Blickfeld rücken Kommunikation und Interaktion, eine Identitätsfindung des älteren Menschen im Sinne von Entfaltung, bewußtem Wahrnehmen der Umwelt und deren Einverleibung, ein Bewußtmachen des Erlebten und der Anspruch einer Erhaltung und Förderung geistig-kognitiver Fähigkeiten. Dieser Theorieansatz rechtfertigt auch die **gleichwertige** Berücksichtigung von Entspannungsübungen, Ausdruckstanz, Theater-Spielen und pantomimischer Darstellungen. Es wurden und werden motorische Konzepte zur

---

[10] M.E. hätte es zu dieser Wortkreation „Motopädagogik" gar nicht kommen dürfen. International findet der Begriff „Psychomotorik" Verwendung. Die Verfasserin bleibt daher bei der Bezeichnung „Psychomotorik" in Theorie und Praxis aller Altersstufen.

Schulung von Merkfähigkeit und Gedächtnis entwickelt, die helfen, die Fähigkeiten der Orientierung, schnellen Umstellung, Reaktion und Adaptation zu steigern (vgl. OSWALD/GUNZELMANN und OSWALD/RÖDEL: SIMA-Studie).[11]

Die Psychomotorik hat im Verlauf der letzten zwölf Jahre ihren eigenen Standort gefestigt. Sie bringt neben der Pädagogik einzelne Elemente aus der Psychologie, Medizin und dem Sport in ihre Konzeption ein, grenzt sich aber wiederum von diesen Fachgebieten ab. In der Psychomotorik ist wie auf vielen Arbeits- und Lebensbereichen Teamarbeit mit den Kollegen im Sport, der Psychologie, der Psychotherapie, der Medizin und der Krankengymnastik gefordert. Trotz dieser interdisziplinären Zusammenarbeit muß sich die Psychomotorik als eigener Wissenschaftszweig auch mit ihrer eigenen Konzeption definieren. Das bedeutet nicht, daß nicht „über den Zaun" geschaut werden dürfe und man sich nicht für Bewegungs-, Spiel- und Sportarten wie Rhythmik, Tanz, Schwimmen, New Games, Wandern, Rudern, Yoga, Meditation interessiere. Diese alle finden in ihrer eigenen didaktisch-methodischen Aufbereitung Eingang in die Konzeption der Psychomotorik für den alternden Menschen.

Betrachtet man die Sportwissenschaft im Sinne eines eigentlich erst in den 60er Jahren verselbständigten Lehr- und Forschungsgebietes, so beschäftigt sie sich zwar auch mit diesen Grundfagen – vor allem in den Zweigdisziplinen Sportpädagogik, Sportpsychologie, Sportanthropologie und Bewegungs- und Trainingslehre. Sie läßt aber noch nicht die für die Psychomotorik charakteristische Struktur erkennen.
In den 70er Jahren kristallisierte sich ein **„handlungsbezogenes** sportpädagogisches Denken" – besonders mit den Vertretern BRODTMANN, DIETRICH, JOST, KURZ, LANDAU, SCHERLER und TREBELS – heraus, das neben die Kategorie der „Leiblichkeit" auch das „Spiel", die „Bewegung", den „Wetteifer", das „Gestalten-Spielen-Leisten" bzw. „Gesundheit-

---

[11] „In der deutschen Psychiatrie war der Begriff der 'Psychomotorik' beziehungsweise der 'psychomotorischen Störung' in seiner vornehmlich neurologischen Interpretation ... schon am Anfang dieses Jahrhunderts bekannt. ... Der folgenden Definition der Psychomotorik als Bestimmungselement der zu beschreibenden Behandlungsmethode liegt ein Verständnis der motorischen Äußerung des Menschen als Beziehungsgeschehen zugrunde:

Psychomotorik bezeichnet demnach eine über eine biomechanische und physiologische Sichtweise hinausgehende Interpretation der menschlichen Bewegung als Ergebnis eines Beziehungsprozesses und einer Wechselwirkung von psychischen, sozialen und somatischen Faktoren" (HÖLTER 1989, S. 193 f.).

Wahrnehmungsfähigkeit und Erfahrung-Spiel-Sport" stellt (vgl. BRODTMANN u.a., S. 12-14; KURZ 1978, S.21-28; vgl. Kap. 1.3.6). Diese Repräsentanten bemühen sich um die Konzeption eines an den menschlichen Bedürfnissen orientierten Sports. Die Theorien sind auf den Schulalltag hin konzipiert, können aber ohne weiteres auch auf die Probleme eines bedürfnisorientierten Angebotes von Bewegung, Spiel und Sport in Heimen für behinderte und ältere Menschen übertragen werden. Ein solcher Sport muß Anleitung zum Handeln geben und durch ein differenziertes Angebot auch dem bewegungsbeeinträchtigten, behinderten Menschen Erfolgserlebnisse vermitteln. Das bedeutet ein Abweichen von den eigentlichen Sportdisziplinen Gerätturnen, Leichtathletik, Erlernen von Schwimmtechniken usw., die für den aktiven, sportlichen Menschen zwar relevant sind, aber lediglich als Zusatzangebot Akzeptanz finden können. Das Anliegen der Psychomotorik ist das Entwickeln und Entdecken der eigenen motorischen Fähigkeiten. Die Aktivierung führt zu neuen Erkenntnissen und unterstützt den Menschen bei seiner Lebensplanung. Die Bewältigung der Aufgaben führt zu Zufriedenheit und stärkt das Selbstbewußtsein. Das Arbeiten in der Gruppe vermittelt Kontakte und holt den Menschen aus seiner Isolierung heraus.

Die „Mutterwissenschaft" der Psychomotorik ist die Pädagogik. In dem sich entwickelnden, eigenständigen Wissenschaftszweig der Psychomotorik stellen sich die beiden wissenschaftstheoretischen Grundfragen wie folgt:

I. Welche Auffälligkeiten/Störfaktoren lassen sich an dem „Erfahrungsobjekt Mensch" erkennen, und was könnten die Ursachen sein?

   (analytisch-theoretische Fragestellung)

II. Wie kann man helfen? Welche Bewegungsangebote unterstützen die Entwicklung, schützen präventiv oder beseitigen eine Störung – wirken rehabilitativ bzw. helfen, menschenwürdig mit einer Behinderung fertig zu werden?

   (praxeologische Fragestellung)

Aus der Beantwortung dieser beiden Grundfragen ergibt sich das **Wissenschaftsprogramm der Psychomotorik für den alternden Menschen** mit den bekannten drei Komponenten:

– **Dem Gegenstandsbereich**:
   Den Gegenstandsbereich verkörpern in dieser Studie die Menschen im höheren Lebensalter, die mehr oder weniger gezwungen wurden, in ein Alten- und/oder Pflegeheim überzusiedeln;

– **dem Problemstand**:
   In dem Heim soll dem alten Menschen ein interessantes und seinen Bedürfnissen angemessenes Aktivitätsangebot unterbreitet werden,

welches ihn befriedigt und dazu beiträgt, daß die Selbständigkeit solange wie möglich erhalten bleibt.

Der Problemstand betrifft also die Verbesserung der Situation der Bewohner in Alten- und Pflegeheimen. Diese erhalten in der Regel wenig Anregung, um ihre geistigen, motorischen und sensorischen Kapazitäten zu erhalten bzw. zu verbessern. Ebenso wurde bislang bei einem Aktivitätsangebot nicht berücksichtigt, ob dieses auch den Vorstellungen und Interessen der alten Menschen entspricht. Will man die Würde des alten und auch hochbetagten Menschen wahren, so muß der Aufenthalt in einem Altenwohnheim seinen Bedürfnissen entsprechen und ihn auch psychisch-seelisch zufriedenstellen;

– **den Anwendungsmethoden**:

Bei den Anwendungsmethoden bedient sich die Psychomotorik anderer Disziplinen, z.B. der medizinischen, neurologischen, psychologischen bzw. sonderpädagogischen Diagnostik, der Neurophysiologie, der Päd. Psychologie, der Gerontopsychologie, und entsprechender Arbeitsmethoden, z.B. Spiel, Rhythmik, Tanz, Entspannungstechniken, Schwimmen, Konzentrations- und Sprachübungen. Das für die therapeutische Arbeit mit älteren Menschen und die pädagogische Praxis Notwendige wird individuell für einen Bewohner bzw. für eine Gruppe ausgewählt. Diese Inhalte werden nach einer der **Psychomotorik eigenen didaktisch-methodischen Konzeption** aufbereitet, in die Praxis umgesetzt und anschließend überprüft (vgl. Kap. 1.4 und 3.2.1).

Wie komplex diese Zusammenhänge sind, wird im folgenden deutlich:

Die Psychomotorik möchte,

– wie die allgemeine Pädagogik/ Erziehungswissenschaft, die Gesamtpersönlichkeit – im Hinblick auf ihre Fähigkeiten, Bewältigung der Lebenssituationen, der Bildung usw. fördern;

– wie die Sonderpädagogik, auf den entwicklungsverzögerten, behinderten und kranken Menschen eingehen und arbeitet auf der Grundlage einer differenzierten Diagnostik/Förderdiagnostik;

– wie die Sportpädagogik, Fähigkeiten und Fertigkeiten erhalten und verbessern;

– über Bewegungstherapien, d.h. spezielle Interventionsmethoden, positiv Einfluß auf den komplizierten Regelmechanismus Körper-Psyche-Kognition-Persönlichkeit des Menschen nehmen.

Ihr ureigenes Erkenntnisziel und auch Forschungsobjekt ist die Förderung der Gesamtpersönlichkeit des Menschen durch Bewegung. „Möglicherweise führt gerade diese ganzheitliche Konzeption 'auch' zur Optimierung des Bewegungsverhaltens. Das Zentrale wäre dann die Art und Weise der Interaktionsstruktur und nicht die Zentrierung auf den rein 'motorischen' Bereich" (MATTNER, S. 28). Es geht nicht um die sportliche Leistungssteigerung oder die Ausdifferenzierung von sportlichen Fertigkeiten, sondern um die Beseitigung von Steuerungsdefiziten in dem komplizierten Regelmechanismus Körper-Psyche-Kognition-Persönlichkeit.

Einen bedeutsamen – vielleicht sogar neuen und einmaligen – Wissenschaftsaspekt bringt die Psychomotorik durch die Erforschung von psychisch-physischen Zusammenhängen in den Anwendungsprozeß der Bewegungsmaßnahmen ein[12]. Es handelt sich bei dem Wahrnehmungs- und Bewegungslernen nicht um rein naturwissenschaftliche bzw. technische Rückkoppelungsprozesse, sondern es wird ein Mensch unterstellt, der nicht nach rein naturwissenschaftlichen, mechanistischen, aber auch nicht nach rein geisteswissenschaftlichen Modellen funktioniert. Die Interdependenz zwischen Psyche und Motorik, die sich in einem harmonischen Gleichgewicht befinden sollte bzw. immer dorthin zurückfinden muß, ist ein bedeutsamer Forschungsgegenstand. In der über zwanzigjährigen praktischen Arbeit ist „ihre Effektivität aufgrund zahlreicher Beobachtungen nicht zu bezweifeln" (NEUHÄUSER, S. 121). KESSELMANN berichtete aus seiner Studie, „daß viele Wirkungen von 'unspezifischen Faktoren' ausgehen und daß oft eine Erklärung selbst der Verbesserungen der motorischen Variablen nicht allein aus dem Konzept der TOB[13] möglich ist" (KESSELMANN, S. 136). Im Laufe der Zeit sind parallel zu wissenschaftlichen Untersuchungen auch im Praxisfeld Erfolge zu verbuchen, die zu didaktischen Konzeptionen für bestimmte Adressatengruppen geführt haben (vgl. EGGERT/KIPHARD; EGGERT, ESSER; HEESE; HÖLTER 1988, 1989; IRMISCHER; IRMISCHER/FISCHER; KESPER/HOTTINGER; KESSELMANN; KIPHARD 1979, 1983, 1989; LINN/HOLTZ; MERTENS 1983, 1986; OHLMEIER; PHILIPPI-EISENBURGER; ZIMMER/CICURS, ZIMMER u.a.m.).

---

[12] PIAGET, AYRES, AFFOLTER, LURIJA/JUDOWITSCH, GALPERIN, LEONTJEW u.a. verweisen in ihren Arbeiten auf die „internalisierten" Handlungen. Der Mensch ist fähig, seine Bewegungshandlungen rein gedanklich nachzuvollziehen, sich einen Plan zu machen und somit zum einen - mit den Worten PIAGETs - „konkret operativ" weitgehend ohne Fehlversuch zu handeln, aber auch „formal operativ" die Situation geistig ohne vorgeschaltete Aktion zu vollziehen (vgl. MERTENS 1991).

[13] TOB - „Therapeutisch-Orientierte-Bewegungserziehung"

Die Psychomotorik beschäftigt sich mit Steuerungsprozessen, die in ein soziales Umfeld eingebettet sind, was die besondere Komplexität dieses Fachgebietes verdeutlicht. Medizinische Grundlagen aus der Neuro- und Bewegungsphysiologie sowie der Pathophysiologie sind ebenso notwendig, um Störsymptome in diesem Verarbeitungs- und Speicherungsprozeß aufzuspüren. In Zusammenarbeit mit den Fachkollegen aus der Medizin und Psychologie wird eine gründliche Differentialdiagnose mit motoskopischen und motometrischen Verfahren betrieben, um auf dieser Basis entwicklungsfördernd in Prävention und Rehabilitation und mit der richtigen Auswahl aus der Fülle der existierenden Bewegungsverfahren sowie der gut durchdachten Kombination zu wirken (vgl. Kap. 1.2.3).

Eine fundierte didaktisch-methodische Arbeitsweise, die auf den Gesetzmäßigkeiten einer gesunden Entwicklung basiert, ist Teilbereich des Studiums. Besondere Beachtung muß der Erzieherpersönlichkeit geschenkt werden. Hier ergeben sich Gemeinsamkeiten mit der Sonderpädagogik – speziell aus der Arbeit mit Schwerbehinderten/geistig Behinderten. Den eigenen Stellenwert erhält aber die Psychomotorik dadurch, daß sie die Bewegungs- und Wahrnehmungsentwicklung als vorrangiges Prinzip in den Kontext des Erziehungs- und Lernprozesses stellt (in dem Kap. 3.2.3 werden speziell die Wirkungsweisen von Farben, Formen und Gerüchen auf diesem Hintergrund erläutert).

Als zweite Quelle der Psychomotorik ist daher in diesem didaktischen Feld die Sonderpädagogik anzuführen. In Anlehnung an die Gedanken der Arbeitsschulbewegung und Aktivitätspädagogik erinnerte man sich an die Bemühungen, dem Menschen das Begreifen über die Sinne und das Tätigsein zu veranschaulichen. Die Psychologie und darauf fußend die Sonderpädagogik griffen diese Theorie der „Handlungsorientierung" (vgl. MILLER/GALANTER/PRIBRAM; KAMINSKI; HILLER/SCHÖNBERGER) auf. Diese ist das Grundprinzip im elementaren Lernprozeß, geichgültig, ob es sich um Kinder oder Erwachsene handelt.

Zur methodisch-didaktischen Gesamtstruktur der Psychomotorik zählen folgende Teilgebiete:

    1. Neurophysiologie und Bewegungsphysiologie
    2. Pathophysiologie (der Neuro- und Sensomotorik)
    3. Entwicklung des Menschen unter dem Ganzheitsaspekt
    4. Bewegungs- und Persönlichkeitsdiagnostik
    5. Spezielle Didaktik und Methodik der Psychomotorik
    6. Spezielle Rahmenbedingungen (Organisation und Medien)
    7. Praktische Anwendungsfelder
       in den unterschiedlichen Entwicklungsbereichen.

1.2.3 Psychomotorik des höheren Lebensalters

Mit Blick auf die ältere Generation gilt es, die Psychomotorik auf diese Zielgruppe hin zu erweitern. Hierbei müssen die Bedingungen der älter werden Menschen berücksichtigt werden, welche notwendig sind, um den Lebensalltag selbständig zu meistern, sich in seinem Umfeld zu orientieren und das Leben lebenswert zu finden. Dieses Verhalten ist vom demographischen Status und dem sozialen Eingebundensein, kalendarisch und subjektiv erlebten Alter, dem physiologischen Status, Gesundheitsstatus und Gesundheitsverhalten, dem psychischen Status und kognitiven Status abhängig bzw. wird durch diese Komponenten unterschiedlich stark beeinflußt.

In wesentlichen Konturen gestaltet sich die Gesellschaft in den nächsten Jahren wie folgt (vgl. Kap. 1.1 u. 1.2.1): Die Bevölkerung in der Bundesrepublik wird schrumpfen, dabei zugleich der Anteil der Älteren steigen; neue Technologien werden nicht nur die industriellen Arbeitsbedingungen grundlegend verändern, sondern auch tiefgreifende Wandlungen in die Haushalte und die Freizeit hineintragen. Es deutet sich bereits ein grundlegender Wertewandel in unserer Gesellschaft ab, der bei vielen Menschen nicht nur zu einer weniger materialistischen und leistungsorientierten Grundhaltung, sondern auch zu Veränderungen in Freizeitbewertung und Freizeitverwendung führt. Ökologie- und Ökonomieprobleme werden an Gewicht gewinnen.

Wird heute von dem „alternden Menschen" gesprochen, so haben wir meist den Erwachsenen ab 45 Jahren im Blick. Viele Einteilungsschemata messen sich entweder an den Wachstumsphasen oder beschreiben die organischen Rückbildungsphänomene (vgl. LANG in BAUMANN 1988, S. 167-175; ISRAEL/WEIDNER; MARTIN/JUNOD, S. 32-52; PROKOP/ BACHL, S. 1-35; WEINECK, S. 335-343). RIES bezeichnet das Alter zwischen 45 und 65 Jahren als „Rückbildungsalter", wobei bei ihm dieses „Altern" bereits schon mit 30 Jahren, das „Greisenalter" ab 65 Jahren beginnt. Sogar die WHO-Definition verwendet vor dem Hintergrund weltweiter Gültigkeit in ihrer Klassifikation ab 45 Jahren nur noch den Begriff „alt": „Alternder Mensch – Älterer Mensch – Alter Mensch – Sehr alter Mensch"(vgl. BERNHARD in MÜLLER/RÖSCH/WISCHMANN, S. 74).

Eine von WINTER vorgelegte Klassifikation des Erwachsenenalters unterscheidet vier Phasen:

„– frühes Erwachsenenalter 18/20 – 30 Jahre:
  relative Erhaltung der motorischen Leistungsfähigkeit,
– mittleres Erwachsenenalter 30 – 45/50 Jahre:
  allmähliche motorische Leistungsminderung,

- spätes Erwachsenenalter 45/50 – 60/70 Jahre: verstärkte motorische Leistungsminderung, und

- spätes Erwachsenenalter ab 60/70 Jahre: ausgeprägte motorische Involution"

(SCHRIFTENREIHE des BUNDESMINISTERS für JUGEND, FAMILIE, FRAUEN und GESUNDHEIT, S. 15; vgl. MEUSEL 1988, S. 33).

Solche kalendarischen Einteilungen sagen über das sogenannte biologische Alter, das bekanntlich großen Schwankungen unterliegt, kaum etwas aus. Im Hinblick auf das biologische Alter gibt es eine ganze Reihe von Alternstheorien (KAUSCHEL in: OSWALD 1984, 38-47) auf Zellebene, Organebene und Organismusebene. Man spricht vom biologischen, psychologischen, auch vom soziologischen Altern. Inzwischen hat sich doch dank der Wissenschaft Gerontologie/Psychogerontologie die Erkenntnis durchgesetzt, daß „Altern" nicht allein organisch bedingt ist, sondern durch das Zusammenwirken mehrerer Faktoren – biologischer, psychischer, sozialer, ökologischer, situativer, epochaler, lebenszyklischer – zustandekommt und durch den obigen Begriff des „funktionalen Alters" ergänzt, m.E. sogar ersetzt werden muß (vgl. BIRREN/BUTLER u.a.). Folgt man allerdings einer neueren Studie, die auf die Einteilung in Lebensabschnitte hinsichtlich der „verschiedenen sportlichen Tätigkeiten" verweist, so wird das „funktionale Alter" als defizitär, in der Betätigung wenig aktuell und für die heute aktiven Senioren diffamierend beschrieben:

Reifungszeit oder Rekordalter	(20.-30. Lebensjahr)
Vollreife- oder Harmoniealter	(30.-40. Lebensjahr)
Bewährungs- oder Schonalter	(40.-60. Lebensjahr)
Greisenalter oder Bremsalter	(60. Lebensjahr und mehr)"

(nach DIEM 1949 in: SCHRIFTENREIHE des BUNDESMINISTERS für JUGEND, FAMILIE, FRAUEN und GESUNDHEIT, S. 15).

Desweiteren wird hier wieder auf WINTER und auch die Problematik einer solchen Gliederung verwiesen. Man meint aber, daß „eine solche Einteilung höchstens der Orientierung dienen" solle (ebda, S. 15).

Mit dem Begriff des „funktionalen Alters" ist die Funktionstüchtigkeit des Menschen im *psychophysischen und sozialen* Bereich angesprochen. Dabei rückt die ganzheitliche Betrachtung des Menschen in den Vordergrund, was in dem Modell von GRUPE (vg. Kap. 1.3.5) im sportlichen Bereich Umsetzung findet. Die wissenschaftliche Grundlage liefern sowohl die pädagogische Anthropologie als auch die Gestaltpädagogik. Das „funktionale

Alter" beschreibt das Ausmaß an Kapazität und Leistungsfähigeit, das der individuelle Organismus in den verschiedenen Umweltsituationen besitzt (vgl. NIEDERFRANKE 1988, S.6). „So konnten SVANBORG u.a. in ihren Studien 70jährige finden, die das 'funktionale Alter' eines/einer 30- oder 40jährigen besaßen, und umgekehrt 30jährige, deren 'funktionales Alter' dem eines/einer 80jährigen entsprach" (vgl. NIEDERFRANKE, ebda). Wie schnell ein Mensch altert, hängt von seinem Gesundheitszustand, seiner seelischen Verfassung und seinen sozialen Bindungen ab. In der GfK-Studie wurden 2500 Personen aus den alten und 1500 aus den neuen Bundesländern zu ihrer Alterseinschätzung befragt. So berichtet TEWS: „Von unseren westdeutschen Befragten nun schätzen sich selbst bei den 70- bis 75jährigen nur gut ein Drittel als „alt" ein. ... Nicht schlecht erstaunt war ich über das Ergebnis, daß sich die Älteren in den neuen Bundesländern durchgängig jünger einschätzen – so empfinden sich bei den 70- bis 75jährigen nur 23 %, bei uns dagegen 36 % als „alt". Vielfach wurde schon festgestellt, daß diese Zuordnung zum Beispiel von der Schulbildung, naheliegenderweise dem Gesundheitszustand, der Verwitwung, vom Alleinleben und anderem abhängen. Deutlich hängt die Alterseinschätzung auch vom Einkommen ab: Je höher das Einkommen, um so weniger stufen sich die Alten auch als „alt" ein" (TEWS in GfK-Studie, a.a.O., S. 11; vgl. STEINHARDT, S. 67-73).

Die Inhalte des Sports für ältere Menschen passen sich mehr und mehr den aktuellen Bedürfnissen an. In den Sportgruppen zeigt sich dabei ein differenziertes Bild: eine Minderheit strebt den leistungs- und ausdauerorientierten Sport an, bei der Mehrheit ist dieser Leistungsaspekt gekoppelt mit der Zunahme des Bedürfnisses nach Lebensgenuß. Ein Wertewandel „zeigt sich in der Frage nach der Rangordnung der besonders wichtigen persönlichen Lebensziele. 'Interessantes Leben', 'Mich selbst verwirklichen' nehmen bei der Gruppe der 'Post-Materialisten' vordere Plätze ein" (DIGEL in: DT. SPORTBUND (Hrsg.) 1986, S. 16, vgl. S. 14-39). Man bringt den Sport nicht mehr vorwiegend mit Jugend, Leistung und Wettkampf in Verbindung. Gerade weil der älter werdende Mensch den Rückgang seiner Leistungsfähigkeit bemerkt, hat er erkannt, daß man sich lebenslang „jung" fühlen kann. Voraussetzung ist dabei, das Selbstkonzept zu überprüfen, die Lebensführung in die Hand zu nehmen, eine Zukunftsperspektive zu haben und bereit zu sein, Neues dazuzulernen. Neben den Aspekten von Spaß und Vergnügen, Ausgleich und Entspannung sowie der Geselligkeit haben aber der sporttreibende Senior/ die Seniorin ebenso den Wunsch, die eigene Leistungs- und Belastungsgrenze zu erfahren, Beweglichkeit und Geschicklichkeit zu üben und sich auch Ausdauersportarten und dem Wettkampf zu stellen (vgl. FARRENKOPF 1988; KURZ in: DT. SPORTBUND (Hrsg.), ebda, S. 44-68; MEUSEL 1982, S. 21-38). „Bei zweifelsfrei physiologischen Werten darf der Alterssport (also) nicht einseitig unter medizinischen Nutzeffekten gesehen werden" (WISCHMANN in MÜLLER/RÖSCH/WISCHMANN, a.a.O., S. 37).

Wie im Vorwort schon erwähnt, ist es schwer, eine präzise Abgrenzung der Begriffe „Seniorensport", „Sport für Ältere", Sport für betagte Bürger" o.ä. zu teffen. In der Fachliteratur finden sich neben dem „Sport für Ältere", bei dem Frauen und Männer ab 40 teilnehmen, auch „Senioren-" bzw. „Altersportgruppen" für Personen ab 50 Jahren. In den letzten Jahren nehmen die Altersportgruppen für Senioren **ab 70 Jahren**, auch bezeichnet als „Sport für Betagte" zu. In der zuletzt genannten Altersgruppe bemüht man sich um ein auf die Einschränkungen und Defizite abgestimmtes Bewegungsangebot. Hier ist nach Auffassung der Autorin auch **die Zielgruppe der Psychomotorik für ältere Menschen** anzusiedeln.

Die **Psychomotorik** setzt an der subjektiven Befindlichkeit des alternden Menschen an. **Über** die Bewegung soll ja erreicht werden, daß er sich nicht nur physisch, sondern auch psychisch wohl fühlt. Das weitere Ziel ist, den Menschen zu befähigen, sein Leben auch in der Zukunft selbständig zu gestalten (vgl. MERTENS 1990). Der älter werdende Mensch soll sich „kompetent" erleben, Aufgaben meistern, die effektiv sind, schnell umschalten, umdenken, neue Ideen entwickeln, Ängste abbauen und Sicherheit erwerben. In der Psychomotorik wird der Blick auf den Menschen in seiner Ganzheit gelenkt. Es kommt nicht darauf an, daß eine Sportart perfekt und sauber in der Technik ausgeführt wird, sondern daß der Mensch sich überhaupt zutraut, diese auszuüben oder neu zu erlernen. KIPHARD spricht von einem „systematischen (Wieder)Gebrauch brachliegender Bewegungsmuster". Der alte Mensch soll mit Geräten experimentieren, er soll durch Lockerungs- und Entspannungsübungen Körpererfahrungen sammeln und Gleichgewicht bzw. Balance üben. Flexibilität im Alter ist wichtig, wozu Streck- und Beugeübungen und auch ein Falltraining beitragen (vgl. KIPHARD 1983, S. 126-130). Es ist nicht nötig, daß der alte Mensch bis an seine Belastungsgrenze trainiert, aber wenn dadurch sein Selbstbewußtsein eine Stärkung erfährt, kann er unter Beachtung aller Risikofaktoren auch seine individuelle Leistungsgrenze heraufsetzen. Wenn dem Menschen im höheren Lebensalter die Sinnhaftigkeit von körperbildenden Übungen verdeutlicht wird, wählt er gerne die Gymnastik, um seine Wendigkeit und Geschicklichkeit zu üben, auch um z.B. Sturzunfällen oder degenerativen Gelenkveränderungen vorzubeugen.

Bei alledem steht in der Psychomotorik aber die Psyche des alternden Menschen in den Vordergrund. Die Übungsstunden finden immer in einer harmonischen und freudvollen Atmosphäre statt. Der Mensch wird generell auch in seinem Lebensalltag begleitet, die Betreuung beschränkt sich nicht nur auf diese Bewegungsstunde. Gesprächskreise, Wanderungen und Fahrten, von der Gruppe organisierte und gestaltete Feste, der Kontakt zu jungen Leuten – Studenten, Schülern und Kindergartenkindern – sind in das Gesamtkonzept integriert. Auch Körperpflege und richtige Ernährung, der Aufenthalt an frischer Luft, das Baden in warmem Wasser, die gesunde Atmung, Entspannungs- und Ruheübungen sind Bereiche, die in diese ganzheitliche Konzeption mit aufgenommen sind.

Durch das psychomotorische Angebot soll also konkret erreicht werden, daß der alternde Mensch

- **sich allein und in der Gruppe regelmäßig bewegt;**

    er soll seine gymnastischen Bewegungen und Ausgleichsübungen durchführen, sich entspannen und gut ein- und ausatmen können.
    Die täglichen Gänge und das Treppensteigen sollen ohne Mühe bewältigt werden; er soll allein seine Bekannten und Verwandten aufsuchen können, in seinen freien Stunden wandern, schwimmen, tanzen und vieles mehr.

Durch diese Betätigung wird er

- **sich psychisch wohl und aktiv fühlen;**

    die physische Leistungsfähigkeit führt zu Selbstsicherheit und Zutrauen. Durch die körperliche Bewältigung des Lebensalltags wird der alte Mensch auch mit den seelischen Problemen besser fertig.
    Der aktive alte Mensch entwickelt weniger Ängste, wird selbstbewußter und äußert seine Bedürfnisse. Das eigenständige Lösen der Alltagsprobleme hält ihn körperlich und geistig agil.
    Der bewegungsfreudige ältere Mensch ist weitaus aufgeschlossener und toleranter, sein Aktionsradius ist erweitert, er ist weltoffener.

Die gemeinsame Ausübung von Bewegung, Sport, Spiel und Tanz hilft ihm,

- **sich sozial in die Gruppe und sein Umfeld eingebunden zu fühlen;**

    der ältere sich bewegende, Sport treibende Mensch sucht Kontakt. Die Übungsstunden sind in der Regel so organisiert, daß sich die Gleichgesinnten regelmäßig – mindestens einmal wöchentlich – treffen, wobei das Intesse nicht auf den „Sport" beschränkt bleibt. Gemeinsam werden weitere Freizeitaktivitäten, der Urlaub, eine Kur geplant, Feste gefeiert und sich im Alltag, wenn nötig, gegenseitig geholfen. Die körperliche Bewegung ist zum Mittel der Kontaktanbahnung und -aufnahme geworden. Sie dient der Kommunikation und dem Sich-Einfühlen bei Sorgen und Problemen.

Diese Form der Bewegung kann nicht mehr im eigentlichen Sinne als Sport bezeichnet werden. KAUL u.a. sprechen von den „Exercise Psychology", einer Schnittmenge zwischen Psychologie und Sportwissenschaft (KAUL/ADOLPH/FRÖHLICH, S.9). Der alternde Mensch bewegt sich, **um** sich gesund zu fühlen, **um** seinen Körper zu beherrschen, einen Bezug zu ihm zu haben, **um** ihn zu verstehen, ihn zu steuern und zu bremsen, **um** ihn kontrollieren zu können. Denn „habe ich meinen Körper verloren, dann habe ich mich selbst verloren" (ILJINE). Der alte Mensch soll sich in seinem Körper wohl fühlen und sich noch als schön und begehrenswert empfinden:

Es ist Ziel der Psychomotorik, daß der alternde Mensch ein ausgewähltes, auf seine Bedürfnisse, Beeinträchtigungen und auf Stabilisierung hin abgestimmtes Bewegungsangebot erhält, das ihm hilft, seinen Lebensalltag zu erleichtern. Es werden Strategien zur Bewältigung von Konfliktsituationen aufgezeigt und erlernt. Der Mensch soll sein Leben nicht als Belastung, sondern als Zugewinn empfinden, nicht als einen Abbau, sondern als einen Entwicklungsschritt. Es ist Anliegen der Psychomotorik, das innere Gleichgewicht über die Einheit von Psyche – Bewegung – Emotion – Kognition und sozialem Umfeld zu erreichen. Ü b e r die Bewegung werden Befindlichkeitsverbesserung und Aktivitätssteigerung erreicht. Die Psychomotorik ist der Weg zur Selbsthilfe[14].

In dem Kontext des Beitrags zur Lebenswältigung und Lebenszufriedenheit darf auch in der Psychomotorik im höheren Lebensalter das motorische Grundlagentraining von allgemeiner Ausdauer, allgemeiner Kräftigung, Koordination, Gleichgewicht, Beweglichkeit und Gelenkigkeit nicht vernachlässigt werden (vgl. KAUL/ADOLPH/FRÖHLICH, S. 37-43).

Solche Grundeigenschaften sind die Basis der aktiven Teilnahme am Leben und in ein interessantes und motivierendes Angebot integriert. Die

---

[14] PHILIPPI-EISENBURGER orientiert sich in ihrer Arbeit mit Senioren ebenso an dem Modell der Motopädagogik und prägt dabei den neuen Begriff der „Motogeragogik". „Motogeragogik beschäftigt sich mit speziellen Aspekten der Bildung im Alter, nämlich mit Erziehungs- und Bildungsprozessen alter Menschen, bei denen Bewegung als Medium eingesetzt wird" (PHILIPPI-EISENBURGER, S. 123). Da indessen dieses Konzept die Erziehungs- und Bildungsfähigkeit - im Sinne des Kindes - mit den Intentionen Ich-, Sach- und Sozialkompetenz in den Mittelpunkt rückt, ist zum einen die Ganzheitssicht, zum anderen die Ausrichtung auf die Bedürfnisse des alten Menschen in Frage zu stellen. Das für das Kind konzipierte Modell der Motopädagogik trifft nicht auf den betagten Menschen zu, der gerade durch seine individuellen Erfahrungen besondere Qualitäten hat, die ihn immer „unvollkommen" sein lassen.

Konzeption achtet auf die individuellen Bedürfnisse der Personengruppe älter werdender Menschen, auf

- den *Noch-Leistungssportler*, der weiter ein intensives Ausdauer- und Krafttraining betreiben möchte,
- den vorwiegend *im Haushalt Tätigen*, der auf Beweglichkeit und Gelenkigkeit, gepaart mit dem Geselligkeitsaspekt, Wert legt,
- den *Wieder- bzw. geübten Neueinsteiger*, der z.B. die Technik des Langlaufs oder Golfspielens erlernen möchte.

Für alle diese unterschiedlichen Vorstellungen muß ein entsprechendes Angebot vorhanden sein.

Die nachfolgende Auflistung der Inhalte läßt erkennen, wie sehr das Verständnis von Sport im Kontext der Psychomotorik den erläuterten Ganzheitsanspruch impliziert. Der Mensch hat das Recht auf lebenslange reaktivierende Betreuung, Pflege **und** Förderung. In der Konzeption der Psychomotorik für den Menschen im höheren Lebensalter haben

> Motorik – Psyche – Wahrnehmung – Erleben – Phantasie – Kreativität – geistige Wachheit – Problemlösefähigkeit – Konzentration – Merkfähigkeit – Flexibilität – Sprache – Kommunikation und Eigeninitiative

ihre gleichwertige Berechtigung.

Die Inhalte rekrutieren sich vor allem aus den Arbeitsfeldern des Sports, der Bewegungstherapien, der Körpertherapien, der Rhythmik, der Krankengymnastik, der Balneotherapie, der Ergotherapie und des musisch-künstlerischen Bereiches. Die Auswahl wird nach den individuellen Bedüfnissen des alten bzw. betagten Menschen getroffen: Alle Bewegungsformen, die der Stabilität und Ichstärke, dem Selbstbewußtsein und der Eigenständigkeit des alternden Menschen dienlich sind, gehören in die Konzeption:

- Bewegungsformen zum Abbau von Körper- und Berührungsängsten;
- Bewegungsformen zur Förderung der Kommunikation und Kooperation;
- Bewegungsformen zur Entdeckung des eigenen Körpers;
- Massage- und Entspannungstechniken;
- Atemtechniken;

- Bewegungsformen zur Erfahrung der Belastbarkeit des Körpers;
- Bewegungsformen zur Schulung der Sinne;
- Bewegungsformen zur Raumerfahrung;
- Bewegungsformen zur Schulung der allgemeinen Flexibilität und schnellen Umschaltfähigkeit;
- Bewegungsformen zur Schulung von Kreativität und Phantasie;
- Bewegungsformen zur Schulung der Konzentration und Merkfähigkeit;
- Bewegungsformen zur Schulung von Bewegungssicherheit, Balancefähigkeit und Mut;
- Bewegungsformen zur Schulung von Geschicklichkeit
    - in der Grob- **und** Feinmotorik;
- Kreative Bewegungsformen
    - mit Kleingeräten
    - an Großgeräten
    - in geschlossenen Räumen und in der freien Natur;
- Tänzerische Bewegungsformen
    - Lieder und Tanzformen im Sitzen und in der Fortbewegung;
- kreative Gestaltungsformen;
- Anregungen zur Gestaltung von Festen und Feiern

(vgl. MERTENS 1990, S. 129-133).

Der in diesem Feld der Altenarbeit Lehrende muß Bewegungsfachmann mit einer zusätzlich breiten Orientierung sein. Das Wissen über und die Anwendung der Bewegungsangebote sowie der o.g. therapeutischen Ansätze sind selbstverständlich. Er muß die Grundkenntnisse der Diagnostik für diese Klientel besitzen[15], sich in den alten Menschen einfühlen können

---

[15] Im Rahmen eines Forschungsprojektes an der FH Darmstadt „CBT-Kurs Motodiagnostik und Mototherapie" wurde von der Verfasserin ein motoskopisches Verfahren zur Erfassung des Bewegungsverhaltens bei Senioren erarbeitet.

Ein weiteres Testverfahren wurde in Zusammenarbeit mit BAUMANN und LEYE für die SIMA-Studie/Projekt in Nürnberg-Erlangen entwickelt (vgl. SIMA-Studie/Projekt, Bd. 4, Kap. 4.3).

sowie sich medizinische und psychologische Grundlagen über den alternden Menschen und Alterungsprozesse in Zusatzausbildungen und Fortbildungskursen angeeignet haben. Er ist Sportlehrer, Bewegungstherapeut, Krankengymnast, Pädagoge, Psychologe, Seelsorger, Berater und Freund zugleich.

1.2.4 Psychomotorik für Alten- und Pflegeheime

Von den vorstehend angeführten Erkenntnissen über die Nutzanwendung der Psychomotorik bei alternden Menschen sollten sicherlich diejenigen am meisten profitieren, die ohne familiäre Fürsorge in diesem Stadium sind: die Bewohner von Alten- und Pflegeheimen. Wie steht es aber damit?

Dem Besucher eines Altersheimes bietet sich in der Regel ein erschrekkendes Bild: Eine Eingangshalle, in der Regel zum Sitzen einladend, meist leer. Evtl. eine Rezeption, Menschen, die sich nach Zimmernummern erkundigen und dann schnell davoneilen. Manchmal ein Senior, der auf einen Abholer, Verwandten, Bekannten, ein Taxi oder Krankenauto, wartet. Im Fahrstuhl mit Tesafilm aufgeklebte Bildchen von Alpen- oder anderen Blumen, vielleicht auch lachende Kindergesichter, manchmal ein Monatsplan über Geburtstage oder geplante Aktivitäten der Woche bzw. des Monats.

Es folgen lange Flure mit geschlossenen oder weit geöffneten Türen. Innen Menschen, die auf ihrem Stuhl sitzen oder im Bett liegen, vor sich hin träumen oder eingeschlafen sind. Keine Kommunikation untereinander, keine Aktivität, die Gesichter starr und stumpf, hin und wieder aufhellend, wenn sich ein Besucher nähert.

Erkundigt man sich nach den Aktivitäten, die von Sozialpädagogen, Altenpflegern oder Hausfrauen angeboten werden, so findet sich eine bunte Palette von Beschäftigungsangeboten:

> Dia- und Filmvorträge;
> Basteln und Werken einfacher Dinge;
> Malen und Zeichnen;
> Gymnastik;
> Gedächtnistraining;
> Busausflüge bzw. Kaffeefahrten.

Die Interessentenschar ist in der Regel recht klein, und die Aktivitäten werden von den Bewohnern wenig und ohne erkennbare Kontinuität genutzt. Die Mehrzahl der alten Menschen zieht es vor, in ihrem Zimmer zu verweilen. Woran liegt das?

Vorschläge für Bewegungs-/Sportübungen für aktive Seniorengruppen sind reichlich vorhanden. Bei der Gruppe der seelisch und körperlich beeinträchtigten Menschen in Heimen mangelt es jedoch an einem didaktisch aufbereiteten Curriculum. Die Literatur über Bewegungskonzepte für Senioren ist aber auf den aktiven, noch gut beweglichen älteren Menschen ausgerichtet. Es fehlen Untersuchungen zu dem Bewegungs- und Leistungsverhalten sowie der Motivstruktur von Menschen in Alten- , insbesondere Pflegeheimen. Nach Durchsicht der Programme fiel lediglich das Kasseler Projekt von KAUL/ADOLPH/FRÖHLICH[16] auf, welches auch für Bewohner in Alten- und Pflegeheimen konzipiert ist. Ein wenig Anregung liefert auch die Krankengymnastik- und Ergotherapie-Literatur. Insofern bietet sich der Psychomotorik noch ein weites Forschungs- und Anwendungsfeld zur Entwicklung von Konzepten und Curricula.

1.3 Basistheorien und -modelle zur Psychomotorik des höheren Lebensalters

Die hier vorgestellte Konzeption zur Psychomotorik im höheren Lebensalter stützt sich auf mehrere Modelle und Theorien.
Mit Blick auf das in den Kap. 1 und 1.1 beschriebene Vorhaben und das in Kap. 1.2.2 dargelegte Wissenschaftsprogramm der Psychomotorik kristallisieren sich wiederum drei große Themenkomplexe heraus:

Der SPORTANSATZ:

> Die Untersuchung hat sich zum Ziel gesetzt, die Bedingungen der Menschen in Alten- und Pflegeheimen zu verändern und zu verbessern. Die Verfasserin hat als Grundlage den sport- und bewegungsbezogenen Ansatz gewählt und diesen in dem psychomotorischen Konzept auf die individuellen Bedürfnisse des Altenheimbewohners erweitert. Dabei wird zum einen die *generelle Vorgabe* von Inhalten in Frage gestellt, zum anderen sind die *individuell gestalteten Konzepte* auf die ganzheitliche Förderung des alten Menschen, seine emotional-aktiven, psyisch-aktiven, kognitiv-aktiven **und** sozial-aktiven Fähigkeiten ausgerichtet.
> Die Motivation für die Aktivität muß bei den Senioren intrinsisch sein, sie entscheiden selbst nach ihren Bedürfnissen und Vorstellungen.

---

[15] Im Rahmen eines Projektes der Gesamthochschule Kassel wurden in dem Gertrudenstift in Kassel mit 70-100jährigen Altenheimbewohnern rhythmische und sensorische Übungen und Tänze, Gymnastik mit Handgeräten, Schwungtuch und Zauberschnur und Ballons sowie ohne Gerät, Spielformen und Bewegungsformen/Gymnastik im Wasser durchgeführt. Die Stundenbilder sind interessant und instruktiv (vgl. KAUL/ADOLPH/FRÖHLICH).

Die inhaltliche Struktur verfährt nach dem sonderpädagogischen Prinzip: „*Hilfe zur Selbsthilfe!*"

Daraus ergibt sich der zweite Problemkomplex:

Die ENTSCHEIDUNGS-SITUATION:

Es ist im Sport mit Senioren gängige Praxis, die Inhalte ohne Feedback der Betroffenen vorzugeben. Dadurch wird das natürliche Streben der Senioren nach Selbstbestimmung zu Unrecht zurückgedrängt. Die Entscheidung der Senioren für eine Sportart bzw. Bewegungsform wird nach unterschiedlichen Motiven gewählt. Dazu zählen u.a.:

A) Körperliche Fitness
   – Sich körperlich gesund erhalten

B) Stabilität der Bewegung
   – Die körperliche Sicherheit erhalten

C) Lebensfreude
   – Die Kontaktfähigkeit und Kreativität erhalten

D) Selbstvertrauen
   – Die Eigenständigkeit bewahren

E) Geistige Beweglichkeit
   – Die Denkfähigkeit und das Reaktionsvermögen erhalten

(vgl. Kap. 2.1.1).

Eindeutig genießen Punkt A) und B) im Sport der Senioren Priorität (vgl. Angebot der Sportvereine, Volkshochschulen, Seniorenangebote freier Träger u.a.); die letzten drei Punkte rücken bei der Entscheidung, am Sport teilzunehmen, eher in den Hintergrund. In den Programmen für den Sport mit Senioren/Älteren werden kognitive Aspekte selten aufgeführt[17], auch sind diese Stunden in der Regel auf trainierte und gesunde Menschen ausgerichtet.

Was passiert mit den (Hoch)Betagten und häufig körperlich-geistig-seelisch Beeinträchtigten in den Alten- und Pflegeheimen?
Warum sind Heimbewohner im sportlichen Bereich wenig aktiv?
Ist das Angebot nicht auf deren Bedürfnisse ausgerichtet?

---

[17] Seit kurzem ist zu beobachten, daß das Gedächtnistraining einen steigenden Beliebtheitsgrad erfährt, allerdings selten in Kombination mit ganzkörperlichen Bewegungen (vgl. BAUMANN/LEYE (Hrsg.) in SIMA-Studie/Projekt, ; OPPOLZER).

Der Fragebogen (Abb. 7 und Abb. 9) sollte Aufschluß über Entscheidungen der Menschen in Senioren- und Pflegeheimen geben; er erfaßt die Grundlage für die individuelle Motivation der Senioren zum Handeln. Aufgrund der Biographie, dem Interesse an Spiel und Sport in der Kinder-, Jugend- und Erwachsenenzeit, der Lebensbedingungen früher und heute und der köperlichen sowie geistigen Beeinträchtigungen der alten Menschen ergeben sich individuelle Entscheidungsmotive für die Teilnahme an einem Aktivitätsangebot.

Die Antworten und die sich anknüpfende Analyse führen zum dritten Problemkomplex:

Das SELBSTÄNDIGKEITS-POSTULAT:

Jeder Mensch, auch der alte und hochbetagte, auf Hilfe angewiesene, hat das Recht auf Selbstbestimmung, Eigenständigkeit und individuelle Lebensform. Diese Selbständigkeit kann dadurch lange erhalten werden, daß der Mensch das Interesse an sich und seiner Umgebung nicht verliert, er die Anforderungen der Umwelt bewältigt und sich auch den Veränderungen ständig anpaßt. Die Erhaltung und Erweiterung der Kompetenz unter Berücksichtigung der Multidimensionalität des Alternsprozesses ist Ziel dieser Untersuchung (vgl. SIMA-Studie, Bd. 2, S. 3-6). Der Mensch in seinem Ganzheitsanspruch von Körper, Seele und Geist wird dabei nicht aus dem Auge verloren. Um ihm auch im Alterungsprozeß zur Seite zu stehen und Hilfen zu geben, werden die Motive für seine Handlungen ergründet, die mit einem subjektiven Sinn verbunden sind.

Zwangsläufig führt die Berücksichtigung der individuellen Bedürfnisse zu einer Konzeption, die über den sportlichen Bereich hinausgeht und musisch-künstlerische, soziale, emotionale und geistige Aktivitäten einbezieht. Es wird aber darauf geachtet, daß die Bewegung im Zentrum steht: „Durch unsere Bewegungen sind wir auf unsere kulturelle und soziale Welt, also auf die vielfältigen Situationen, Personen und Dinge, die uns umgeben und mit und zwischen denen wir leben, hin orientiert. Durch unsere Bewegung ergreifen, erfassen, erfahren wir sie, finden wir Zugang zu ihnen, erschließen sie sich uns" (GRUPE 1976, S. 16). Die Bewältigung des Alltags fällt durch die gewonnene Beweglichkeit leichter, der Mensch erreicht eine Zunahme an **Lebensqualität** und wird zufriedener altern.

1.3.1 Der „sportbezogene Ansatz"

Entwicklung ist ein lebenslanger Prozeß, der zu Veränderungen in einzelnen Persönlichkeitsbereichen führt. Dieser Prozeß „kann nicht ausschließlich im Sinne von Höherentwicklung bzw. Niveausteigerung verstanden werden. Auch Leistungen auf gleichem Niveau, die ein Leben lang geübt werden, basieren auf einem dauernden Prozeß der Anpassung. Dabei wird ein Übertragen von Kenntnissen und Fähigkeiten auf wechselnde soziale, persönlichkeitsspezifische und biologische Leistungsvoraussetzungen ermöglicht. Leistungskonstanz bedeutet also nicht Stillstand, sondern permanent Lernen unter der Berücksichtigung äußerer und innerer Zustandsänderungen" (ROETHER, S. 130). Die Entwicklungsmöglichkeiten im höheren Lebensalter beschreibt KRUSE als die „produktiven Potentiale" (KRUSE in: DETTBARN-REGGENTIN, S. 141). Auch wenn einige Merkmale, die das Bewegungsverhalten mitbestimmen, schon frühzeitig einem alternsbedingten Abbau unterliegen, wie zum Beispiel die motorische Schnelligkeit, können entsprechende Interventionen – gepaart mit einem gesundheitsbewußten Lebensstil – den Prozeß verzögern. Andere Merkmale lassen sich bis ins hohe Alter durch geeignetes Training sehr gut erhalten, wie z.B. die aerobe motorische Ausdauerfähigkeit. In der Forschung gibt es eine Fülle am Untersuchungen, die nachweisen, daß bei alten und hochbetagten Menschen vor allem Leistungen auf kognitiver Ebene durch entsprechendes Training gesteigert werden können. Ebenso lassen sich sensorische Fähigkeiten durch geeignete Programme ansprechen und fördern (vgl. BALTES/GUTZMANN; FLEISCHMANN in: /MAYRING/SAUP; FLEISCHMANN in: OSWALD/HERRMANN/KANOWSKI, LEHR/THOMAE (Hrsg.); KLIEGL in: BALTES/KOHLI/SAMES (Hrsg.); KRUSE in: BALTES/MITTELSTRASS, S. 335-342; LEHR 1991; OSWALD/FLEISCHMANN; SCHUSTER; ROETHER).

Wenn auf das Wahrnehmungs- und Bewegungsverhalten im Erwachsenenalter durch Besonderheiten des Lehrens und Vermittelns von Angeboten aus dem Sport Einfluß genommen werden soll, müssen gleichzeitig Besonderheiten des Lernens berücksichtigt werden. Sie hängen von intrapersonalen Voraussetzungen des Lernenden, genauer gesagt, von Veränderungen einzelner Persönlichkeitsmerkmale im Verlauf des Erwachsenenalters ab.

Die Ziele des Sports für ältere Menschen wurden in der letzten Zeit aber eher auf ausdauerorientierte Bewegungsformen hin gelenkt. Dies dürfte darauf zurückzuführen sein, daß in den letzten Jahren eine große Anzahl wissenschaftlicher Untersuchungen sowohl auf sportmedizinischer als auch sportpädagogischer Seite zur Leistungsfähigkeit und Trainierbarkeit des Herz-Kreislauf-Systems und der Beeinflussung des Stoffwechsels durchgeführt wurden (vgl. u.a. JOCH, S. 218 f.; ROST/HOLLMANN; ROST in: SINGER 1981, S. 131-138, 158-162; SCHÖLMERICH in: MÜLLER/ RÖSCH/WISCHMANN, S. 123-133; WEINECK, S. 355-362; ISRAEL/ WEIDNER, S. 14-21, 56; BIENER 1992; STARISCHKA in: BAUMANN

1992; JESCHKE in: BAUMANN 1992; KREMPEL, S. 10 f. u. 22-31; MEUSEL 1982, S. 42-62, 106-110; MEUSEL 1988, S. 83-104).
Daneben hat man sich in jüngster Zeit nicht nur der Verbesserung der Ausdauerfähigkeit, sondern vermehrt der Trainierbarkeit von Kraft, Schnelligkeit, Beweglichkeit und Gelenkigkeit, des Gleichgewichts und der Koordinationsfähigkeit beim alternden Menschen zugewandt. Alle diese motorischen Fähigkeiten können bei regelmäßiger Praxis über Jahrzehnte aufrechterhalten und sogar gesteigert werden – sowohl im Hinblick auf geschwindigkeitsbezogene als auch im Hinblick auf genauigkeitsbezogene Aufgaben (vgl. MEUSEL 1982; 1984; 1988; KREMPEL; TEIPEL 1988; BAUMANN 1988, 1992; TEIPEL in: BAUMANN 1992; BAUMANN/LEYE/ MERTENS 1993). Somit ist die globale Feststellung von HOLLMANN, daß es durch ein geeignetes sportliches Training gelingt, „20 Jahre 40 Jahre alt zu bleiben", mehr als nur eine programmatische Aussage (HOLLMANN 1986, 375).
Trotzdem besteht hinsichtlich der Stabilisierung, der Erweiterung bzw. Verbesserung des Handlungsrepertoires im höheren Lebensalter (auch im Zusammenhang mit motorischer Lernfähigkeit) aus sportpädagogischer Sicht noch relativ große Unsicherheit. Allgemein gebräuchliche Aussagen wie *„der Mensch ist so jung wie seine Gelenke"*, *„der Mensch ist so jung wie er sich fühlt"*, *„der Mensch ist so jung, wie er sich gerne bewegt"* (COTTA; HOLLMANN), weisen auf unterschiedliche psycho-physische Determinanten des menschlichen Bewegungsverhaltens hin, damit gleichzeitig auf die Schwierigkeit, allgemein geltende Aussagen treffen zu können.

In der Sportpädagogik hat man sich in Deutschland erst Mitte der 60er Jahre verstärkt auf den Sport für Menschen im höheren Lebensalter konzentriert (vgl. MEUSEL in SINGER, S. 11). Freizeit- und Ausgleichssport sowie Fitnesstraining wurden populär (vgl. JÜTTING; MEUSEL/MEUSEL; BRINCKMANN), und die Sportvereine bzw. Trainer von Fitnessgruppen sowie auch die Kirchen und Paritätischen Wohlfahrtsverbände sahen ihre Aufgabe darin, den hier aktiven Sportler auf seinem „Zweiten Weg" zu begleiten.
In der Zeit von 1973 bis 1975 erarbeitete das Institut für Sport und Sportwissenschaft der Universität Heidelberg die erste größere Studie über *„Art, Maß und Methode von Bewegung und Sport bei älteren Menschen"*[18], in der Nichtsportler, ehemalige Sportler und aktiv gebliebene Sportler der beiden Altesgruppen 50-60 Jahre und 60-70 Jahre hinsichtlich ihrer Kraft,

---

[18] NEUMANN, O. (Projektleiter und Verf.): Art, Maß und Methode von Bewegung bei älteren Menschen. Schriftenr. des Bundesm. f. Jugend, Familie und Gesundheit. Bd. 31, Kohlhammer-V., Stuttgart, Berlin, Köln, Mainz 1978².

Gelenkigkeit, Koordination und Ausdauer gegenübergestellt wurden. In diesem Untersuchungsbericht sind im Anhang auf fünf Seiten Aussagen über die sportliche Aktivität von Altenheimbewohnern „eines dichtbesiedelten Regierungsbezirks in Nordbaden" (ohne genauere Datenangaben) zu finden.

Mit den Veröffentlichungen von SINGER (1981) und MEUSEL (1982) lagen die ersten umfassenden Bestandsaufnahmen zum „Alterssport" in der alten Bundesrepublik vor[19], in der die Thematik interdisziplinär auf medizinischer, psychologischer, soziologischer und pädagogisch-didaktischer Ebene bearbeitet wurde. MEUSEL ist einer der ersten Sportpädagogen, der Forschungsergebnisse zum Alterssport in zahlreichen Veröffentlichungen für die Lehr- und Übungspraxis niederschrieb. In den nächsten Jahren folgten, insbesondere von dem Deutschen und dem Schwäbischen Turnerbund herausgegeben, praxisnahe Arbeiten für den Sport mit älteren Menschen (vgl. DT. TURNERBUND; SCHWÄBISCHER TURNERBUND; BRINCKMANN/RODER; STECHLING/SCHNEIDER-EBERZ; KAPUSTIN; GEIGER/GRINDLER; BAUMANN u.a.).

Interessant ist eine weitere Untersuchung unter der sportpädagogisch-didaktischen Leitung von DIEM und gerontologischen Leitung von SCHMITZ-SCHERZER[20] des „BUNDESMINISTERIUMS für JUGEND, FAMILIE, FRAUEN und GESUNDHEIT" aus dem Jahre 1985, in der 57 Senioren des Altensportzentrums des Vereins „*Sport für betagte Bürger e.V.*" in Mönchengladbach begleitet wurden. Von dieser kleinen Gruppe liegen erstmals wissenschaftlich überprüfbare Aussagen, nicht nur im sportmedizinischen, sondern auch sportpädagogischen und -didaktischen Bereich des Alterssports zur Auswahl und Annahme des Übungsangebots, Motiva-

---

[19] SINGER, R. (Hrsg.): Alterssport. Versuch einer Bestandsaufnahme. Hofmann-V., Schorndorf 1981. MEUSEL, H.: Sport, Spiel, Gymnastik in der zweiten Lebenshälfte. Ziele, Training, Unterricht, Organisation. Limpert-V., Bad Homburg 1982.

[20] Im Auftrag des Bundesministers für Jugend, Familie und Gesundheit erstellte SCHMITZ-SCHERZER bereits 1978 eine Studie, in der 1975 in Braunschweig in 20 Heimen - insgesamt 1002 Bewohner - die personellen und materiellen Bedingungen und deren Einfluß auf das Wohlbefinden der Heimbewohner erfaßt wurden. Das Freizeitangebot beschränkte sich auf die üblichen Kaffeenachmittage, Spaziergänge und Ausflugsfahrten, an denen 30 % der Befragten „immer", 23,2 % „meistens", 14,7 % „selten" und 23,8 % „so gut wie nie" teilnahmen. 6,8 % der Bewohner hatten Kenntnis von einem Gymnastik- und Sportangebot, 6 % war das Schwimmen bekannt. Inwieweit es genutzt wurde, ist dem Bericht nicht zu entnehmen. Das Personal schätzte die Einstellung der Senioren und meinte, daß Gymnastik bei nur 14,9 % der Bewohner Interesse finden würde und bei Pflegebedürftigen keinen Platz hätte. In den 20 Häusern fand sich auch nur ein Turn- bzw. Gymnastikraum (S. 35 f., 51, 70, 73). Der Bericht ist für die hier durchgeführte Untersuchung von Bedeutung, da er die Interdependenz zwischen den Vorstellungen des Personals, den räumlichen Bedingungen und der tatsächlichen Realisierung durch die Heimbewohner aufzeigt.

tion für den Sport sowie zur Befindlichkeit und Anstrengungsbereitschaft vor[21].

In allen diesen o.g. Konzeptionen ist das Bewegungsangebot für die älteren Menschen sportbezogen und setzt sich aus den Disziplinen: Gymnastik, Tanz, Bewegungsspiele und Ausdauersportarten zusammen. Aktivitäten wie Ruhe- und Entspannungsübungen, Ausdruckstanz, Krafttraining an Geräten, Wassergymnastik und -tanz oder ein Spiel-Aktionstreff sind eher die Ausnahme.

In der folgenden Tabelle wird eine Übersicht über die im Seniorensport traditionell vertretenen, für die einzelnen Lebensabschnitten geeigneten Sportarten gegeben: (Siehe Abb. 3 nächste Seite)

Abb. 3: *Eignung von Sportarten für verschiedene Altersgruppen (SCHÖLMERICH in: MÜLLER/RÖSCH/WISCHMANN, 130; vgl. auch PROKOP/BACHL, S. 76-108; MEUSEL 1982, S. 230)*

Die Tabelle von SCHÖLMERICH weist einige Mängel auf. Im Kopf wird lediglich die Gruppe I aufgeführt, Gruppe II und III müßten noch ergänzt werden. Die Fußnoten 1 und 2 in der Gruppe II werden in der Gruppe III der älteren Menschen, die früher niemals Sport getrieben, nicht mehr konsequent zugordnet. Warum z.B. geraten wird, in der Gruppe III bei den über 60jährigen nicht mehr Golf zu spielen, das Reiten aber in dieser gleichen Gruppe bis zu 60 Jahren erlaubt ist, Tennis in der Gruppe II bei den „Wiederbeginnern" über 60 Jahren nur „mit besonderer Vorsicht" betrieben werden kann und ähnliches mehr, ist schwer zu ergründen, zumal die näheren Erläuterungen fehlen.

Da die Tabelle aber eine grobe Orientierung liefert und vielfach zitiert wird, soll sie mit diesen kritischen Hinweisen übernommen werden.

▶

---

[21] Schriftenreihe des Bundesministers für Jugend, Familie, Frauen und Gesundheit (Bd. 237): Das Altensportzentrum „Sport für betagte Bürger" Mönchengladbach. Kohlhammer-V., Stuttgart, Berlin, Köln 1989.

Sportart	Eignung von Sportarten für ältere Menschen, die seit ihrer Jugend ununterbrochen Sport treiben (Gruppe 1)			Eignung von Sportarten für ehemals aktive Sportler, die sich nach mehrjähriger Pause erneut dem Sport zuwenden			Eignung von Sportarten für ältere Menschen, die früher niemals Sport getrieben haben		
	35-45 Jahre	45-60 Jahre	ü. 60 Jahre	35-45 Jahre	45-60 Jahre	ü. 60 Jahre	35-45 Jahre	45-60 Jahre	ü. 60 Jahre
Basketball	+	±	±!	+	±	−	+	−	−
Bergsteigen	+	+	±	+	±	±!	+	±!	−
Faustball	+	+	±	+	±	−	+	−	−
Fußball	+	+	±!	+	±	−	+	±!	−
Geräteturnen	+	+	±	+	+	±	±	−	−
Gewichth.	+	±	−*	±	±!	−	±	−	−
Golf	+	+	+	+	+	+	+	+	−
Gymnastik	+	+	+	+	++	++	++	++	++
Handball	+	+	±!	+	±	−	+	−	−
Indiaca	+	+	+	+	+	+	+	+	−
Kegeln	+	+	+	+	+	±	+	±	±!
Kleine Spiele	+	+	+	+	+	+	+	+	±!
Leichtathl.	+	+	+	+	+[1]	±[1]	+	±**	±!
Prellball	+	+	+	+	+	+	+	±	±!
Radfahren	+	+	+	+	+	+	+	±	±!
Reiten	+	+	+	+	+	±	+	±	−
Rudern	+	±	±	+	+[2]	±[2]	+**	±	−
Schwimmen	+	+	+	+	++	+	+	+	±
Skilauf	+	+	±	+	±	−	±	−	−
Skiwandern	+	+	+	+	++	++	+	+	+
Tanzen	+	+	+	+	+	±	+	±	±!
Tennis	+	+	±	+	±	±!	±	±!	−
Tischtennis	+	+	±	+	±	±!	±	±!	−
Volleyball	+	+	+	+	±	−	±	−	−
Wandern	+	+	+	+	++	++	++	++	++

Zeichenerklärung:

+ = geeignet
++ = besonders geeignet
± = bedingt (in abgewandelter Form) geeignet
! = besondere Vorsicht
− = nicht geeignet
* = gilt nicht für Kerngesunde, die diese Sportart ununterbrochen betreiben
** = keine Kraft- und Schnelligkeitsübungen

Anmerkungen:

[1] Besondere Vorsicht bei Kraft- und Schnelligkeitsübungen
[2] Nur Wanderrudern

Mit dem oben aufgelisteten Angebot wird der aktive, aufgeschlossene ältere Mensch angesprochen, der noch genügend Kraft und Engergie zeigt, diese Sportdisziplinen auszuüben. Dieser braucht nicht zu befürchten, sich wegen seiner Defizite vor der Gruppe zu blamieren, er kann mithalten und eine Sportstunde auch über eine Zeit von 45 Minuten durchstehen. Sobald Beeinträchtigungen der Sinne (z.b. schlecht sehen oder hören), des Herz-Kreislaufs (z.B. Atemnot oder Schweißausbruch) oder der Muskeln und Gelenke (z.B. Arthrose oder Kraftlosigkeit) vorliegen, wenn gar geistige Veränderungen (z.B. Arteriosklerose oder Alzheimer) hinzukommen, ist für diese Menschen in einem solchen sportbezogenen Ansatz der Alterssportgruppe kein Platz mehr. Es gilt daher, die Motivation und Entscheidung aller älteren Menschen – insbesondere der physisch, psychisch und geistig beeinträchtigten – für oder gegen das Sporttreiben zu ergründen und einen breiteren Aktivitäts-Ansatz zu entwickeln.

1.3.2 Der „entscheidungstheoretische Ansatz"

In der hier vorliegenden Untersuchung ist es von Interesse herauszufinden, wie Entscheidungsprozesse zustandekommen bzw. ablaufen. Warum wählt der Bewohner eines Altenheimes diese eine oder mehrere Aktivitätsformen? Ist diese Entscheidung abhängig von seinen in der Kindheit, Jugend- und/oder Erwachsenenzeit gemachten Erfahrungen, von seinen Erlebnissen in der Gemeinschaft des Sportvereins oder einer anderen Gruppe Gleichgesinnter? Warum wird eine sportliche Betätigung generell abgelehnt und vieles mehr? Die Entscheidungstheorie beleuchtet das Suchverhalten vor der Entscheidung und stützt sich hierbei z.B. auf das Modell von GAGNÉ[22]. Durch die Beschäftigung mit diesem Theoriekonzept wird deutlich, daß Entscheidungen durch Motive und Bedürfnisse beeinflußt und bestimmt werden. „In einem sozialen Entscheidungsprozeß zeigen sich soziale Sachverhalte, wie divergierende Ziele von Individuen und/oder Gruppen, Konflikte zwischen Individuen und/oder Gruppen und der Einsatz von Formen zur Regelung derartiger Konflikte" (PFOHL/BRAUN, S. 118). Auch die Untersuchung von SCHMITZ-SCHERZER u.a. in den Braunschweiger Altenheimen belegt diese Konflikte und Machtprozesse zwischen den beteiligten Personen: Altenheimbewohnern, Heimleitung, Per-

---

[22] vgl. GAGNÉ, R.M.: Human Problem Solving: Internal and External Elements. In: KLEINMUTZ, B. (Hrsg.): Problem Solving: Research, Method, and Theory. New York, London, Sydney 1966, S. 128-148.

Das Modell der Psycho-Logik nach GAGNÉ:
1. Feststellung des Problems
2. Definition des gesuchten Problems durch Unterscheidung wesentlicher Merkmale
3. Suche und Formulierung der Lösungshypothesen
4. Verifizierung der Lösung (vgl. PFOHL/BRAUN, S. 138).

sonal und evtl. noch Angehörigen, die den Befragten oft in einen inneren Streß der sog. „kognitiven Dissonanz" versetzen (vgl. SCHMITZ-SCHERZER/SCHICK/KÜHN u.a. 1978; PFOHL/BRAUN, S. 119). Die Entscheidungen – wenn auch in den Fragebögen nur zweidimensional in „ja" oder „nein" bzw. dreidimensional in der Stufung „nie"/"überhaupt nicht" – „gelegentlich" – „häufig"/"sehr gerne" skaliert – sind also nicht frei von Spannungen und beeinflussen den Output, d.h. das Antwortverhalten. Es ist Aufgabe des Interviewers, eine spannungsfreie, vertrauensvolle Beziehung zu schaffen und dem Bewohner des Heimes – d.h. auch gegenüber der Heimleitung und dem Personal – deutlich zu machen, daß die Antworten anonym und ohne Folgen auf die Betreuung und Versorgung im Heim behandelt werden.

Die Entscheidungstheorie befaßt sich mit der Frage, wie individuelle Entscheidungen zustande kommen, aus welchen Elementen sie bestehen und wie die Entscheidungsbildung als Prozeß zu verstehen ist. In ihrer älteren Fassung stellt sie dar, wie ein Entscheidungsträger in einer gegebenen *Entscheidungssituation* bzw. angesichts eines bestimmten *Entscheidungsfeldes* und in Ausrichtung auf gegebene *Ziele* unter den in Betracht kommenden alternativen Handlungsmöglichkeiten diejenige auswählt, die den höchsten Grad der Zielerreichung verspricht. Die Theorie bezieht die Regeln der Logik mit ein („Entscheidungslogik"), geht also davon aus, daß der Mensch vernunftgemäß agiert. Sie bietet für dieses Handeln in komplizierteren Fällen entsprechende logisch-mathematische Verfahrensweisen (Entscheidungsalgorithmen) der rationalen Auswahl an. Im Hinblick auf die so empfohlenen Strategien und Handlungsmöglichkeiten bezeichnet man diesen Denkansatz als normative bzw. *präskriptive Entscheidungstheorie* (vgl. GÄFGEN; DINKELBACH).

In dem vorliegenden Problemfall wäre zu untersuchen, ob man das Wahlverhalten der alternden Menschen in seiner durch die Umgebung, seiner Lebenswelt und seiner eigenen Verfassung bestimmten Situation mit Mitteln der präskiptiven Entscheidungstheorie darstellen und gegebenenfalls optimieren kann.

Die bereits angesprochenen Komponenten finden sich beispielsweise auch bei FISCHBEIN und AJZEN in der von ihnen entwickelten „Theory of Reasoned Action" (TORA), nach der jedes Verhalten auf den vier Elementen basiert:

1. der Handlung (action)
2. dem Ziel, auf das das Verhalten gerichtet ist (target)
3. dem Kontext, in dem das Verhalten gezeigt wird (context)
4. der Zeit, in der das Verhalten gezeigt wird (time)
   (vgl. FISHBEIN u. AJZEN 1975; 1981; AJZEN 1991; FISHBEIN 1991).

Angewandt auf die Entscheidungssituation des alternden Menschen bezüglich seiner gewählten Aktivitäten, zeigen sich bei den genannten Komponenten folgende Restriktionen:

- die möglichen Handlungen sind begrenzt durch die Abnahme der körperlichen Kräfte infolge des physisch-organisch bedingten Abbauprozesses;

- die möglichen Handlungsweisen sind finanziell bedingt begrenzt, da die Pflegekosten im Heim das sowieso reduzierte Alterseinkommen und die eventuellen Ersparnisse weitgehend aufzehren;

- die Zielperspektive ist begrenzt, da sich die Aufmerksamkeit des alternden Menschen auf Gesundheitsprobleme konzentriert;

- der Kontext, in dem das Verhalten gezeigt wird, ist weitgehend durch Fremdentscheidungen, insbesondere die Heimordnung bzw. -vorgaben, das Verhalten der Heimleitung und des Pflegepersonals sowie der Mitbewohner determiniert;

- der alterne Mensch steht unter Zeitdruck, da seine noch zu erwartende Lebenszeit mit ansteigendem Alter sinkt.

Aufgrund dieser besonderen qualitativen Determinanten der Entscheidungssituation des alternden Menschen als Heimbewohner kann die präskriptive Entscheidungstheorie in Anknüpfung an die allgemeine Handlungstheorie nur die Modellstruktur für den Entscheidungsprozeß liefern. Dieser müßte sich auf der Grundlage der genannten Komponenten durch die phasenmäßige Abfolge von Problemerkennung, Alternativenbestimmung, Auswahl der optimalen Alternative und deren Realisation vollziehen.

In der Realität und unter den physisch-psychischen Einflüssen, denen der einzelne Mensch in seiner ganz persönlichen Verhaltensweise unterliegt, reicht dieses rationalistische Optimierungs*modell* jedoch zur Verhaltenserklärung nicht aus. Jeder einzelne Mensch handelt nach bestimmten Wertvorstellungen und Motiven, die für ihn subjektiv sinnhaft bzw. wertrationalisiert sind. Dabei verfolgt er individuelle Ziele, die sich im Laufe seines Lebens herauskristallisieren. In dieser Hinsicht kann auf Anregungen und Aussagen der *deskriptiven Entscheidungstheorie* zurückgegriffen werden. Diese beschreibt aufgrund empirischer Studien mit Hilfe psychologischer Analyseinstrumente das tatsächliche Entscheidungsverhalten des Menschen. Bei dieser Betrachtungsweise werden Phänomene wie Verfremdung des Problems, Problemverdrängung, spontane und intuitive Alternativenwahl u.a.m. berücksichtigt. Die deskriptive Entscheidungstheorie akzeptiert also auch die subjektiven, durch individuelles Verhalten bedingten

Einflüsse in der Entscheidungsfindung, die mit individuellen Präferenzen, Wertvorstellungen, Vorurteilen und Beeinflussungsstrategien zusammenhängen (vgl. PFOHL/BRAUN, S. 354-377).

Im Sinne einer solchen Ergänzung der formalen zielorientierten „Zweckrationalität" formulierte schon Max WEBER (um die Jahrhundertwende) die durch subjektive Interessen bestimmte „Wertrationalität". Es stellt sich in diesem Zusammenhang die Frage, von welchen qualitativen Vorstellungen das Entscheidungssubjekt – hier der alternde Mensch – in seiner Aktivitätenbestimmung ausgeht. Damit stößt man auf das Problem der Motivation.

1.3.3 Der „motivationstheoretische Ansatz"

Die Motivationstheorie greift die Frage auf, aus welchen besonderen Gründen – „Warum"? – der einzelne Mensch in einer bestimmten Situation offensichtlich anders handelt als ein anderer in der gleichen Situation und das selbst dann, wenn beide (angeblich) die gleiche Zielsetzung verfolgen (vgl. THOMAE in THOMAE 1983a, S. 1-4, 19). Schon die deskriptive Entscheidungstheorie hatte erkannt, daß das individuelle Handeln nicht in der Eindeutigkeit auf bestimmte Ziele ausgerichtet ist, wie das bei der gesteuerten Zielverfolgung von Organisationen angenommen werden kann. Der Einzelmensch verändert seine konkreten Ziele ständig, insbesondere auch im Zusammenhang mit den erkannten Möglichkeiten der Zielerreichung. Bemerkt er, daß das Ziel nicht bzw. nur unvollkommen erreicht werden kann, so neigt er – um Enttäuschungen und Niederlagen zu vermeiden – dazu, die Zielansprüche bzw. das Zielniveau zu senken. Damit verändert sich auch die Richtung seines Verhaltens. Es bedarf also einer tiefergehenden Analyse nach den Triebkräften menschlichen Handelns.

Diese werden schon seit langem als Motive angenommen und untersucht. Die Motivationen wurden von verschiedenen Theorieansätzen her, die hier nur unter dem Aspekt eines dominaten Menschenbildes aufgegliedert sind, ergründet:

– *mechanistisch* auf einer funktionalen und behavioristischen Ebene;

– *organismisch* auf der funktional-kognitiven und ökopsychologischen Ebene sowie

– *humanistisch* auf der handlungspsychologischen, gestaltpsychologischen sowie tiefenpsychologischen Ebene[23].

---

[23] Als „klassische" Hauptvertreter gelten JAMES, DEWEY, MASLOW, HUIZINGA und HERZBERG; WERTHEIMER, GOLDSTEIN und THOMAE; FREUD, FROMM, REICH, JUNG und ADLER.

Für die hier vorliegende Untersuchung des Entscheidungsverhaltens des alternden Menschen unter Heimbedingungen erscheint die holistisch-dynamische, an den menschlichen Bedürfnissen (needs) orientierte Motivationstheorie die fruchtbarste zu sein. Sie geht zurück auf Abraham H. MASLOW[24] und ist besonders in der deutschsprachigen Literatur in der Fassung „Motivation und Persönlichkeit" bekannt geworden. Seine „*Theory of Human Needs*" entwickelt zum einen eine sehr gut haltbare Klassifikation mit der Unterscheidung von

- physiologischen Bedürfnissen – „*physiological needs*"
- Sicherheitsbedürfnissen – „*safety needs*"
- Soziale Liebes-Bedürfnisse – „*love needs*"
- Wertschätzungsbedürfnissen – „*esteem needs*"
- Bedürfnis nach Selbstverwirklichung – „*needs for selfactualization*"

  sowie zusätzlich:

- dem Verlangen, zu wissen und zu verstehen – „*desires to know and to understand*" und
- ästhetischen Bedürfnissen – „*aesthetic needs*"
  (vgl. MASLOW 1954, S. 35-51).

Darüber hinaus vertrat MASLOW die These, daß diese Bedürfniskategorien in einer Hierarchie relativer Dominanz geordnet wären und jede höherliegende erst zum Zuge käme, wenn die darunterliegende befriedigt sei. Diese These der Sukzessivität der Bedürfnisbefriedigung ist empirisch nicht haltbar. Die Befriedigung der Bedürfnisse auf höherer Ebene: nach Sicherheit sozialer Zugehörigkeit und Liebe und Selbstverwirklichung, lassen eine Verbindung zum höheren Lebensalter erkennen. BECKER meint, daß sich aus MASLOWs Theorie ableiten ließe, „daß Menschen in gewissem Sinne 'unersättlich' sind: Verbessern sich die Bedingungen zur Befriedigung der elementaren Bedürfnisse, wächst das Verlangen nach Befriedigung der höheren Bedürfnisse. Die besten Chancen zu dauerhaftem Wohlbefinden und tiefem Glück eröffnen die Wachstumsbedürfnisse" (BECKER, S. 22). Bei Menschen im hohen und hochbetagten Alter scheint der Begriff der „Unersättlichkeit" nicht passend zu sein. Im Zusammenhang mit der Erklärung zu den Bedürfnissen der Menschen in Alten- und Pflegeheimen kann die Motivationstheorie eine Orientierung zu sein. Auch THO-

---

[24] MASLOW, A.H.: Motivation and Personality. Harper and Row, Publishers, New York 1954.

MAE verweist darauf, daß „in der psychologischen Gerontologie die Untersuchung motivationaler Aspekte im Vergleich zu jener kognitiven, insbesondere intellektueller Prozesse relativ wenig entwickelt" sei (THOMAE in OSWALD u.a 1984, S. 292). Die von MASLOW vorgegebene Klassifikation ist gerade auch in unserem Problemfall für die Erklärung der in der Befragung angegebenen Präferenzen der Heimbewohner durchaus hilfreich.

Der motivationstheoretische Ansatz steht deutlich mit dem Ansatz der modernen deskriptiven Entscheidungstheorie in Einklang. Das Verhalten einer Person ist von den intrapersonalen Bedingungen und den Einflüssen aus seiner Umwelt abhängig. Er strebt in subjektiver Rationalität nach „biologisch-physiologischer" Bedürfnisbefriedigung und „psychisch-emotionaler" Entfaltung (vgl. MASLOW, S. 46-106). Der Mensch trifft dabei in seinem sozial-situativen Eingebundensein (z.B. Leben in der Ordnung eines Altersheimes, Pflegepersonal ist knapp, seine finanziellen Mittel sind begrenzt) Entscheidungen, die ihm den relativ größten Nutzengrad versprechen.

Aus einschlägigen Untersuchungen ist zu entnehmen, daß es im Laufe des Lebens zu einer Änderung der Motivstruktur im Sinne einer Bedeutungsverschiebung kommt. Die Motivierbarkeit älterer Menschen zu sportlicher Betätigung wird nur durch Aktivierung derjenigen Motive, die im fortgeschrittenen Alter bedeutsam sind, erfolgreich sein. Es gibt zwar noch relativ viele Senioren-Leistungssportler; für die Hauptgruppe der breitensportorientierten Senioren gehören aber nicht mehr vorrangig das Leistungsmotiv oder das Geltungsmotiv, sondern eher gesundheits- und sozialorientierte Motive, wie z.B. Spaß, Fitneß, Wohlbefinden, Können, Geselligkeit, Mitbestimmen/Gestalten, dazu (vgl. u.a. BRINKMANN/RODER, S.29). Sinnvolle Motivierungsstrategien müssen die Tatsache berücksichtigen, daß es über Jahre hin zu einer Veränderung der Bedürfnisstruktur, damit einhergehend zu einem Wechsel der Interessen kommt. In diesem Zusammenhang stellen Anspruchsniveau, Begabungsselbstbild und Anstrengungskalkulation zentrale Bestimmungsstücke einer Theorie der Lernmotivation dar.

Die berufliche Rolle wirkt sich im hohen Maße auf die sozialen Beziehungen und damit einhergehend auf das Sozialverhalten im mittleren und späteren Erwachsenenalter aus. Entscheidende Änderungen in den sozialen Bezügen sind häufig im späten Erwachsenenalter festzustellen. Sie hängen vor allem mit der Pensionierung bzw. dem Rentenalter zusammen und bringen häufig einen Verlust bisheriger sozialer Bindungen mit sich.

Bedeutsam ist dabei die sportliche Sozialisation. Damit sind im wesentlichen die Bindung an einen Sportverein seit dem Kindesalter und die Beeinflussung durch das Elternhaus, in einzelnen Fällen auch das berufliche

Umfeld, gemeint. Sie können motorisches Lernen erleichtern, bei mangelnder Flexibilität auch erschweren: bekanntlich ist Umlernen schwieriger als Neulernen[25]. Auch die Interessen, Bedürfnisse, Neigungen sind stark von der jeweils vorhandenen sportlichen Sozialisation beeinflußt. Das diesbezügliche Kontinuum reicht vom Senioren-Hochleistungssportler, z.B. im Triathlon, bis hin zum Hobby-Kegler oder forschen Spaziergänger. Viele der befragten Senioren wurden durch ihre Militärzeit geprägt, die z.B. bei den Matrosen regelmäßige Gymnastik wurde im Heim in dieser gleichen Form weitergeführt, oder man schwamm jeden Morgen seine Bahnen. Eine Dame beschreibt ihr Interesse ausführlich:

> *„Ich bin nicht aus dem Wasser rauszukriegen. Als Kind bin ich im Mühlbach geschwommen, der war 12-15 m breit. Dann bin ich überall geschwommen, auf meinen Reisen, in Schweden, in Rußland im Schwarzen Meer, auf Mallorca und in Australien. Ich habe viele Auszeichnungen, ich bin 2-3 Stunden im Meer geschwommen. Ich kenn' das Rednitz-Bad und das Helgoland-Bad. Auch war ich schon in der Oder, und als 5jährige bin ich schon in der Nordsee geschwommen. Ich bin mehr im Wasser wie draußen. Auch mit der Enkeltochter gehe ich jeden Freitag ins Bad. Da mache ich Rückengleichschlagschwimmen – kennen Sie das? Ich bin nicht aus dem Wasser rauszukriegen".*

Einige Frauen zeigten mir ihre rhythmische Gymnastik aus der BDM-Zeit, die Bewegungen waren auch in diesem hohen Alter anmutig und fließend. Was das Funktionsprofil im psycho-physischen Bereich anbelangt, gibt es also eine große Streubreite. Die uns vorliegenden Erfahrungsberichte betonen einhellig die positive Einflußnahme durch geeignete Bewegungs- und Sportprogramme auf das physische und psychische Befinden des alternden Menschen, wissenschaftlich sind diese Interventionen bislang aber lediglich punktuell belegt. Es liegen z.B. Untersuchungen von HOLLMANN/LIESEN (1975) und aus der *Bonner Gerontologischen Längsschnittstudie* von THOMAE vor, die „auf Aktivität als ein durchgehendes Korrelat von psychischem Wohlbefinden und 'Lebenszufriedenheit'" (THOMAE 1983b, S. 45) verweisen. Bei diesen Studien handelt es sich aber zum einen um eine zu kleine Stichprobe, zum anderen werden nicht expli-

---

[25] Als Beispiel dazu: Aufgrund neuerer medizinischer Erkenntnisse wird in dem Sport für Ältere vor reißenden Bewegungen gewarnt. So beobachtet man noch viele Senioren(gruppen), die z.B. zum Aufwärmen die angewinkelten Arme ruckartig auseinanderreißen oder aus der völlig gestreckten Liegepostion den Oberkörper hochschnellen lassen, um die Bauchmuskeln zu trainieren. Dem älteren Menschen fällt es schwer, diese Bewegungsautomatismen zu ändern.

zit die Wirkungsweisen der Sport-/ Bewegungsprogramme auf den Probanden erfaßt.

1.3.4 Das „Konstrukt Lebensqualität"

Während die vorstehenden Theorien die intern (durch die eigene Kondition) und die extern (durch die Umwelt) bestimmten Aktionsmöglichkeiten und -grenzen des alternden Menschen beschreiben und analysieren, bedarf es nun weiterer theoretischer Ansätze zum Verständnis des Verhaltens alternder Menschen unter den Bedingungen des Heimaufenthaltes. Sie sind in den neueren gerontopsychologischen Modellen zu finden. Wie steht es aber mit den Chancen des alternden Menschen, das Ziel der Selbständigkeit und damit der verbesserten Lebensqualität wenigstens temporär zu erreichen?

Bei einer Repräsentativumfrage von 2012 Personen in der Bundesrepublik wurde unter zweiundzwanzig Lebensaspekten der der *Gesundheit* als wichtigster erachtet (vgl. FRANK, S. 71). Hierbei geht es nicht um Schmerzfreiheit, sondern allgemeines *körperliches Wohlbefinden*, welches durch die fünf Grunddemensionen:

„(1) freudige Erregung vs. angenehme Müdigkeit, Entspannung,

(2) Spüren des Körpers, angenehme Erschöpfung, Wärme,

(3) Ausgeglichenheit, Ruhe,

(4) Frische, Beweglichkeit, Vitalität und

(5) Zufriedenheit"

(ebda, S. 75)

gekennzeichnet ist. In vielen Untersuchungen bei vorwiegend Leistungssportlern ist unter dem Stichwort „ *runner's high*" oder „*feel-better-phenomenon*" der Einfluß der sportlichen Aktivität auf das psychische, physische und soziale Wohlbefinden belegt (vgl. ABELE/BREHM/GALL).

Ein Problem unserer Zeit ist die mangelnde körperliche Betätigung im Beruf und in der Freizeit. Im Durchschnitt treiben nur ca. 15 % der Bevölkerung so regelmäßig Sport, daß diese präventive Wirkung erwartet werden kann. Gesundheitsbeeinträchtigte sind noch weniger für den Sport zu begeistern. „Sie nehmen auch seltener intellektuelle oder kulturelle Anregungen wahr. Darüber hinaus baden oder duschen sie seltener, um ihr Wohlbefinden zu steigern" (FRANK, S. 81). Das Baden und Duschen dient lediglich Reinigungszwecken.

Die technische Entwicklung hat zu einem ungesunden, bewegungsarmen und passiven Lebensstil geführt, der viele Risikofaktoren in sich birgt (vgl. Kap. 1.2.1 u. 1.2.3). Dieser Trend der Bewegungsentwöhnung ist auch bei den Senioren zu beobachten. Verminderte körperliche Betätigung oder die generelle Abneigung beschleunigen den Alterungsprozeß im physiologischen **und** geistigen Bereich. Mit zunehmendem Alter erfahren Leistungsfähigkeit, Belastbarkeit, Leistungsreserven, Anpassungs- und Umstellungs- sowie Erholungsfähigkeit eine Einschränkung (vgl. KRUSE in: DETTBARN-REGGENTIN/REGGENTIN, S. 145-148.). Hinzu kommen alterungsbedingte Veränderungen am Haltungs-, Stütz- und Bewegungsapparat, Herz-Kreislauf- und Atmungssystem und im Bereich des Stoffwechsels. Alterungsvorgänge basieren auf elementaren, komplexen Prozessen: es altert nie ein Organ allein, betroffen ist das gesamte Koordinations-, Kraft- und Ausdauer-, Reaktions- und Verhaltenssystem.

Eine reduzierte Flüssigkeitszufuhr z.B. – ein bei alten Menschen häufig zu beobachtendes Phänomen – führt zum Feuchtigkeitsverlust der Haut und zur Austrocknung des Gewebes. Das bedeutet eine Einschränkung des Stoffwechsels, z.B. durch den mangelnden Kaliumgehalt, was wiederum Auswirkungen auf das Herz- und Kreislaufsystem und den Verdauungsapparat hat. Dagegen kann durch Kalziumsulfat angereichertes Mineralwasser und Milch positiv Einfluß auf den Verdauungsapparat und eine evtl. sich entwickelnde Osteoporose genommen werden. Wird die tägliche Trinkmenge von ca. zwei Litern nicht eingehalten, ist der alte Mensch anfällig für Konzentrationsmängel und Verwirrtheitszustände nehmen zu (vgl. BOUR, S. 626-638; ROBER, S. 79f; MARTIN/JUNOD, S. 636 f.).

„Wenn es auch noch nicht in unseren Möglichkeiten liegt, uns den unerbittlichen, für die Seneszenz charakteristischen Rückbildungsvorgängen auf die Dauer zu widersetzen, so können wir sie doch immerhin verlangsamen und damit unerfreuliche Alterserscheinungen hinauszögern. Kostform und Ernährung haben ebenso wie die Lebensgewohnheiten im allgemeinen und physischen und psychischen Aktivitäten im besonderen einen erheblichen Anteil an diesem Bemühen um die Verlängerung eines aktiven, selbständigen und bewußten Lebens" (BOUR, S. 607). Der betagte Mensch kann den Alterungsprozeß präventiv und rehabilitativ beeinflussen und kompensieren. Wenn er über die Absicht, Wirkungsweisen und Folgen seines Handelns aufgeklärt wird, ist er einsichtig und bereit, etwas für sich zu tun. Indem er bewußt an sich arbeitet, sich richtig ernährt und mögliche Aktivierungsmaßnahmen durch Bewegung, Hygiene, Gedächtnis- und Kompetenztraining einleitet, werden die geistigen, körperlichen und seelischen Funktionen positiv beeinflußt. Durch aktive Betätigung können die Alltags-Kompetenz und die Selbständigkeit erhalten werden. Ein regelmäßiges Gymnastikprogramm oder Spazierengehen sorgen für die Mineralisierung der Knochen. Eine Woche Inaktivität führt z.B. zu einer 30%igen Entmineralisierung.

Altern ist ein Veränderungsprozeß, in dem das Leben trotz physischer Abbauerscheinungen und erhöhter Anfälligkeit für Erkrankungen ausgefüllt und zufrieden gestaltet werden kann. Die entsprechende Initiative, Selbstdisziplin und Leistungsbereitschaft führt zu einer Zunahme an Kompetenz, Stabilität und dem Potential, auf Ereignisse des Lebens weitsichtig und überlegt zu reagieren. „Offenheit für neue Erfahrungen, Selbstbestimmung, Annahme der Komplexität eigenes Fühlens und Denkens und der Werte und Meinungen anderer sind in diesem Zusammenhang genannte Kriterien, der Begriff der persönlichen Reife ein vorgeschlagenes Synonym für 'erfolgreiches Altern'" (LEHR 1991[7], S. 61). Dieser Zugewinn gelingt, wenn das Selbstkonzept überprüft wird, der alte Mensch bereit ist hinzuzulernen und eine Zukunftsperspektive hat.

Der Mensch entwickelt sich im Alter weiter, wobei seine Biographie diesen Entwicklungs- und Reifungsprozeß prägt. Lebensschicksale, Familienstrukturen und eine bestimmte Kultur beeinflussen Aktivität und Zufriedenheit eines Menschen, was in einer erweiterten oder eingeschränkten Handlungsfähigkeit seinen Niederschlag findet (vgl. KRUSE in: BALTES/ MITTELSTRASS (Hrsg.), S. 333). „Lebenszufriedenheit wurde – nicht zuletzt im Zusammenhang mit der Formulierung und empirischen Fundierung der 'Disengagementtheorie' des Alterns (CUMMING & HENRY, 1961) – als Indikator für eine gelungene Anpassung an den Alternsprozeß gesehen" (THOMAE 1983b, S. 59). Zufriedenheit mit seinem Leben subsumiert verschiedene Attribute, die einmal objektiv den Grad, die Art und das Ausmaß der Bewältigung umfassen, ebenso aber auch das subjektive Wohlbefinden mit seinen *„State"*-Komponenten (einzelne konkrete, aktuelle Glückserlebnisse) und *„Trait"*-Komponenten (globales, habituelles Glücksempfinden) einschließen (vgl. MAYRING 1987, S. 372; MAYRING 1991, S. 51-53). Somit werden jede Handlung und Situation individuell unterschiedlich empfunden: der eine Mensch schafft es z.B. nicht mehr, sich dem sich steigernden Tempo eines Tanzes anzupassen, ärgert sich darüber und gibt auf. Der andere findet eine für sich adäquate Lösung, wählt eine einfachere Schrittkombination und ist mit sich zufrieden, der dritte bleibt bei der Vorgabe, weiß, daß er hier Defizite hat, und lacht über sich. CAMPBELL betont, daß „als Bewertungsgrundlagen ... z.B. das Adaptationsniveau, persönliche Bedürfnisse oder auch Gruppennormen eingehen" können. „Aus dem Ergebnis vieler solcher Bewertungsprozesse ... folgt schließlich die Bereichszufriedenheit" (RUPPRECHT, S. 62).

Es ist Ziel, im Sinne des interaktionistischen Ansatzes, den alten Menschen mit Situationen zu konfrontieren, in denen er aktiv werden kann, so daß er auf die Anforderungen des täglichen Lebens – gleichermaßen auch auf die neuen, plötzlich hinzugekommen – angemessen reagieren und diese meistern wird. Die Bewältigung jeglicher, auch unvorhergesehener

Situationen wird in dem Menschen das Bewußtsein des Noch-Könnens auslösen und zu mehr Lebenszufriedenheit führen. Hierbei wird er sich verschiedener Strategien bedienen, wobei erfolgreiche, aber ebenso vorübergehende Anpassung auch als ein „Bewältigungsverhalten in Krisensituationen verstanden und toleriert werden" muß (GUNZELMANN/OSWALD, S. 25).

„In der Streß-, Krisen- und „Life-event"-Forschung hat in den letzten Jahren das Copingkonzept große Aufmerksamkeit gefunden. Unter Coping werden die kognitiven, emotionalen und behavioralen Reaktionen einer Person im Rahmen der Konfrontation und unmittelbaren Auseinandersetzung mit Alltagskümmernissen, Dauerbelastungen und kritischen Lebensereignissen subsumiert" (SAUP, S. 345).

Die Kenntnis über Bewältigungsformen aktueller Anforderungen und Reaktionen auf Belastungen ist ein wesentlicher Beitrag für die Entwicklung spezifischer Präventions- und Rehabilitationsprogramme. Diese müssen auch Eingang in die Alten- und Pflegeheime finden, da damit sowohl den Bewohnern als auch dem Personal geholfen wird, den Belastungen standzuhalten und Strategien zur Bewältigung in der Hand zu haben, so daß man sich in jeder Situation kompetent verhalten kann (vgl. ebda, S. 346; THOMAE 1983a; 1984; OLBRICH 1987; LEHR 1991[7], S. 144 f). „Psychologisch bestimmt sich Kompetenz aus der Relation zwischen den Anforderungen in der Lebenssituation eines Menschen und dessen persönlichen Ressourcen zu ihrer Bewältigung" (OLBRICH 1989, S. 315). Kompetenz bedeutet mehr als die instrumentelle Funktion, im Alter unabhängig zu leben, indem die Initiative ergriffen wird, die ökopsychologischen Alltagssituationen zu meistern. Kompetenz beinhaltet auch die soziale und emotionale Ebene, die Fähigkeit zur Aufrechterhaltung und Wiederherstellung von Lebenszufriedenheit, das Erkennen eigener Grenzen, ohne Frustration, und die Möglichkeiten der Kompensation. Die Bewältigung der jeweiligen Lebenssituation ist durch die Individualität bestimmt und löst in dem Menschen Zufriedenheit mit sich und Wohlbefinden aus.

Dieses Modell der verbesserten Lebensqualität greift komplementär zu den Defekt- und Disusemodellen des Alterns auf die Ressourcen (u.a. physiologische, psychische, kognitive, ökonomische) des Menschen zurück und erkennt die „adaptiven, möglicherweise gar produktiven Ergebnisse der Transaktionen des jeweiligen Individuums mit seiner Welt" an (OLBRICH 1992, S. 54; vgl. ebda, S. 53-61).

SAUP listet die relevanten Merkmale der zu bewältigenden Lebensumwelt des Alltags auf:

„– 'Erreichbarkeit und Zugänglichkeit',
- 'Sicherheit' zur Vermeidung von Unfallgefahren
    und i.S. persönlicher Sicherheit vor kriminellen Handlungen,

- 'Vertrautheit',
- 'Unterstützung',
- 'Anregungsgehalt und Stimulierung',
- 'Orientierung',
- 'Kontrollierbarkeit'" (GUNZELMANN/OSWALD, S. 32).

Das Modell zeigt auch auf, daß Lebensqualität in der Verbindung Person-Umwelt gesehen werden muß, welche sozial-normative Kriterien und persönliche Normen und Werte einschließt. Die Bewertung der Lebensqualität hängt von dem jeweiligen Wertmaßstab einer Person ab und bedeutet für jeden einzelnen Menschen etwas anderes. „Das Ergebnis der Bewertung ein und derselben Situation kann für verschiedene Personen zu völlig unterschiedlichen 'Lebensqualitäten' führen. Dieser Bewertungsprozeß ist multidemensional, d.h. es werden viele, auf verschiedene Lebensbereiche und Situationen bezogene Einzelbewertungen nach individuellen Gewichtungsfaktoren zu einer Gesamtlebensqualität zusammengefaßt. ... Lebensqualität hat einen zeitlichen Aspekt. Die Bewertung erfolgt nicht nur auf die aktuelle Lebenssituation hin. Die Einschätzung der Vergangenheit und Erwartungen an die Zukunft werden ebenso mit einbezogen" (RUPPRECHT, S. 76 f.; vgl. OLBRICH 1989, S. 315 ff.). Sicher wird die Lebensqualität von sog. Sozialindikatoren wie persönliche ökonomische Situation, Zeiteinteilung und Freizeit, Gesundheit oder persönliche Sicherheit beeinflußt. Jeder Mensch muß aber selbst zur Verbesserung seiner Situation beitragen und kann damit seine Zufriedenheit entscheidend verbessern. „Lebensqualität hat (auch) ganz maßgeblich etwas mit Entschleunigung, Muße und Zeit zum Nachdenken zu tun" (KORCZAK, S. 12; vgl. auch S. 9-18). Ebenso ist inzwischen unbestritten, daß durch ein breit angelegtes, motivierendes Bewegungsprogramm, das auf die psychischen, physischen und sozialen Ressourcen und Potentiale der älteren Menschen abgestimmt ist, ein Zuwachs an Lebensqualität, nicht nur auf dem Bereich der Aktivitätssteigerung und Kompetenzerweiterung, erreicht wird. Neben der positiven Beeinflussung der geistigen Beweglichkeit und der Kontaktfähigkeit, werden auch Phantasie und Kreativität angesprochen. Spiel, Gymnastik, Tanz und andere Bewegungsformen verbessern und festigen das positive Selbsterleben und die Selbstsicherheit und stabilisieren das emotionale Wohlbefinden. Langfristig kommt es auch zu einer Steigerung des kognitiven Wohlbefindens.

In der Praxis – vor allem der Menschen in Alten- und Pflegeheimen – herrschen bislang funktionalistische Strukturen vor. Die Betreuer orientieren sich in der Regel zu stark an dem Defizitmodell und erleben sich selbst als mehr kompetent als die „Schutzbefohlenen". Diese Tendenz ist häufig auch in der Arbeit mit Behinderten zu finden. Sobald der Mensch wenig

Bewegungsfreiheit hat, im Rollstuhl oder gar Bett sitzt bzw. liegt, wird dieser Zustand mit Unmündigkeit gleichgesetzt. Hinzu kommen meist noch eine reduzierte Hör- und Sehfähigkeit und als Folge eine gewisse Orientierungslosigkeit. Der alte Mensch wird durch diese Umstände tatsächlich passiv. Betrachtet man ihn aber unter dem Ganzheitsaspekt und sieht die Fülle seiner Fähigkeiten und Kompetenzen, so werden solche, das äußere Bild des alternden Menschen prägenden, ihn einengenden Zustände zur Nebensächlichkeit. Im Vordergrund steht diese Person als Ganzes, mit ihrer individuellen Lebens- und Entwicklungsgeschichte, mit all ihren Fähigkeiten, Begabungen und Erfahrungen. Um mit Erfolg pädagogisch Einfluß nehmen zu können, ist es nötig, die Wünsche und Neigungen des alten Menschen herauszufinden und ein Umfeld zu schaffen, in dem er sich emotional aufgehoben fühlt und seinen Interessen nachgehen kann.

1.3.5 Der „Ganzheitsanspruch des Leibes"

Der Begriff der „Ganzheit" als holistisch-pädagogisches Grundprinzip ist für die Erziehung und Förderung eines Menschen unerläßlich. Wenn man die Aussage, daß das „Ganze mehr ist als die Summe seiner Teile" (ARISTOTELES) auf die pädagogische Arbeit überträgt, dann bedeutet dies, daß die Entscheidungen und Handlungen des alten Menschen in ihrer Totalität betrachtet werden müssen.

In der Körperarbeit mit älteren Menschen darf der Mensch als Ganzheit, als eine Verflechtung von Beziehungen zwischen seinen motorischen Fähigkeiten, dem psychisch-emotionalen Erleben, den affektiven Anteilen, seinen sensorischen Leistungen und der Einbettung in soziale Bezüge nie aus dem Auge verloren werden.

GRUPE begründet den Ganzheitsanspruch von Körper, Seele und Geist, warnt aber gleichzeitig davor, diesen einseitig harmonistisch zu sehen.

Dieses Leibverhältnis besagt bei GRUPE,

> „daß (der Leib) das 'Mittel' unserer Weltbeziehung darstellt, daß er uns unsere Welt 'erschließt'; daß er kein Werkzeug ist, sondern im Grunde 'Ich' selbst" (GRUPE, S. 9).

> „Unser Leib als (erlebter Leib) taucht immer erst dort auf, wo sich seine 'Sperrigkeit' (BOLLNOW) bemerkbar macht, wo das Ungenügen zu einer bestimmten Aufgabe, die Unzulänglichkeit, das Nicht-Können, das Zu-Schwach-Sein, wo körperliche Anfälligkeit und Störbarkeit, Müdigkeit oder Krankheit unser Handeln behindern. Die ursprüngliche Übereinstimmung von Ich und Leib wird gestört. Es tritt nunmehr eine mehr oder weniger deutliche Auflösung des bislang

unbeeinträchtigten Situations- und Handlungszusammenhangs von Ich, Leib und Welt ein" (GRUPE, S. 15; vgl. KONDRATOWITZ v. in: BALTES/KOHLI/SAMES (Hrsg.), S.81-86).

„Was Körper genannt wird, ist eine 'Modalität' der Leiblichkeit. Leiblichkeit selbst ist aber mehr als diese. Sie bezieht sich immer auf das Erleben, Empfinden und Bewußtsein des Leibes, auf das Verfügen über ihn, die Reflexion über ihn und die Stellungnahme zu ihm" (GRUPE, S. 19; vgl. auch MEUSEL 1976, S. 86).

Vertieft man sich in die Habilitationsschrift GRUPEs und seine zahlreichen Publikationen, so wird deutlich, daß GRUPE als der wissenschaftliche Nestor der Psychomotorik anzusehen ist[26]. GRUPES theoretische Grundlagen gehen vor allem auf französische Existenzphilosophen (vgl. MERLEAU-PONTY; SARTRE u.a.), auf die medizinische Anthropologie (vgl. CHRISTIAN; PLÜGGE u.a.), die Psychiatrie und Verhaltenspsychologie (vgl. BUYTENDIJK; PLESSNER u.a.) zurück (vgl. MEUSEL, 1976, S. 85).

GRUPE entfernt sich insoweit von dem eigentlichen Anliegen des Sports, indem er die menschliche Bewegung in den Gesamtzusammenhang von bewußtem Erleben und Handeln in der lebendigen Welt einbettet.

„In diesem Sinne bewegt der Mensch nicht einen objektiven Körper, er verhält sich vielmehr in und mit ihm körperlich-leiblich zur Welt hin... . Wir bekommen ein Gesamt der menschlichen Subjektivität in das Blickfeld, in dem das Organische im Dienste einer Einheit (Ganzheit) von Bedeutungen steht. Dieses Organische, dieser Körper ist mit dem individuellen Menschen verbunden und kann nur vom Ganzen des Menschen begriffen werden. Ein Interesse an der somatischen menschlichen Basis erfordet das Überschreiten der ... naturwissenschaftlichen Prämissen. Sie müssen überschritten werden, um dem teilnehmenden Erkennen zur Verständnis des Menschlichen Platz zu machen" (MATTNER, S. 26f.).

In der gerontologischen Forschung ist eine solche Personenorientierung aus ganzheitlicher Sicht m.E. notwendig und wird in einigen Forschungsprojekten auch verfolgt (vgl. WEINERT in BALTES/MITTELSTRASS, S. 187; SIMA- und ILSE-Studie der Univ. Erlangen-Nürnberg). Bei der Erhebung, Analyse und Interpretation der Daten steht der Mensch als Ganzes in seiner physisch-neurologisch-sensorischen, psychisch-emotional-affektiven, kognitiven und sozialen Entwicklung – mit der Vielfalt an Symptomen bei Funktionsausfällen in einem Teilbereich und der Auswirkung auf das

---

[26] Als praktischer Nestor gilt unbestritten KIPHARD, der intuitiv diese Gedanken (bewußt oder auch unbewußt) in die Praxis der Psychomotorik umgesetzt hat, die heute m.E. als „Erfahrungswissenschaft" etabliert ist.

Gesamt des Verhaltens – im Zentrum der Betrachtung. Der positive Einfluß der Bewegung auf die verschiedenen Persönlichkeitsdimensionen wie subjektiv-physisches Wohlbefinden, motorisch-koordinative Leistungen, soziale Stabilität, kognitive Leistungen und/oder vorhandenes Selbstbild – auch beim alten Menschen – sind Beispiele für diese Interdependenz (vgl. BAUMANN 1988; BAUMANN/LEYE; DÖRNING/HAGEDORN/SIEBER/ STARISCHKA; LEHR 1979).

1.3.6 Der „handlungsbezogene Ansatz"

Um allen – auch den sich vom konventionellen Sport entfernenden – Bedürfnissen gerecht zu werden, entwickelten sich in den 70er Jahren sog. *„offene Bewegungskonzepte"*, in denen verschiedene „Bewegungsarrangements" in „Szene" gesetzt werden, die zu „verschiedenartigsten Bewegungserfahrungen – zu explorierendem Lernen einerseits und zur Bewegungskreativität andererseits – anregen und befähigen" (vgl. BANNMÜLLER, S. 376; HILDEBRANDT/LAGING; FRANKFURTER ARBEITSGRUPPE). Alle o.a. Vertreter gehen von einem ganzheitlichen Erziehungs- und Förderansatz aus, bei dem der „Leib" durch Aktivität „geformt" werden soll und man auch ein Bewußtsein für ihn entwickelt. Je nach philosophischem Hintergrund wird über die Kategorien: „Spiel", „Bewegung", „Wetteifer", „Gestalten-Spielen-Leisten", „Gesundheit", „Wahrnehmungsfähigkeit" sowie „Erfahrung-Spiel-Sport" (vgl. BRODTMANN u.a., S. 12-14; KURZ, S. 21-28) der Mensch – in diesen Modellen das Kind – zur Aktivität ermuntert. Das Agieren ist im handlungsbezogenen Ansatz der Ursprung jeden Lernens. Indem man sich über die Bewegung mit den Dingen auseinandersetzt, werden Erkenntnisse gewonnen, die intensiver gespeichert werden als bei dem Prozeß des Zusehens und Beobachtens.

Die handelnde Auseinandersetzung ist ein lebenslanger Prozeß. Dem alten Menschen wird mit ähnlichen prozeßhaften methodischen Schritten, wie sie von SCHERLER oder GALPERIN beschrieben werden, der Denk- und Speicherungsprozeß erleichtert. Über das „äußere materielle Handeln", die Auseinandersetzung mit Dingen in der Gymnastik, im Tanz, in Sport und Spiel wird der alte Mensch zum Denken angeregt. Er spricht darüber und reflektiert sein Tun; d.h., seine „geistigen Operationen"[27], die

---

[27] Nach GALPERIN erfolgt die Aneignung von abstrakten Begriffen über das Tätigsein über verschiedene Ebenen ab:
   - des äußeren materiellen Handelns
   - der äußeren Sprache
   - der Sprache als Begriffsbildungsinstrument
   - der „geistigen Operationen"(vgl. GALPERIN, 367-405).

Es ist von besonderer Bedeutung, daß die Sprache die Handlung begleitet, da „ohne Übung in den Kategorien der Sprache eine materielle Handlung überhaupt nicht in Form von Vorstellungen widergespiegelt werden kann"(GALPERIN, S. 384).

seine innere unbewußte Sprache sind, behalten ihre Struktur und werden weiter angeregt. Dieser, in der frühen Kindheit erwachsene Assimilations- und Akkomodationsprozeß[28] ist und kann auch im hohen Alter nicht abgeschlossen sein.

Indem der Mensch in das soziale Netz eingebunden ist, wird er ständig mit Auseinandersetzungs- und Lernprozessen konfrontiert, muß Pläne machen und sich organisieren. Mit Hilfe der Motorik, seinem Denken und der Sprache, die immer ein Fließgleichgewicht suchen, greift auch der älter werdende Mensch verändernd und strukturierend in die Umwelt ein. Werden Lernprozesse so organisiert, daß sie – von den handelnden Erfahrungen des alten Menschen ausgehend und seinen Lernvoraussetzungen, seinen Lernmöglichkeiten und -bedürfnissen entsprechend – sich kontinuierlich entwickeln können, so bleiben die Ressourcen des alten Menschen erhalten. Die intellektuellen Leistungen können bei Verlust durch aktive, selbstverantwortliche Lebensgestaltung auch langsam wieder aufgebaut und erweitert werden. Das gelingt in einem Umfeld, wo Aktivitäten frei werden können, der Mensch Anregungen erhält, sich austauschen und kommunizieren und seine Umwelt selbständig organisieren kann. Die Handlung ist von der Erfahrung nicht zu trennen. Erfahrungen schließen u.a. Kenntnisse, Erkenntnisse, Einstellungen, Vorstellungen, Erklärungsmuster, aber auch Fragen und Vermutungen mit ein, die sich im Laufe der individuellen Entwicklungsgeschichte eingeprägt haben. Sie sind mit konkreten, sinnlichen Empfindungen gekoppelt, lösen Gefühle aus, steuern das Handeln und geben der Persönlichkeit im höheren Alter die besonders ausgeprägte subjektiv-individuelle Note. Es mutet manchmal „grotesk" an, dem älteren und hochbetagten Menschen Vorschriften für das Lernen im Alter machen zu wollen. „Vom Erwachsenen erwarten wir, daß er selbst nachdenkt, ans Werk geht, etwas schafft, für etwas eintritt, vielleicht auch andere etwas zu lehren vermag... Wir sollten daher nicht sagen, wir würden in jedem Alter noch etwas dazu 'lernen', sondern wir würden neue Einsichten erreichen, zum Umdenken veranlaßt, es ginge uns ein Licht auf, wir wären über etwas ins klare gekommen" (BALLAUFF in: BADRY, S. 111). Unter Berücksichtigung dieser kritischen Sichtweise muß m.E. wohl doch vom Prozeß des „lebenslangen Lernen" gesprochen werden.

Bislang wissen wir „relativ wenig über die Handlungs- und Entwicklungsreserven des Alter(n)s...: Es gibt kaum Interventionsforschung, die es erlauben würde, die Bandbreite (die Plastizität) des im Alter prinzipiell Möglichen abzuschätzen"... Es ist aber auch bekannt, daß „die latenten Hand-

---

[28] Dieser Lernvorgang wird bei PIAGET „Assimilation" und „Akkomodation" bezeichnet. „Die Assimilation ist konservativ und möchte die Umwelt dem Organismus unterordnen, wie er ist - die Akkomodation ist Quelle von Veränderungen und beugt den Organismus unter die objektiven Zwänge seiner Umwelt" (PIAGET in FUNKE, S. 382).

lungs- und Entwicklungsreserven vieler älterer Menschen größer sind, als wir dies meist annahmen. Das Alter(n) beinhaltet Potentiale, die bisher nur wenig ausgeschöpft sind" (BALTES & BALTES in: BALTES/MITTELSTRASS, S. 20 f.; vgl. OSWALD/FLEISCHMANN: NAI – Nürnberger-Alters-Inventar). Diese sind nicht nur im geistigen, sondern auch körperlichen sowie musisch-kreativen Bereich zu finden. Bei den insgesamt 441 im Datensatz erfaßten Senioren fanden sich zehn Sportlehrerinnen, Philologen, ein staatlich geprüfter Schwimmlehrer und über 20 Kinderkranken- bzw. Krankenschwestern, Säuglingspflegerinnen, Kindergärtnerinnen und Hauswirtschaftsleiterinnen, ca. zehn Köchinnen und dreizehn Schneiderinnen. Das berufliche Spezialwissen von Forstbeamten, Ärzten, Radio-Bastlern, Künstlern (Hinterglasmalerei, Aquarell- und Kohlezeichnungen u.v.m.) und Architekten liegt brach und wartet nur auf Abruf. Es ist die Aufgabe, für den Menschen im höheren Lebensalter und besonders im Alten- und Pflegeheim Handlungsräume zu schaffen, in denen Entwicklungs- und Lernprozesse zustande kommen

- durch das Handeln an und mit konkreten Gegenständen,
- durch die Auseinandersetzung mit Menschen,
- durch das Sammeln von vielfältigen Erfahrungen in möglichst konkreten Situationen,
- durch Erinnern und Wecken bereits vorhandener Kapazitäten und
- durch das anregende Lernumfeld, die Gestaltung von Räumen und Verwendung spezieller Materialien.

1.4 Ein psychomotorisches Aktivierungsmodell für Senioren

Die o.g. Theorien und Modelle sind – wie deutlich wurde – Netzwerkteile des eigenen Theorie- und Praxisansatzes zu einem psychomotorischen Aktivierungsmodell für Senioren. Die Konzeption verliert auch unter didaktisch-methodischen Gesichtspunkten die in Kap. 1.2.2 erläuterten drei Komponenten

- Gegenstand
- Problemstand und
- Anwendungsmethoden

nicht aus dem Auge und bezieht die in Kap. 1.3 beschriebenen Basistheorien und -modelle in die Überlegungen ein.
Die **Aktivität** ist hierbei generell das Medium der positiven Einflußnahme,

um dem alten Menschen Lebenssinn in seinem letzten Lebensabschnitt zu vermitteln, seine Lebensqualität auch in Alten- und Pflegeheimen zu erhalten und ihm auch die Gewißheit des Erwünschtseins zu verdeutlichen. Sportliche Aktivitäten, Freizeitbetätigungen, musisch-rhythmische Aktivitäten, Entspannungstechniken und das vertiefende Gespräch – die Reflexion über den Ablauf der Stunde – stehen hier gleichwertig nebeneinander (vgl. Kap. 1.2.3 und 1.2.4). Die Senioren haben ebenso das Recht auf ein Leben in einer schönen, angenehmen Atmosphäre. Ein Sich-Wohlfühlen, das Entwickeln von neuen Ideen – gleichermaßen die Aufgeschlossenheit und die Lernbereitschaft – können nur in einer anregungsreichen, fürsorglichen und schutzbietenden Umgebung zur Entfaltung kommen. Das Augenmerk muß deshalb neben der **inhaltlichen Struktur** auch auf die **Ausgestaltung von Räumen** und die entsprechende **Auswahl an Materialien** gelegt werden, wo Farben, Formen, Materialbeschaffenheit und Gerüche ihren eigenen Stellenwert besitzen (vgl. Kap. 3.2.3.3 und Band 2).

Die Psychomotorik basiert auf einem ganzheitlichen Ansatz, der als sinnverstehendes Modell auch über die Dimension des formal-logischen Zusammenhangs hinausgehen kann. Sie versteht sich als *„Lebenswissenschaft"* (V.v.WEIZSÄCKER) und verfolgt die pädagogische Intention, auch den alten Menschen am sozialen Geschehen zu beteiligen. Mit Hilfe eines gezielt ausgewählten, auf seine Bedürfnisse, Beeinträchtigungen und Stabilisierung hin abgestimmten Bewegungsangebots eröffnen sich ihm neue Aspekte des Lebens (vgl. REINCKE, S. 352).

Von daher muß sich die Sichtweise vom Sport als Möglichkeit der Erhaltung und Wiedergewinnung von Beweglichkeit, Gelenkigkeit, Ausdauer und Kraft sowie der Schulung von Koordination auf das Handlungsfeld der Kommunikation und Interaktion sowie der Identitätsfindung erweitern (vgl. GRUPE u.a. 1974, S. 121; ders. 1969; vgl. auch PHILIPPI-EISENBURGER 1990, S. 123-162). Durch die vielseitige Begegnung und Auseinandersetzung mit Gegenständen und Personen wird der alte Mensch angeregt, sich zu entfalten, kreativ zu denken und neue Lösungswege zu finden. Durch die bewußte Wahrnehmung des Umfeldes werden die Erlebnisse mit der eigenen Person bzw. dem Körper in Beziehung gebracht (vgl. LEHR 1979, S. 31-34). Das psychomotorische Bewegungsangebot unterstützt den Prozeß der Lebensbewältigung. Es hilft, daß der ältere Mensch aufmerksam und offen am Leben teilnimmt. Seine geistigen sowie kognitiven Fähigkeiten werden durch das regelmäßige Training länger wach gehalten bzw. erweitert.

Dieser Theorieansatz begründet auch die **gleichwertige** Berücksichtigung von Entspannungsübungen, Ausdruckstanz, Theater-Spielen und pantomimischen Darstellungen mit den sportlichen „Freizeitaktivitäten" und dem

Bereich der motorischen Übungsformen zur Schulung von Merkfähigkeit und Gedächtnis. In den Konzepten des Sports für Erwachsene – insbesondere für Menschen im höheren Lebensalter und für Hochbetagte – wird wenig der Bereich der Körpererfahrung angesprochen. Die Auseinandersetzung mit dem Selbst und die Stabilisierung der Persönlichkeit kann u.a. durch Theater, Pantomime und Tanz, durch Atem- und Entspannungsübungen erreicht werden. In den Aktivierungsprogrammen der Psychomotorik im engeren Sinne werden sie einen bedeutenden Stellenwert einnehmen (vgl. Kap. 3.2.2).

In die grundsätzlichen Überlegungen muß die Aktivitätstheorie der Alternswissenschaft einbezogen werden, wonach das „erfolgreiche Altern" u.a. von der Aufrechterhaltung der bisherigen Aktivitäten abhängt. Da in Alten- und Pflegeheimen aber oft kaum noch Bewegung vorzufinden ist, wird von den Senioren zu erfragen sein: „Was haben Sie *früher* gerne gemacht?", um auf dieser Basis den Einstieg zu finden, den älteren Menschen erneut für diesen Gegenstand zu begeistern und ihn zu reaktivieren. Das Angebot ist nicht auf den sportlichen Bereich beschränkt, sondern schließt musisch-künstlerische, geistige und soziale Betätigungen ein. Bei dieser Formulierung wird von der Hypothese ausgegangen, daß heute inaktive Menschen in Alten- und Pflegeheimen auch im höheren Lebensalter wieder für sportliche Freizeitaktivitäten motiviert werden können, wenn sie in der Jugend- und Erwachsenenzeit gerne Sport getrieben haben (vgl. Kap. 2.1.2). Mit einigen Abstrichen hinsichtlich seiner körperlichen Einschränkungen ist zu vermuten, daß der ältere Mensch auch nach längerer Inaktivität – unter Berücksichtigung aller Risikofaktoren – für eine oder auch mehrere (sportliche) Bewegungsformen zu begeistern ist (vgl. MEUSEL 1988, S. 42-45, 102 ff.).

Somit wird verständlich, daß in den Interviews auf dem *zweiten* Fragebogen gesamtkulturelle Aktivitäten wie

>   Gartenarbeit
>   Kleine Kinder betreuen
>   Soziale Hilfeleistungen
>   Handarbeiten und Werken
>   Malen
>   Gesellschaftsspiele
>   Singen und Musizieren, Musik hören
>   Vorträge anhören
>   Lesen
>   Kochen
>   Tiere halten

erfaßt werden, die der ältere Mensch gerne vor Eintritt in das Alten- und Pflegeheim ausgeübt hat und bei entsprechenden Voraussetzungen auch heute noch gerne wählen würde. Diese Aktivitäten können dann bei weniger bewegungsfreudigen Senioren der Einstieg in ein mehr sportlich orientiertes Programm sein.

2. Eine empirische Untersuchung zur Akzeptanz von Aktivierungsprogrammen

Um die Akzeptanz der vorgeschlagenen Aktivierungsprogramme zu sichern und zu erfassen, wurde eine empirische Untersuchung mittels Fragebogen durchgeführt. Es ist wohl bei diesem Fragenkomplex ein Novum, für die Auswertung der Befragung die Methode der *„Formalen Begriffsanalyse"* (FBA) zu wählen. Hierbei handelt es sich – wie schon im Vorwort erwähnt – um eine qualitativ-strukturorientierte Methode der Datenanalyse, die in einer Arbeitsgruppe am Mathematischen Institut der Technischen Universität Darmstadt durch WILLE entwickelt wurde (vgl. WILLE 1982). Sie basiert auf einer Rekonstruktion und Reinterpretation grundlegender Ideen und Ergebnissen der klassischen Verbandstheorie, der Theorie der teilgeordneten Mengen[29]. Die FBA dient nicht nur der Klassifizierung der betreffenden Gegebenheiten, sondern auch dazu, Datentypen, Begriffe und Aussagen über Gegenstands- und Merkmalszusammenhänge übersichtlich hierarchisch durchzustrukturieren. Diese Form der Auswertung und Analyse von Daten wurde seitdem u.a. von WOLFF bei psychologischen, soziologischen und fertigungstechnischen Untersuchungen angewendet (vgl. WILLE 1982; SPANGENBERG/WOLFF und FORSCHUNGSGRUPPE BEGRIFFSANALYSE der TH DARMSTADT). Meines Wissens existiert in der Gerontopsychologie bisher keine Auswertung einer Befragung mit dem Instrumentarium der Formalen Begriffsanalyse. Diese baut auf einem logischen Verständnis von Begriffen auf und konzipiert auf dieser Grundlage eine neue Art der Mengen- und Verbandstheorie. Die Begriffsverbände und die zugehörigen Merkmalsimplikationen werden mit Hilfe des entsprechenden Computerprogramms („BAV3"[30]) über Liniendiagramme sichtbar gemacht. Die grafische Darstellung liefert in einer hierarchischen Ordnung Antworten auf die jeweils gestellten Fragen, wobei die individuellen Bedürfnisse der alten Menschen in dem Kontext sofort erkannt und auch isoliert benannt werden können (vgl. Kap. 2.2.2). Bei weniger komplexen Fragestellungen wurde ergänzend die Methode der schließenden Statistik verwendet (vgl. Kap. 2.2.1).

---

[29] Zur Einführung vgl. WILLE 1984; GANTER/WILLE/WOLFF 1987; WILLE 1987; WOLFF 1988; FISCHER 1993.

[30] Durch mehrere in der Darmstädter Arbeitsgruppe entwickelte Computerprogramme (BURMEISTER 1987; GANTER 1987; GANTER/RINDFREY/SKORSKY 1986) lassen sich in kurzer Zeit alle Begriffe von kleinen als auch sehr großen Kontexten berechnen.

2.1 Die Konzeption

Über einen Fragebogen werden die Wünsche von insgesamt 441 älteren Menschen aus Nürnberg, Nürnberger Land, Stadt Darmstadt, Odenwaldkreis, Kreis Hersfeld/Rotenburg a.d.Fulda und Köln erfaßt:

- **384** Personen in Alten- und Pflegeheimen
- **34** Personen noch selbständig in eigener Wohnung lebend (*davon 11 aus dem engeren Bekannten- und Verwandtenkreis und 23 aus einem Sportverein in Darmstadt*)
- **23** Personen noch selbständig in einem Projekt „Betreutes Wohnen" (WG Nürnberg) lebend.

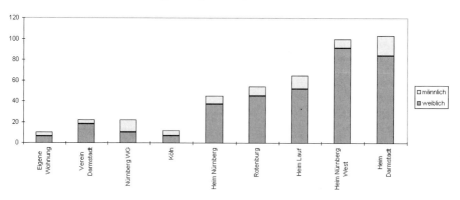

Abb. 4: Gruppenmäßige Verteilung der Probanden

Die Geschlechtsverteilung richtet sich auch hier nach dem üblichen Standard: es finden sich überwiegend weibliche ältere Menschen unter den Befragten bzw. den Bewohnern in den Alten- und Pflegeheimen. Unser Klientel hatte die Zusammensetzung (auf volle Prozente auf- bzw. abgerundet):

80 % = 355 Frauen und 20 % = 86 Männer.

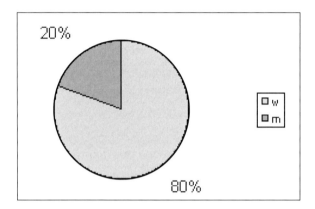

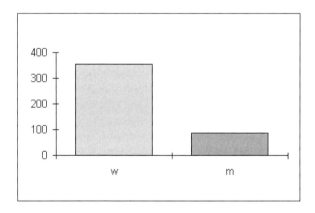

Abb. 5: Aufgliederung der Probanden nach dem Geschlecht

Die Befragten befanden sich in der Altersgruppe 54 – 101 Jahren. Die stärkste Gruppe der Heimbewohner hatte das Alter zwischen 80 und 89 Jahren.

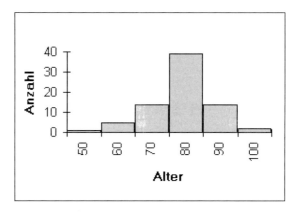

Abb. 6: Altersverteilung im Durchschnitt

Es war vorhersehbar, daß nicht alle Bewohner der Alten- und Pflegeheime in der Lage waren, die gestellten Fragen zu beantworten. Ich habe mich aber bemüht, bei allen Bewohnern anzuklopfen und sie anzusprechen. Ein Teil war verreist oder im Krankenhaus, andere auf einem Spaziergang. Vereinzelt wurde vorsichtig die Tür geöffnet und mit dem Hinweis: *„Wir kaufen nichts"* schnell wieder geschlossen. In der Regel war man nach manchmal anfänglicher Skepsis aufgeschlossen und bereit zu antworten. Auf den Pflegestationen war es häufig nötig, sich über Körpersprache zu verständigen. Nach einer Kontaktaufnahme von unterschiedlicher Dauer (meist zehn bis dreißig Minuten) war es dann doch möglich, die Mimik und Gestik zu verstehen und das Votum im Fragebogen festzuhalten. Ein Teil der Senioren war aber so schwach, daß eine Verständigung nicht zustandekam. Die Frage, *„ob Sie heute noch Sport treiben"*, wäre makaber gewesen und erübrigte sich in diese Gruppe. Anstatt einer sportlichen Betätigung wären für diese Klientel körperzentrierte Verfahren wie Entspannungstraining oder Massage möglich, was man aber zu der Zeit der Befragung auf keiner Pflegestation praktizierte. (Heute wird in einem Heim bei drei Bewohnern mit der Diagnose „Apallisches Syndrom" versucht, über Massage und ähnlich stimulierenden Methoden Reaktionen hervorzurufen und Rückmeldungen zu erhalten.)

In den Interviews wurden die Senioren nach ihren Vorstellungen zur Teilnahme an den Sportdisziplinen bzw. Bewegungsarten: Gymnastik, Krafttraining, Fahrrad fahren, Tanzen, Pantomime, Entspannungs- und Ruheübungen, Wandern sowie den Kleinen Spielen und Kleinen Regelspielen befragt, um das Entscheidungsverhalten für bzw. gegen die Teilnahme an diesen zu ergründen.

Desweiteren sollte die Erfassung von Alter, früherer Zugehörigkeit zu einem Sportverein und heutiger Aktivität Aufschluß über die Motivation zum Sporttreiben bzw. Bewegenwollen liefern. Vor dem Hintergrund der Aktivitäts- und Kompetenztheorie und des Copingkonzeptes wurde nach weiteren, „nicht-sportlichen" Beschäftigungsvorstellungen wie Gartenarbeit, Handarbeiten und Werken, Singen und Musizieren, sozialer Hilfsdienste u.ä. gefragt.

2.1.1 Vorarbeiten

In praktischen Übungseinheiten zum Sport mit Senioren in Alten- und Pflegeheimen konnten seit 1988 durch Beobachtung und Interviews die physiologischen, sozialen und psychischen Faktoren erfaßt werden, die die Senioren dazu bewegen, regelmäßig an den Sportstunden teilzunehmen. Im Rahmen des Forschungsprojekts SIMA am Institut für Psychologie II der Universität Erlangen-Nürnberg, der Lehrveranstaltungen an der Fachhochschule Darmstadt in Seniorenheimen und beim Vereinssport mit Senioren war es möglich, im Vorfeld das allgemeine Sport- bzw. Bewegungsinteresse zu ergründen, die Einstellung zu innovativen Inhalten – vor allem in den Psychomotorischen Übunsstunden – zu beobachten und durch das besondere Vertrauensverhältnis auch kritische Stellungnahmen zu didaktisch-methodischen Problemen im Sport/in der Psychomotorik für ältere Menschen festzuhalten.

Speziell für die Durchführung des Forschungsvorhabens mußte aus rechtlichen Gründen die Leitung der Seniorenheime informiert werden. Dies geschah durch ein Anschreiben (vgl. Anhang).

In einer Voruntersuchung wurden 34 noch in eigener Wohnung lebende Senioren aus einem mir bekannten Sportverein und dem weiteren Bekanntenkreis im Alter von 56 bis 81 Jahren befragt. Nach einer ersten Überarbeitung des Fragebogens wurde dieser noch einmal bei 15 Senioren in einem Stift in Köln überprüft. Es erschien mir wichtig, etwas über die Motive der Ablehnung bzw. Annahme von Aktivitätsprogrammen zu erfahren. Aus diesem Grunde entwickelte ich den in Abb. 7 abgedruckten Fragebogen über die „*Wünsche der Menschen im Alter*", der bei den 34 noch in eigener Wohnung lebenden älteren Menschen und bei den 15 Bewohnern eines Stiftes in einer **Vorstudie** zum Einsatz kam.

FRAGEBOGEN - Senioren

Wünsche der Menschen im Alter:

1. **Körperliche Fitness**
   Sich körperlich gesund erhalten

   1.1 ich möchte meine *Ausdauer* erhalten und verbessern
   1.2 ich möchte nicht außer *Atem* kommen
   1.3 ich möchte meine *Kraft* erhalten und verbessern

2. **Stabilität der Bewegung**
   Die körperliche Sicherheit erhalten

   2.1 ich möchte *beweglich* und gelenkig bleiben
   2.2 ich möchte, daß meine Bewegungen gut *koordiniert* ablaufen
   2.3 ich möchte nicht aus dem *Gleichgewicht* kommen

3. **Geistige Beweglichkeit**
   Die Denkfähigkeit und das Reaktionsvermögen erhalten

   3.1 ich möchte mich gut *konzentrieren* können
   3.2 ich möchte viel behalten und mir *merken* können
   3.3 ich möchte *neue Dinge* kennenlernen
   3.4 ich möchte schnell *reagieren* können

4. **Lebensfreude**
   Die Kontaktfähigkeit und Kreativität erhalten

   4.1 ich möchte *Abwechslung und Spaß* haben
   4.2 ich möchte *kreativ* sein
   4.3 ich möchte *Kontakt* zu anderen Menschen haben

5. **Selbstvertrauen**
   Die Eigenständigkeit bewahren

   5.1 ich möchte mein *Selbstvertrauen* erhalten
   5.2 ich möchte meine *Meinung* äußern können
   5.3 ich möchte meine *Selbständigkeit* erhalten

Abb. 7: Fragebogen – Vorstudie

Mit der Einteilung in die Komponenten: Sport dient

- der Gesundheit und körperlichen Fitness,
- der Sicherheit bei der Orientierung im Umfeld,
- der geistigen Beweglichkeit,
- der Kontaktfähigkeit und Kreativität sowie
- der persönlichen Eigenständigkeit

wird ein breites Feld der Ziele bzw. der Absichten des Sports im Alter angesprochen, denen alle in der Voruntersuchung befragten Senioren zustimmen. Manche Motive benötigen eine Erklärung, wie z.B. „ich möchte meine Kraft erhalten". Wenn erläutert wird, daß nach einem solchen Training die täglichen Verrichtungen leichter zu bewältigen sind, eine Tasche oder Koffer besser getragen oder gehoben werden kann, dann wird auch diesem Punkt zugestimmt.

Nach dieser Voruntersuchung wurde deutlich, daß die Senioren einer *Erklärung und Begründung für Art und Inhalt ihrer (sportlichen) Aktivität* bedürfen. Stehen speziell gesundheitliche und geistige Förderaspekte im Vordergrund, so sind sie motiviert und beteiligen sich gerne. Viele dieser in der Voruntersuchung befragten Senioren wiesen die Motive *„Selbstvertrauen erhalten"* und *„Eigenständigkeit bewahren"* von sich, indem sie versicherten, diese noch zu besitzen.

Anders sieht es in diesem Punkt allerdings bei den in der Hauptuntersuchung befragten Senioren in den Alten- und Pflegeheimen aus. Der Fragebogen (Abb. 7) zur Motivation für das Sporttreiben konnte bei den Bewohnern in Alten- und Pflegeheimen nicht mehr eingesetzt werden. Die Vielfalt an Antwortmöglichkeiten (jeweils drei – bzw. einmal vier – zu fünf Fragekomplexen) und die sich daraus ergebende lange Befragungszeit überforderte die betagten Menschen sehr. Vielfach hatten sie Mühe, die differenzierte Fragestellung zu verstehen. Aus diesem Grunde wurde der Fragebogen zu den „Wünschen der Menschen im Alter" nach der Voruntersuchung noch einmal modifiziert und bei allen Probanden ein dreiseitiger Fragebogen (vgl. Kap. 2.1.4: Abb.9) verwendet.

2.1.2 Hypothesen

In den Fragebögen wurden Aktivitäten erfaßt, die die älteren Menschen ausüben konnten, als sie noch gesund und beweglich waren, und die sie bei entsprechenden Konditionen auch heute noch ausüben möchten. Hierbei sollen u.a. die Motivation für Bewegung, geistige, musische, kreative Beschäftigungen, häusliche Interessen und der Wunsch nach Kontakt ergründet werden. Die Konzeption berücksichtigt solche Inhalte, die dann auch in dem Wohn- und Lebensfeld Altersheim praktiziert werden können.

Um zu den anstehenden Problemen befriedigende Erklärungen zu finden, ist es (wissenschaftstheoretisch) notwendig, Hypothesen für die Untersuchung zu formulieren. Die Auswertung der Fragebögen soll diese dann bestätigen oder falsifizieren. Auf diese Weise strukturiert sich die Vorstellung von der Realität, und es können Handlungsempfehlungen für die Verbesserung der Betreuungssituation und Lebensqualität der alten Menschen in den Alten- und Pflegeheimen entwickelt werden.

THESEN:

1. Das bisherige Bewegungsangebot in Alten- und Pflegeheimen läßt kaum eine Wahlmöglichkeit zu. Es trifft meist nicht die Bedürfnisse der alten Menschen, *deswegen*

2. haben die meisten Bewohner der Heime kein Interesse an der Ausübung bestimmter Sportdisziplinen.

3. Die älteren Menschen, welche früher in einem Sportverein aktiv waren, werden heute eher bereit sein, wieder Sport zu treiben, als die ohne (frühere) *Mitgliedschaft in einem Sportverein*.

4. Es werden sich die Senioren, welche früher im Sportverein aktiv waren, eher für die allgemein bekannten Sportdisziplinen wie *Gymnastik, Wandern, Fahrrad fahren und Schwimmen* interessieren.

5. Einige Bewegungsarten bzw. Sportdisziplinen werden wegen zu großer Gefahren oder aus Rollenklischeevorstellungen heraus nicht gewählt:

    5.1 *Fahrrad fahren* birgt viele Verletzungsgefahren;

    5.2 *Krafttraining* ist etwas für junge Leute, man benötigt im hohen Alter eine solches Angebot nicht mehr;

    5.3 *Schwimmen* begegnet man mit Skepsis:

    – viele Senioren haben in ihrer Jugendzeit die Technik nicht erlernt und können sich kein „nur Baden" vorstellen;

    – man hat Angst zu ertrinken;

    – der alte Mensch zeigt sich ungern in Badekleidung;

    – das Aus- und Umziehen ist zu beschwerlich.

    5.4 *Spiele*, besonders *Kleine Spiele*, „macht man nicht" mehr im Alter;

    5.5 *Tanzen* und *Singen* sind mit Freude verbunden, „wenn ich meinen Partner verloren oder keinen habe, darf ich das nicht (mehr)".

5.6 Die erst in den letzten Jahren für Senioren „entdeckten" Aktivitäten wie *Entspannungsübungen* und *Theater-Spielen* werden selten gewählt.

6. Viele Bewohner werden sich nicht sportlich betätigen wollen. Es stellt sich dann gegebenenfalls die Frage, welche Prioritäten sie stattdessen haben:

   6.1 *Zuhören/Vorträge anhören* und *Lesen* sind Aktivitäten, bei denen man sich sozial passiv zurückziehen kann. Sie werden an oberster Stelle der Wunschliste stehen;

   6.2 die Senioren haben noch großes Interesse an *Gartenarbeit*.

7. Es besteht ein starker Wunsch nach dem *Kontakt mit einem Tier*.

8. Die Beziehung zu und die Sorge und Hilfe um einen Menschen rangieren weit unten, da man sich selbst in dieser Situation befindet:

   8.1 *Soziale Hilfe* wird kaum *geleistet* – einem hilfsbedürftigen, schwächeren Bewohner wird selten geholfen, da man physisch dazu nicht mehr in der Lage ist;

   8.2 *kleine Kinder* „kann man nicht mehr versorgen";

   8.3 man würde noch gerne *kochen*, aber „alleine lohnt es sich nicht";

   8.4 *Gesellschaftsspiele* werden kaum gewählt, da man sich hierfür einen Partner oder eine Gruppe suchen muß.

2.1.3 Forschungsansätze

Es gibt bislang m.E. keine Untersuchung, welche die Wünsche und Bedürfnisse der alten und hochbetagten Menschen in Heimen detailliert erfaßt hat. 1970, 1971, 1972 und 1974 stellte EMNID die Frage nach dem Freizeitverhalten und Interesse für sportmotorische Handlungen. „Die Stichprobe aller Untersuchungen soll repräsentativ für die Grundgesamtheit der Bevölkerung des Bundesgebiets im Alter von 16 und mehr Jahren sein" (JÜTTING, S. 91). Wenn auch in dieser Studie vorrangig Jugendliche, Berufstätige und Hausfrauen im Alter von 16 bis 65 Jahren befragt worden sind – die > 65jährigen fallen alle in eine Rubrik –, so kann mit Interesse verfolgt werden, wie sich der Wunsch nach mehr freizeitorientierten Aktivitäten im höheren Lebensalter stabilisiert. 13 % der > 65jährigen treiben Freizeit- und Breitensport außerhalb des Vereins, lediglich 3 % Breiten- und Übungssport in einem Verein und 1 % Wettkampfsport (ebda, S. 124). Interessant sind auch die Schlußfolgerungen nach bedarfsgerechten Spiel- und Sportanlagen, was ebenfalls Ziel der hier vorliegenden Untersuchung ist (vgl. ebda, S. 88-161).

Sicher ist es wichtig, auf die Mitgliederzahlen des Deutschen Sportbundes zu schauen (vgl. Abb. 2 in Kap. 1.2.1). Bei den **über 60jährigen** finden sich bis Ende 1995 1.233.925 Männer (19,39 % der Bevölkerung) und 589.143 Frauen (5,76 % der Bevölkerung in dieser Altersklasse) als Mitglied nicht nur in einem, sondern meist mehreren Sportvereinen wieder, wobei zum einen die Zahl der passiven Sportler in dieser Altersgruppe und zum anderen der Frauenanteil stark ansteigen. Sie bleiben in dem Verein vor allem aus Gründen der sozialen Verbundenheit, oder sie haben vergessen sich abzumelden. Die m.E. beträchtlich hohe Zahl der passiven Mitgliedschaft belegen die Statistiken bei den Turnern (143.450 männliche und 252.944 weibliche Mitglieder), bei den Handballern (31.828 männliche und 5.566 weibliche Mitglieder) und den Leichtathleten (27.807 männliche und 14.418 weibliche Mitglieder). Viele ältere Menschen haben eine Bindung zu ihrem Sportverein aufgebaut und möchten weiterhin Mitglied sein, auch wenn sie nicht mehr aktiv sportlich tätig sind. *„Ach ja"*, meinte eine hochbetagte Dame in meinem Interview, *„ich bin ja noch Mitglied, aber seit Kriegsbeginn habe ich keinen Sport mehr getrieben"*. Viele der befragten Heimbewohner konnten sich nicht mehr erinnern, ob eine Mitgliedschaft im Sportverein z.Zt. noch besteht. Für die oben aufgeführten sportlichen Disziplinen interessieren sich fast ausschließlich nur „Lebenszeitsportler" und „Geübte". Wegen der geringen Teilnehmerzahl finden sich in den Vereinen in den Abteilungen Gerätturnen, Leichtathletik oder Handball nur kleine Gruppen – vor allem kaum Damen im Alter über 60 Jahren.

Die Auflistung der von den *Menschen im Rentenalter* bevorzugten Sportdisziplinen in Abb. 8 läßt aber deutlich den Trend zu mehr freizeitorientierten Sportarten erkennen, wobei den obersten die in Wander- bzw. Alpenvereinen organisieren älteren Menschen mit insgesamt 571.387 Mitgliedern Rangplatz einnehmen:

Sportart	Männer	Frauen	Summe
Tennis	72196	35316	107512
Behindertensport	60956	37749	98705
Sportfischen	42985	788	43773
Reiten	31716	9332	41048
Schwimmen	18431	18408	36839
Kegeln	24501	10737	35238
Ski	23996	10225	34221
Tischtennis	22292	4805	27097
Tanzsport	9511	7669	17180
Radsport	10221	2422	12643
Rudern	7866	2818	10684

Abb. 8a: *Mitgliederstärkste Vereine im DSB (Personen > 65 Jahre) vgl. DSB 1995, S. 7*

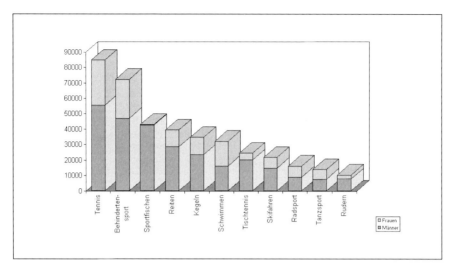

Abb. 8b

Aus der Tabelle ist zu entnehmen, daß sich das Interesse für eine bestimmte Sportdisziplin in Richtung der Freizeitsportarten wie Tennis, Fischen, Reiten und Kegeln zentriert hat (vgl. GUTTMANN). Outdoor-Sportarten liegen im Trend.

Die 98705 Mitglieder im Behindertensport verteilen sich auf fast alle bekannten Sportdisziplinen im Leistungs-, Breiten- und Freizeitsport wie Leichtathletik, diverse Wasser- und Wintersportarten sowie Ballspiele, Tischtennis, Golf, Schießen, Bowling, Snooker, Dart, Fechten, Reiten, Radfahren, Kampfsportarten u.a.m. Es ist zu diskutieren, ob hier nicht eine differenzierte Einteilung bzw. Zuordnung zu den entsprechenden Spitzenverbänden getroffen werden sollte.

Im Zeitraum von Oktober 1973 bis Dezember 1974 befragte NEUMANN an die 400 männliche und weibliche Sportler, ehemalige Sportler und Nichtsportler – unterteilt in die Dekaden: 50 bis 60 und 60 bis 70 Jahre – nach ihrer Motivation für das Sporttreiben. In beiden Gruppen, den Sportlern und Nichtsportlern, hatte mit 80 bis 95 % der Wunsch nach *Erhaltung der Gesundheit* oberste Priorität. Als weitere Begründung „zur Teilnahme an der Aktion 'Sport für Ältere'" nannten die bisher sportlich Passiven:

> 95 % die Sorge um die Erhaltung der Gesundheit, 73 % den Wunsch nach einem Ausgleich zum beruflichen Streß, 52 % das

Bedürfnis nach mitmenschlichem Kontakt, 9 % Freude an der Bewegung"
(NEUMANN, S. 14).

Bei den aktiven Sportlern verschiebt sich erwartungsgemäß das Profil:

80 % treiben Sport „aus gesundheitlichen Gründen, 60 % aus Freude an der Bewegung, 47 % als Ausgleich zum beruflichen Streß, 19 % aus Bedürfnis nach mitmenschlichem Kontakt, 11 % aus Gewohnheit. (Die Summe von 217 Prozent resultiert aus der Möglichkeit, mehrere Motive zu nennen")
(ebda, S. 11; vgl. S. 11-14).

Alle Probanden wurden motorischen Leistungstests unterzogen, denen ein sportliches Übunsprogramm folgte. Die differenzierte Bewertung des Angebots ist für die hier vorliegende Untersuchung von Interesse:

Gymnastische Übungen erfreuen sich hoher Wertschätzung. 86 % der Teilnehmer gaben an, auch zuhause „körperbildende Übungen" zu betreiben[31].

Übungen zur „Pflege der *Ausdauer*" stießen „in allen Gruppen auf merkliche Zurückhaltung. Besonders die 'Nichtsportler' schreckten vor der Zumutung, einen Lauf von längerer Dauer zu absolvieren, sichtlich zurück" (NEUMANN, S. 58).

Spielformen mit einfach verständlichem Regelwerk, geringem Aufwand an Spielgeräten, geringen Ansprüchen an Spielfeldgröße und Bodenbeschaffenheit sowie kleiner Mindestteilnehmerzahl erfreuten sich großer Beliebtheit. Daß es sich hier meist um aktive Sportler handelt, zeigt die Auflistung der gewünschten Spiele: Völkerball, Fußball, Handball, Jägerball, Prellball, Volleyball, Basketball, Fußballtennis, Boccia, Ringtennis, Badminton und Tennis (vgl. ebda, S. 59 f).

Für die Bewohner von Altenheimen werden Fitnesskurse und gymnastische Übungen zur Verbesserung der Gelenkigkeit und die Schulung des Koordinations- und Reaktionsvermögens" empfohlen. „Den Übungen zur Kräftigung der Muskulatur oder gar den Schnellkraftübungen sind dagegen Grenzen gesetzt" (ebda, S. 79). Hier wird die Einbeziehung von Musik betont. „Eine musikalische Begleitung der Übungen wünschten sich 95 % der Frauen und 52 % der Männer" (ebda. S. 66).

---

[31] Aus dem Programm sind wesentliche methodische Regeln bzw. Empfehlungen zu entnehmen, um einen Sport für Ältere ohne Verletzungen anzubieten.

NEUMANN stellt bereits schon hier das Defizitmodell vom alternden Menschen in Frage und verweist auf die kompensatorische Bedeutung durch Bewegung, Spiel und Sport: „Neben dieser vornehmlich physiologisch orientierten Wertschätzung der therapeutischen und prophylaktischen Bedeutung von Bewegung und Sport für das körperliche Wohlbefinden älterer Menschen darf der Beitrag einer gehobenen körperlichen Fitness zum seelischen Wohlbefinden nicht gering geachtet werden" (ebda, S. 73).

Die Gedanken zu einem motivierenden Programm für ältere Menschen in Altenheimen (vgl. ebda, S. 76-80) sind sicher aktuell und intuitiv richtig, sie stützen sich jedoch nicht auf eine detaillierte Befragung der Betroffenen.

SCHMITZ-SCHERZER und Mitarbeiter sammelten 1975 bei 1002 Bewohnern von Altenheimen und deren Personal in Braunschweig Informationen über die „materiell-physikalische (ökologische) Heimsituation", „Verhalten und Einstellungen des Personals" und das „Verhalten und die Einstellungen der Bewohner" (SCHRIFTENREIHE des BUNDESMINISTERS für JUGEND, FAMILIE und GESUNDHEIT (Hrsg.), S. 24-28; vgl. Vorwort). An Bewegungsaktivitäten, die sich mit denen in dieser Arbeit aufgeführten decken, werden lediglich Gymnastik und Sport, Schwimmen, Spazierengehen, Möglichkeiten zu Spielen, Handarbeiten, Basteln und Werken und Kochen genannt. Die sozialen Kontakte konzentrieren sich auf Personen außerhalb des Heimes. „Speziell nach der Häufigkeit der Spaziergänge befragt, gab beinahe die Hälfte an, täglich spazieren zu gehen; und etwa ein Viertel tat dies vierzehntägig. Dabei waren von den Befragten 27,5% bis zu 45 Minuten unterwegs, 35,4 % bis zu eineinhalb Stunden und 10,1 % bis zu 2 Stunden. 6,8 % gaben an, länger als zwei Stunden spazieren zu gehen" (ebda, S. 70). 20,6 % der Bewohner kocht noch in geringem Umfang.

Interessant und nachdenklich stimmen die Angaben über die Zunahme der Untätigkeit seit dem Heimeintritt. Folgende, in dieser Untersuchung angesprochenen Aktivitäten haben auffällig nachgelassen:

– Spazierengehen mit 44,5 %
– Ausflügemachen mit 61,5 %
– Handarbeiten mit 54,5 %
(vgl. ebda, S. 70-73).

Diese Untersuchung ist insofern bedeutsam, als sie aufzeigt, „daß die Orientierung dem Alter gegenüber bei mehr als 40 % vor allem über Stereotypien lief" (ebda, S. 73), und sie die Korrelation zwischen der Einstellung des Personals sowie der Bewohner zu dem Aktivitätsangebot bzw. zur Bereitstellung von Aktivitätsräumen mit entsprechender Ausstattung verdeutlicht.

In der Bonner Längsschnittuntersuchung finden sich bei den anfangs 222, dann nach 15 Jahren nur noch 52 Personen keine differenzierten Angaben zu den ausgeübten Bewegungs- und Freizeitaktivitäten der Probanden. Aber auch in dieser Längsschnittstudie wird – wie bei vielen anderen Querschnittsuntersuchungen – auf eine signifikant höhere Aktivität bei den zu diesem Zeitpunkt noch Lebenden hingewiesen (LEHR/THOMAE). „Körperliche und/oder geistige Aktivität ist ein Merkmal, das FRANKE (1979) bei vielen der von ihm beobachteten Hundertjährigen fand" (THOMAE 1985b, S. 45). Solche allgemeinen Zusammenhänge sind in der Fachliteratur häufig zu finden und vielfach auch wissenschaftlich nachgewiesen. Ohne Zweifel ist es interessant, nach den psychischen und nicht lediglich physischen Wirkungsweisen von speziell einem Bewegungs-, Rhythmik-/ Tanz- oder Spielangebot bei Menschen in Alten- und Pflegeheimen zu fragen und dies mit dem entsprechenden Instrumentarium festzuhalten.

Alle beschriebenen Untersuchungen beschäftigen sich mit der Thematik, wie in den einzelnen sportlichen Disziplinen die Leistungsfähigkeit des alternden Menschen gesteigert werden kann. Dabei kommt es in der Regel zwangsläufig auch zu einer Verbesserung der Befindlichkeit. Demgegenüber hat die *Psychomotorik einen anderen Forschungsansatz*. Sie beginnt mit der ganzheitlichen Erfassung der Lebenssituation des alternden (im Heim lebenden) Menschen. Dann versucht sie, die Bedürfnisse und Wünsche der Betroffenen zu erfassen, um von daher inhaltlich breit angelegte Aktivitätsprogramme zusammenzustellen, durch die die Befindlichkeit und die Selbsthilfefähigkeit des älteren Menschen verbessert und gestärkt werden können (vgl. Kap. 1.1 u. 3.2.2). In diesem breiten Spektrum kommen verständlicherweise, je nach Lebenssituation der Senioren, auch einzelne Sportdisziplinen als Programmkomponente in Betracht. Das hat wiederum zur Folge, daß eine entsprechende Raumgestaltung initiiert werden muß. Diese bildet den Rahmen für die Annahme des Angebots, welches dann von dem dafür qualifizierten Personal (auch unter Eigenbeteiligung der Senioren) realisiert wird.

Das Bundesministerium für Jugend, Familie und Gesundheit förderte 1982 ein Forschungsprojekt *„Bewegungsgerechte elementare Einrichtungen für Altenspiel und -sport im Innen- und Außenbereich von Altenwohnheimen und ähnlichen Einrichtungen"* (VEREIN für UNTERRICHTSFORSCHUNG e.V. Hrsg.). Das empfohlene Modell wurde 1985 bis 1987 in einem Anschlußprojekt sportpädagogisch-didaktisch (DIEM), gerontologisch (SCHMITZ-SCHERZER) und medizinisch (ROST) wissenschaftlich begleitet (vgl. SCHRIFTENREIHE des BUNDESMINISTERIUMS für JUGEND, FAMILIE, FRAUEN und GESUNDHEIT 1989). Hierbei wurde auch die *Motivation* der aktiven Teilnahme zu Spiel und Sport festgehalten (vgl.

ebda, S. 189-201). Die erste Stichprobe umfaßte 10 % aller Mitglieder im Alter von 51 bis 82 Jahren, das waren 300 Personen, eine zweite Messung ein Jahr später 100 Personen.

Es wurde auch die *materielle Ausstattung* von 17 Altenheimen, man war bei neun Heimen direkt am Ort, erfragt bzw. untersucht. Außenanlagen berücksichtigte man nicht, da sie „von den Senioren nicht genutzt" wurden (ebda, S. 30). Fazit der Analyse ist: „Die Qualität der Gymnastikräume in den Altenheimen ist – bis auf zwei Altenheime, die neueren Datums sind – als schlecht zu bezeichnen. Dies erklärt sich dadurch, daß diese Räume keine regelrechten Gymnastikräume sind, sondern die Aufenthalts- oder Freizeiträume der jeweiligen Altenheime". Es mußten Stühle hin und her gerückt werden, die Wände waren mit Schränken zugestellt. Die Böden waren ein weiteres Sicherheitsrisiko. Ein Bewegungsraum ohne Fenster befand sich im Keller (ebda, S. 31 f.). An dieser Situation hat sich bis heute kaum etwas geändert.

Eine ausführlich Würdigung erfährt das im Forschungsprogramm geförderte „*Altensportzentrum 'Sport für betagte Bürger' Mönchengladbach*", welches in einem 6600 qm großen Grundstück ideale Inneneinrichtungen, aber schlecht wind- und sonnengeschützte Außenanlagen aufweist. „Nach Aussagen der Verwaltung des Altensportzentrums werden die Spiel- und Sportanlagen im Außenbereich, über das ganze Jahr gesehen, viel zu wenig genutzt" (S. 84). Dementsprechend sind Ergänzungs- und Umbaumaßnahmen nötig.

Das Aktivitätsangebot (53 Bereiche) reicht von der Gymnastik (Musik-, Zweck-, Altenheim-, Rollstuhl-, Blinden-, Atem-, Beckenboden-, Wirbelsäulen-, Diabetiker-, Rheuma-), über Spiele, Kegeln (Blinden-, Rollstuhl-, Altenheim-) Wandern, Schwimmen, Reisen, Schach, Töpfern, Skat, Rommé bis zum Singen und Musizieren sowie der Sozialen Betreuung, Kosmetik und Sprachkursen. „Der überwiegende Teil trieb *keinen* Wettkampfsport (82,1 %). Aus diesen Daten läßt sich schließen, daß die befragten Aktiven des Vereins für betagte Bürger in der Regel nicht während ihres bisherigen Lebenslaufes dem Sport kontinuierlich verbunden waren, und somit die heutige Aktivitäten *neu* in ihren Lebensstil integriert wurden" (ebda, S. 46). Die meisten Personen nahmen an dem Gymnastikprogramm teil (34 % = 849 Personen von insgesamt 2503 Probanden) – was allerdings auch am breitesten ausdifferenziert ist -, 29 % nutzten das Kegelangebot – auch hier gibt es vier unterschiedliche Angebote – , an dritter Stelle mit 24 % fanden das freie Schwimmen und die Wassergymnastik Interesse, und Wandern und Radfahren standen mit 13 % an vierter Stelle. In eine Kategorie wurden Rentnerband, Hauskapelle, Chor, Singkreis, Altenheimsingkreis gefaßt, woran sich lediglich 0,5 % der Mitglieder beteiligten.

Im August 1985 hatte der Verein 2503 Mitglieder (81,4 % weiblich, 17,7 % männlich), von denen 361 in Altersheimen wohnten. In diesem Projekt sind aktive Senioren mit einem Durchschnittsalter von 68 Jahren erfaßt, die zu 50 % einmal pro Woche, 33 % zweimal pro Woche und zu 17 % mehrmals die Woche in das Altensportzentrum kommen und das breite Aktivitätsangebot wahrnehmen. 50 % dieser Befragten trimmten sich noch mit Radfahren, Schwimmen, Wandern und Gymnastik außerhalb des Vereins (vgl. ebda, S. 35 f.).
Es wäre für diese Arbeit interessant, die Ergebnisse der Umfrage der 361 aktiven Bewohner aus den Altenheimen herauszuziehen, um Vergleichsdaten zu haben. Es hat sich aber deutlich herauskristallisiert, daß die sozialen Bindungen kontinuierlich mit der Dauer der Mitgliedschaft wachsen und sich erweitern. Dieser Anstieg mit dem Alter „bricht aber ab dem 71. Lebensjahr wieder ab" (ebda, S. 61).
Das sehr aufwendige Projekt bietet hinsichtlich der wissenschaftlichen Konzeption eine Fülle an Vergleichsmaterial und reicht sicher nicht an die erhobenen Daten dieser Arbeit heran. Wenig Informationen erhält der Leser über die Klientel, deren Aktionsradius eingegrenzt ist. 14,4 % der Mitglieder wohnten in einem Altenheim und waren noch so mobil, um das Angebot im Altensportzentrum wahrzunehmen.
Ist es in den nächsten Jahren möglich, bei Beeinträchtigungen dieser Heimbewohner, das breite Aktivitätsangebot *von außen an die Menschen im Heim* heranzutragen? Mit dieser Fragestellung setzt sich die vorliegende Studie auseinander.

2.1.4 Aufbau des Fragebogens

Der dreiseitige Fragebogen liefert auf dem ersten Blatt Daten über

- die Altersstruktur,
- die frühere Zugehörigkeit zu einem Sportverein
  oder einer vergleichbaren Organisation und
- die momentane Bewegungs- bzw. Sportaktivität.

Die in der Hauptuntersuchung erfaßten 441 Senioren wohnten vorrangig in Alten- und Pflegeheimen (369 Personen in 5 großen Häusern, 15 Personen in einem kleinen Heim, 23 in einem Projekt „Betreutes Wohnen"), die übrigen 34 Personen lebten selbständig in ihrer eigenen Wohnung.

Abb. 9: Dreiseitiger Fragebogen

FRAGEBOGEN - Senioren

Prof. Dr. Krista Mertens

zur Erfassung der Bedürfnisse im Seniorensport

Datum ....

Altersgruppe:

50 - 59   60 - 69   70 - 79   80 - 89   90 - 99   100 >

m   w
☐   ☐

wohnen Sie in einem Heim
ja   nein
☐   ☐

gehören/gehörten Sie einem Sportverein an?
ja   nein
☐   ☐

TREIBEN SIE HEUTE NOCH SPORT?

nein
☐

Wenn Sie überhaupt nicht Sport treiben, geben Sie bitte kurz eine Begründung an!

_____

_____

ja   1 x wö   2 x wö   3 x wö   tägl
☐   ☐   ☐   ☐   ☐

1. <u>Gesetzt den Fall</u>, Sie sind gesund und haben die Möglichkeit, sich ohne Probleme außer Haus zu bewegen, wie würden Sie Ihre Prioritäten setzen? Kreuzen Sie in der nachfolgenden Tabelle Ihre Wünsche wie folgt an:

   1 - nie
   2 - gelegentlich
   3 - häufig

WUNSCH-SPORTARTEN

	1	2	3
Gymnastik im Sitzen oder im Stand			
Kraft-Training (Body-Building)			
Fahrrad-Ergometer treten			
Tanzen			
Theater-Spielen			
Entspannungsübungen			
Wandern			
Schwimmen			
Kleine Spiele (u.a. mit dem Ball)			
Kleine Regelspiele (Kegeln, Minigolf...)			
weitere ...			

2. Wenn Sie sich vorstellen, in einem gut geführten Altenheim zu wohnen, welche Betätigungen würden Sie wählen?

   1 - überhaupt nicht
   2 - gelegentlich
   3 - sehr gerne

   Mehrfachnennungen sind möglich!

	1	2	3
1. Gartenarbeit			
2. Kleine Kinder betreuen			
3. Soziale Hilfeleistungen (u.a. Telefonseelsorge, Beratungsdienste, Nachbarschaftshilfe)			
4. Handarbeiten/Werken			
5. Malen			
6. Gesellschaftsspiele (u.a. Brett-, Kartenspiele)			
7. Singen/Musizieren			
8. Vorträge anhören			
9. Lesen			
10. Kochen			
11. Tiere halten			
12. weitere ...			

Auf dem zweiten Blatt wurde die Teilnahme an zehn Sportdisziplinen bzw. Bewegungsformen erfaßt, wobei noch zwischen „*gelegentlicher*" (ein- bis zweimal pro Woche) und „*häufiger*" (dreimal pro Woche bis täglich) Aktivität differenziert wurde.

Bei den Interviews ging ich – wie bereits oben begründet – auch bei den bettlägerigen bzw. behinderten alten Menschen von der vollen Beweglichkeit aus:

> „*Gesetzt den Fall, Sie sind gesund und haben die Möglichkeit, sich ohne Probleme außer Haus zu bewegen, wie würden Sie die folgenden Aktivitäten gewichten? Welche Prioritäten wählen Sie?*"

Diese Formulierung wurde von der **Hypothese** geprägt (vgl. Kap. 2.1.2 Punkt 3. und 4.), daß heute inaktive Menschen in Alten- und Pflegeheimen auch im höheren Lebensalter wieder für sportliche Bewegungsformen motiviert werden können, wenn sie in der Jugend- und Erwachsenenzeit gerne Sport getrieben haben. Aus diesem Grund wurde auch nach der früheren Zugehörigkeit zu einem Sportverein oder einer ähnlichen Organisation gefragt.

In der Fachliteratur wird von dem Begriff und der Leitidee „Lebenslanger Sport" ausgegangen. Darunter wird „eine im Lebenslauf des Menschen fest verankerte bzw. kontinuierliche Betätigung (verstanden)... `Sport als fester Bestandteil der Lebensführung`,...`Leibesübungen als Lebensgewohnheit`..."Der Sport (soll) in das Alltagshandeln integriert sein und mit einer gewissen Regelmäßigkeit ausgeübt (werden)" (FROGNER, S. 27).

In die Konzeption und somit auch in die Fragebögen wurden mehr oder weniger altersunabhängige – wenn sie richtig betrieben werden –, die Gesundheit nicht schädigende, aktivierende, regenerierende Sport- bzw. Bewegungsarten aufgenommen und auf dem zweiten Fragebogenblatt aufgelistet. Es sind in systematischer Ordnung:

<u>Sportliche Freizeitaktivitäten</u>:
a) Fahrrad fahren – Wandern – Tanzen
b) Schwimmen – Skifahren – Eislaufen

<u>Körperbildende Aktivitäten</u>:
c) Gymnastik – Krafttraining
d) Entspannungsübungen

<u>Spielformen</u>:
e) Regelspiele –
f) Kleine Spiele – Theater-Spielen

Aufgrund der Hypothese, daß sich die meisten Bewohner von Alten- und Pflegeheimen kaum noch in den o.g. Sportdisziplinen betätigen möchten bzw. können, wurde der dritte Teil des Fragebogens konzipiert. Hier wurde für folgende Freizeitaktivitäten das Interesse, wieder aufgegliedert nach „*gelegentlich*" bzw. „*häufig*", ergründet:

Soziale Aktivitäten:
a) Kleine Kinder betreuen – Hilfeleistungen
b) Gesellschaftsspiele (Tisch-, Brett- und Kartenspiele)

Musisch-künstlerische Aktivitäten:
c) Handarbeiten/Werken – Malen
d) Singen/Musizieren

Geistige Aktivitäten:
e) Vorträge anhören – Lesen – Musik hören

Spezielle Hobbies und Wünsche:
f) Gartenarbeit
g) Kochen
h) Tiere halten.

Die hier ausgewählten Kategorien lassen sich nicht streng trennen. So werden z.B. Gesellschaftsspiele einmal der Gruppe der Aktivitäten zur Förderung der „Geselligkeit" zuzuordnen sein, ebenso gehören sie häufig auch in die Kategorie der Förderung der „Geistigen Aktivitäten" bzw. sprechen die Phantasie und Kreativität an, wie es bei den musisch-künstlerischen Angeboten der Fall ist. Da es aber in dieser Studie um das Problem der Aktivierung unter dem Aspekt der Vorbeugung bzw. Verhinderung von Isolation und Vereinsamung und damit um Steigerung der Lebensqualität geht, wurde diese Einteilung so getroffen.

Die erste Planung berücksichtigte eine Reihe von Interview-Helfern, die beruflich in Alten- und Pflegeheimen tätig sind. Sie mußten aber – bis auf eine Kollegin in dem Projekt „Betreutes Wohnen" – kurzfristig wegen Arbeitsüberlastung absagen. Daß bis auf eine kleine Gruppe von 38 Personen alle Interviews von der Verfasserin allein durchgeführt wurden, sichert die Homogenität. Man erhält auch einen Gesamtüberblick über die Einstellungen, Lebensweise und Lebensgeschichte der Klientel, was bei einer reinen statistischen Datensammlung „unter den Tisch fallen" würde, so aber in der Arbeit mit verwendet werden konnte. Im nachhinein erwies sich auch das als günstig.

Viele Senioren wollten genauer wissen, wie die in Fragebogen 9 (Teil II) aufgelisteten Sportarten zu verstehen seien. Sie wünschten nähere Informationen über deren Trainings- und Wirkungsweisen und ließen sich Übungsbeispiele schildern. Aus diesem Grunde erarbeitete ich einen Orientierungsbogen (es wurde zu Beginn – wie erwähnt – auch mit mehr Mitarbeitern gerechnet), in dem jede im Bogen aufgelistete Sport- bzw. Bewegungsart genauer beschrieben wurde und an deren Definition sich auch die beiden anderen Interviewerinnen hielten:

Erklärungen zum Fragebogen – SENIOREN

– für das Interview –

GYMNASTIK

gemeint sind:

> Muskelanspannende, dehnende und lockernde Übungen der Hals-, Rücken-, Bauch- und Beckenmuskulatur, des Rumpfes, Schultergürtels, der Arme-Hände, Beine-Füße und des Gesichts. Sitz-, Wiege-, Stampf-, Hüpf-, Sprung- und Laufübungen, die den Körper gelenkiger und beweglicher werden lassen und physisch sowie psychisch in Schwung bringen. Die Übungen können ohne oder mit Kleingeräten, evtl. unter Einbeziehung von Musik ausgeführt werden.

Bei regelmäßiger Ausführung können Bewegungen „mit großer Bewegungsamplitude kräftiger, schneller, leichter, fließender und ausdrucksvoller ausgeführt werden" (BULL/BULL in WEINECK 1988, S. 232). Die Gelenkigkeit der Knochenverbindungen und Dehnungsfähigkeit der Sehnen, Bänder, Gelenkkapseln und der Haut werden verbessert.

KRAFTTRAINING

gemeint sind:

> dem Alter angepaßte fließende Übungen in einer haltungsstreckenden Endstellung, die in einem harmonischen Zyklus Bewegung und Kraft verbinden – die Anspannungszeit der Muskeln in den verschiedenen Bewegungsabschnitten kann durch kurze isometrische Einschübe verlängert werden. Es werden die Rumpf- (Bauch- und Rückenmuskulatur) und Nackenmuskulatur, Arm-, Hand-/Finger- und Bein-/Fußmuskulatur gestärkt. Sie sind mit einer regulierten Atmung verbunden (keine Preßatmung!).

Die „gymnastischen" Übungen enthalten nur dynamische Anteile der Maximalkraft und Kraftausdauer, die zu einer Stabilität des Muskelquerschnitts (evtl. auch Vergrößerung) vorwiegend der ST-Fasern (slow-twitch) sowie des Gesamtmuskelquerschnitts führen. Durch ein regelmäßiges, gemäßigtes Training ist eine verbesserte intramuskuläre Innervation möglich, und die Muskelkraft bleibt länger erhalten. Arthrotische Veränderungen können funktionell kompensiert werden, einer Osteoporose wird vorgebeugt.

FAHRRAD-ERGOMETER

gemeint ist:

> ein tägliches Fahrrad-Ergometer-Treten von 5-15 Minuten, wobei die Pulsfrequenz von 120/min nicht überschritten werden soll.

Die maximale Sauerstoffaufnahme und die Ausdauerleistungsfähigkeit (das Ergometer-Treten über einen längeren Zeitraum – von 5 Min. bis max. 20 Min. – durchzuhalten) erhöhen sich. Es kommt zu einer vermehrten Kapillarisierung der Muskeln und einer verbesserten aeroben Kapazität, sichtbar in einem rascheren Absinken der Pulsfrequenz in Ruhe direkt nach der Belastung.

TANZEN

gemeint sind:

> Sitztänze und rhythmische Übungen auf dem Stuhl oder in der Fortbewegung im Bewegungsraum – verbunden mit Klanggesten, einfachen Instrumenten, nach bekannten Liedern und Musikstücken. Vorschläge sollen phantasievoll variiert und neue Tanzideen eingebracht werden.

Durch vor allem bekannte Musikstücke aus den ca. 30er bis 50er Jahren sollen besonders die Emotionen und die Erinnerungsfähigkeit angesprochen werden. Auch bei den Sitztänzen soll auf soziale Kontakte geachtet werden. Der Tanz erfordert koordinative Fähigkeiten und spricht die Gedächtnisleistungen an. Bewegungsfolgen müssen behalten werden. Die Bewegungspausen sind aber so groß, daß nicht direkt von dem Training der Ausdauerleistung gesprochen werden kann.

THEATER-SPIELEN

gemeint sind:

> Spiele mit Rollen und Texten, aber auch pantomimische Spiele ohne Worte.

In diesen Interaktionsspielen kann in eine bestimmte Rolle geschlüpft werden, so daß Erlebnisse/Probleme ausgebreitet und verarbeitet werden, man wieder zu sich selbst finden kann und das Selbstbewußtsein gestärkt wird. Die Beziehung zu sich selber und seinem Körper wird durch Körperausdrucksübungen harmonisiert. Die Gruppe kommt sich näher und entwickelt ein Gemeinschaftsgefühl. Kreativität und Phantasie können sich entfalten. Die genaue Beobachtung und schnelle Umschaltfähigkeit bei dem Erkennen von sich plötzlich ändernden Situationen werden geschult. Die Merkfähigkeit und das Gedächtnis werden bei dem Erlernen der Rollen und Texte trainiert, die eigene Leistung erfährt Bestätigung.

ENTSPANNUNGSÜBUNGEN

gemeint sind:

> Atemübungen, Hatha-Yoga, Tai Chi, Autogenes Training und Meditative Übungen.

Es werden die Tiefensensibilität angesprochen und eine innere Ruhe und Ausgeglichenheit erreicht. Die Atmung kann bewußt gesteuert werden, vor allem wird bei der Respiration auf eine intensive Ausatmung geachtet. Indem das Atemzentrum (Lage im verlängerten Rückenmark) kontrolliert und somit bewußt gesteuert werden kann, werden das Herz-Kreislauf-Zentrum und vor allem die nervalen Abläufe positiv beeinflußt. Bei bestimmten Entspannungsformen müssen Vorsatzformeln oder Bewegungsabläufe gemerkt und genau eingehalten werden. Viele meditative Übungen regen die Phantasie an und rufen Erinnerungen wach.

WANDERN

gemeint ist:

> ein flottes Spazierengehen von einer Stunde – möglichst täglich, aber mindestens zweimal in der Woche. Das gesellige Wandern ist zwar motivierender, in diesem Fall ist aber nur das zügige Wandern ohne große Unterhaltung und Pausen gemeint, bei dem man aber eine intensive Naturbegegnung erfahren kann.

Eine Strecke von anfangs 3 km kann mit der Zeit auf ca. 7 km ausgedehnt werden. Bei regelmäßigem Training können das Tempo angehoben werden, und der zügige Wanderer mag von einer ebenen Strecke auf kleine Steigungen wechseln. Man beansprucht die aerobe Ausdauer und somit das Herz-Kreislauf- und Atemsystem. Die allgemeine Beweglichkeit des Knochen-, Bänder- und Muskelapparates erfährt bei dem zügigen Gehen eine Verbesserung. Dadurch, daß die Wege nicht immer eben und glatt sind, werden die Kinästhesie und somit die Anpassungs- und Gleichgewichtsfähigkeit geschult. In der Verbundenheit mit der Natur entspannt man sich und kommt zur Ruhe. Sie gibt auch Anregungen für das Sinnessystem (Auge, Ohr, Nase, evtl. Zunge und den Tastsinn). In der Regel wird mit Gleichgesinnten gewandert. Damit fördert diese Sportart auch die Geselligkeit und Kommunikation.

SCHWIMMEN

gemeint ist:

> ein gleichmäßiges, rhythmisiertes Schwimmen in Rücken- oder Bauchlage – möglichst zweimal in der Woche über ca. 20-30 Minuten. Das Wasser hat eine Temperatur von ca. 28-30°. Bei diesem Schwimmen werden auch soziale Kontakte geknüpft, da man in öffentlichen Badeeinrichtungen in der Regel andere Menschen trifft.

Das Schwimmen entlastet den Stützapparat, so daß die Bewegungen besser koordiniert und leichter (oft ohne Schmerzen) ausgeführt werden können. Das Herz-Kreislauf-System und die Atmung werden angeregt. Da hier mehr auf die Beweglichkeit des Muskel- und Gelenkapparates geachtet wird, steht das Trainieren der Ausdauer nicht im Vordergrund. Man soll nach dem Schwimmen ausreichend Gelegenheit haben, seinen Körper zu pflegen, d.h. zu duschen (evtl. im Sitzen), ihn zu massieren bzw. zu bürsten und mit Creme oder Öl einzureiben, so daß die Beziehung zum eigenen Körper erhalten bleibt und ein Ausgeglichenheits- und Entspannungszustand erreicht wird. Bedeutsam für das psysische Wohlbefinden und deshalb nicht zu unterschätzen ist die Begegnungen und der Austausch mit anderen Schwimmbadbesuchern.

KLEINE SPIELE

gemeint sind:

> unkomplizierte, freudvolle, anregende und unterhaltende Bewegungs-Spiele – am Tisch/im Sitzen oder im Raum – ohne amtlichen Wettkampfcharakter. Die Spielregeln, Spielzeit, Spieleranzahl, Spielgeräte, Spielfeld und der Spielverlauf sind nicht festgelegt und können selbständig verändert und auf die Situation abgestimmt werden. Die Spiele benötigen nicht viel Platz und verlangen keine großen Fertigkeiten. Es wird immer mit einem Partner oder in der Gruppe (nach vorher vereinbarten Regeln) gespielt, wobei kleine Geräte (Ball, Tuch, Würfel, Spielfeldmarkierung, Zielobjekt usw.) einbezogen werden können.

Bei diesen Spielen werden die allgemeine Beweglichkeit und Geschicklichkeit in der Fein- und/oder Grobmotorik geschult. Sie regen die Phantasie an und verlangen z.T. ein taktisch angemessenes Verhalten, so daß eine schnelle Umschaltfähigkeit und Reaktion gefordert sind. Bei vielen Beispielen wird das Gedächtnis trainiert. Der Geselligkeitsaspekt und die Freude stehen im Vordergrund, die Ausdauer wird weniger beansprucht.

KLEINE REGELSPIELE

Gemeint sind:

> ein breites Angebot an Doppel- oder Mannschaftsspielen mit festgelegten Regeln, die leicht verändert werden können:
>
> – Bewegungs-Spiele am Tisch: Mikado, Carrom, Billard usw.
> – Rückschlagspiele zu zweit oder viert: Tischtennis, Badminton, Tennis usw.
> – Zielspiele zu zweit oder in der Kleingruppe: Cricket, Boccia, Bowling, Eisschießen, Golf usw.
> – Vereinfachte Sportspiele: Prellball, Faustball, Volleyball (mit einem Soft- oder Zeitlupenball), Korbball usw.

Alle Spiele schulen die Beweglichkeit, Geschicklichkeit und Koordinationsfähigkeit. Man muß sich konzentrieren und schnell reagieren. Obwohl die Spielregeln eingehalten werden müssen, kann nicht von einem besonderen Gedächtnistraining gesprochen werden. Die Regeln bleiben gleich und strapazieren die Merkfähigkeit und Phantasie kaum. Bei allen Laufspielen ist aber die Ausdauer gefordert. Stark beansprucht sind taktisches Verhalten, Leistungsbereitschaft und Durchsetzungsvermögen.

Das Spiel in der Gruppe hat einen freudvollen Charakter, und es werden Kommunikation und soziales Handeln angeregt.

2.2 Entscheidungskriterien für die Wahl der Auswertungsmethode

Der vorliegenden Arbeit liegt das Bestreben zugrunde, Fakten über die Bedürfnisse älterer Menschen – insbesondere derer in Alten- und Pflegeheimen – empirisch aufzuarbeiten und zu analysieren. Das bedeutet im einzelnen:

– Die Daten müssen festgestellt und in statistischen Maßzahlen erfaßt werden;

– die Zusammenhänge zwischen den einzelnen Variablen und Begriffen müssen erkannt und strukturiert werden;

- Besonderheiten müssen erkannt und Implikationen ausgesprochen werden.

Diese Ergebnisse sollen dann in einem nächsten Schritt in der Praxis verwertet werden und zur Innovation von Organisation und Struktur in Alten- und Pflegeheimen, d.h. Verbesserung der Lebensbedingungen älterer und hochbetagter Menschen beitragen.

2.2.1 Beschreibung der statistischen Verfahren

Zur Klassifikation und Ordnung von Objekten gemäß Merkmalsausprägungen werden im allgemeinen Methoden der beschreibenden und schließenden Statistik, der Faktoren- und Clusteranalyse sowie Methoden der numerischen Taxonomie eingesetzt. Für die Analyse der kategoriellen Daten wurden

- der Chi-Quadrat-Test und
- das lineare Modell der kategoriellen Datenanalyse

verwendet.

Der **Chi-Quadrat-Test** auf Unabhängigkeit ist ein gängiger parameterfreier Test, mit dem Zusammenhänge zwischen Zufallsvariablen untersucht werden. Zwei Zufallsvariablen sind genau dann unabhängig, wenn sich die Wahrscheinlichkeit dafür, daß beide jeweils einen bestimmten Wert annehmen, aus dem Produkt der einzelnen Wahrscheinlichkeiten für die jeweiligen Werte ergibt (vgl. LEHN/WEGMANN, S.33).

Im Falle der Fragestellung, z.B. *ob die Personen, die gerne lesen, weniger Sport treiben als die „Lesemuffel"*, sind *„Lesen"* und *„Sport"* zwei Zufallsvariablen, die die Werte (Kategorien) „ja" und „nein" annehmen können. Bei Unabhängigkeit muß u.a. gelten:

P (sportlich aktiv = „ja" und gerne lesen = „ja") =
P (sportlich aktiv) = „ja" x P (gerne lesen = „ja").

		Sport	
		Ja	Nein
Lesen	Ja	131 (35,50%)	142 (38,48%)
	Nein	42 (11,38%)	54 (14,63%)

Abb. 10: Aussagenüberprüfung I mit dem Chi-Quadrat-Test: Lesen vs. Sport

Nun werden über die Vierfeldertafel die entsprechenden Wahrscheinlichkeiten geschätzt und die vier möglichen Produkte gebildet. Aus der Summe der Abweichungen der Produkte von den gemeinsamen (aus der Vierfeldertafel geschätzten) Wahrscheinlichkeiten ergibt sich eine asymptotisch Chi-Quadrat-verteilte zufällige Größe. Nimmt die zufällige Größe zu große Werte an, dann kann die Hypothese – im vorgenannten Beispiel, daß *die Personen, die gerne lesen, weniger Sport treiben* – mit der gewählten Fehlerwahrscheinlichkeit von 5 % (Signifikanzniveau von 5 %) verworfen werden (vgl. LEHN/WEGMANN, S. 170 f.).

In diesem Fall der Beziehung zwischen Leseinteresse und sportlicher Aktivität ist kein statistisch signifikanter Zusammenhang zwischen den Personen, die gerne lesen, und denen, die Sport treiben, nachweisbar. Dieses Ergebnis war schon bei der Betrachtung der Vierfeldertafel zu vermuten, denn 35,50 % der 441 befragten Personen gaben an, *gerne zu lesen* und auch *gerne Sport zu treiben*, ein fast gleicher Prozentsatz von 38,48 % *liest gerne, lehnt aber Sport ab*. 11,38 % *lesen nicht gerne, treiben aber gerne Sport* bzw. 14,63 % der *Nicht-Lesenden wünschen auch keinen Sport*.

Die Untersuchung der Vierfeldertafel mit dem Chi-Quadrat-Test auf Unabhängigkeit bei der Fragestellung, ob die Personen, die *gerne Vorträge anhören*, auch *gerne Sport treiben*, ergab dagegen einen statistisch signifikanten Zusammenhang. Die Personen, die Vorträge anhören, sind signifikant sportlich aktiver (+10,2 %). Die Aussage wurde mit dem Chi-Quadrat-Test überprüft und bestätigt.

		Sport	
		Ja	Nein
Vorträge hören	Ja	144 (39,02%)	133 (36,04%)
	Nein	29 (7,86%)	63 (17,07%)

Abb. 11: Aussagenüberprüfung II mit dem Chi-Quadrat-Test: Vorträge hören vs. Sport

Wird also die Hypothese der Unabhängigkeit beider Zufallsvariablen „Vorträge anhören" und „Sport" verworfen, so wird ein signifikanter Zusammenhang zwischen den beiden Zufallsvariablen nachgewiesen.

Bei der Datenanalyse kann das **lineare Modell** die Ergebnisse des Chi-Quadrat-Tests noch einmal überprüfen. Es wird verwendet, um den Einfluß einer oder mehrerer kategorialer Zufallsvariablen auf eine andere kategoriale Zufallsvariablen hin zu untersuchen. Die unabhängige(n) Variablen(n) werden hierbei als „Faktorvariable(n)" und die abhängige(n) als „Responsevariable(n)" bezeichnet. Hierzu wird ein Modell aufgestellt, das dem klassischen multiplen Regressionsmodell für stetige Daten ähnlich ist und mit dem Parameterschätzungen für die Einflüsse der diversen Faktorvariablen durchgeführt werden können. Weiterhin kann wie bei der klassischen multiplen Regressionsanalyse geprüft werden, ob die durch Parameterschätzungen quantifizierten Einflüsse signifikant von Null verschieden sind (nur dann gilt ein Einfluß als signifikant). Mit der Parameterschätzung kann in unserem Fall die Wahrscheinlichkeit dafür geschätzt werden, daß die Responsevariable „*sportlich aktiv*" den Wert „ja" annimmt, unter der Voraussetzung, daß die Faktorvariablen „*gerne lesen*" und „*gerne Vorträge anhören*" ebenfalls den Wert „ja" haben. Gibt es einen signifikanten positiven Einfluß, z.B. der Variablen „*Vorträge anhören*" auf die Variable „*sportlich aktiv*", so müssen signifikant mehr von den Personen „*sportlich aktiv*" sein, die auch „*Vorträge hören*". In dem vorgenannten Beispiel bedeutet das:

> P (sportlich aktiv = „ja" / Vorträge hören = „ja") = 52,3 %
> P (sportlich aktiv) = „ja" / Vorträge hören = „nein") = 30,9 %.

Das lineare Modell der kategorialen Datenanalyse erklärt also die Vierfeldertafel vollständig. Somit ist auch keine Modellüberprüfung sinnvoll, wenn nur eine Faktorvariable gegeben ist. Bei mehreren Faktorvariablen sollte ein Modellanpassungstest durchgeführt werden. Die Parameterschätzungen gelten aus diesem Grund nur dann als sinnvoll, wenn das Modell nicht verworfen werden kann bzw. wenn „das Modell paßt" (vgl. GRIZZEL/STARMER/KOCH, S. 489-504).

Bei den vorliegenden Untersuchungen hat das SAS-Rechenprogramm („*Statistic Analysis System*") die Auswertung und Überprüfung nach dem Chi-Quadrat-Test, dem linearen Modell und dem Anpassungstest übernommen (siehe Abb. 12 nächste Seite).

Die Ergebnisse des Chi-Quadrat-Tests wurden in dem linearen Modell bestätigt. Falls eine Person *gerne Vorträge anhört und gerne liest*, dann ist sie mit einer Wahrscheinlichkeit von 52,3 % auch *sportlich aktiv*. Wie oben schon gesagt, sind die Personen, die Vorträge anhören, auch sportlich aktiver (+ 10,2 %), während der Einfluß des Lesens auf die sportliche Aktivität nicht signifikant von Null (+ 5 %) verschieden ist. Personen, die weder Vorträge anhören noch lesen, sind nur mit einer Wahrscheinlichkeit von 30,9 % sportlich aktiv.
Das Modell wurde mit einem Anpassungstest überprüft und bestätigt.

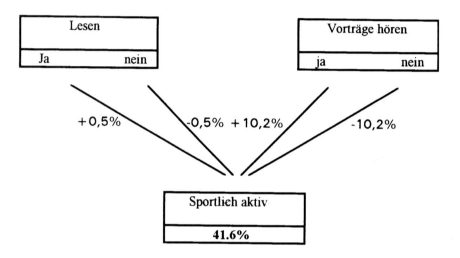

Abb. 12: *Aussagenüberprüfung III mit dem Chi-Quadrat-Test und linearem Modell: Lesen/Vorträge hören vs. Sport*

In der vorliegenden Untersuchung kommt es besonders darauf an, daß die Originaldaten der Erhebung ungeachtet ihrer unterschiedlichsten Zusammenfassung und Auswertung zugleich jederzeit erkennbar und damit verfügbar bleiben. Nur dann ist es möglich, die Ergebnisse für eine individualisierende Strategie des Aktivitätenangebots in Altersheimen zu nutzen. *Um dieses Ziel zu erreichen, war es also nötig, neben den üblichen Verfahren statistischer Verarbeitung auch ein Analyseverfahren einzusetzen, welches die individuellen Merkmale der Originaldaten nicht durch Summationen und Mittelbildungen verwischt und dadurch letztlich unkenntlich macht. Dieser Anforderung wird die Formale Begriffsanalyse gerecht.*

2.2.2 Formale Begriffsanalyse als Auswertungsmethode

Ausgehend von einer spezifischen Darstellung der Daten in Form eines „Formalen Kontextes" werden in der **Formalen Begriffsanalyse** die Datenstruktur analysiert und das Netzwerk der Datentypen als „Begriffsverband" konstituiert. Anschließend erfolgt eine die Originalinformationen erhaltende graphische Repräsentation in Form von „Liniendiagrammen". Die Ergebnisse der Analyse führen zur Aufdeckung von Zusammenhängen zwischen Merkmalsdimensionen. So kann die Darstellung der Datenstruktur auch durch die Auflistung der Implikationsstruktur der Merkmale und durch die Liste der Merkmalsordnung ergänzt werden.

In den Liniendiagrammen kann man bei einer Distribution nach zwei Aspekten (etwa nach Alter und Geschlecht) nicht nur die jeweiligen Gesamtzahlen der Probanden ablesen, die Diagramme machen zugleich das ganze Verteilungsnetz der Merkmale sichtbar. Auch höher-, z.B. dreidimensionale Verteilungen, z.B. zur Darstellung des Interesses der Bewohner eines Altenheims für Schwimmen, Tanzen und Gymnastik (Abb. 17) oder sechsdimensionale Verteilungen, z.B. hinsichtlich des Interesses an den Aktivitäten Schwimmen, Tanzen, Gymnastik, Wandern, Entspannnungsübungen, Fahrrad fahren (Abb. 49), können in der Formalen Begriffsanalyse analysiert, als individuumbezogene Begriffsverbände aufgedeckt und in Diagrammen repräsentiert werden. In diesen Abbildungen ändern sich die Merkmalsdimensionen, da die Variablen unterschiedlich kombiniert werden. Somit hat man es immer wieder mit einer anders zusammengesetzten Populationen – selbstverständlich bezogen auf die Gruppe der Bewohner in den 5 großen Alten- und Pflegeheimen – zu tun. Die bei den Befragungen bezüglich unterschiedlicher Merkmalsausprägungen gewonnenen Zahlenwerte (Häufigkeiten) lassen sich in mehrwertigen Kontexten festhalten. Mathematisch werden die betreffenden Datentypenstrukturen (Begriffsmuster) als skalierte vollständige Verbände charakterisiert. In unserer Arbeit haben wir die Datensätze weitgehend durch solche skalierten Liniendiagramme repräsentiert. Sie stellen sich meist als mehrdimensionale Gebilde (Würfel) dar.

2.2.3 Deskription eines Liniendiagramms der Formalen Begriffsanalyse

In der Formalen Begriffsanalyse repräsentiert man Wissensbereiche durch „formale Kontexte", d.h. als Systeme der Form K = (G,M,I), wobei (bezüglich der Interessenlage) G eine „Gegenstandsmenge", M eine zugehörige „Merkmalsmenge" bezeichnen. Die wechselseitige Zugehörigkeit von Gegenständen g∈G und Merkmalen m∈M wird durch eine „Inzidenzrelation" I $\subseteq$ GxM zusammengefaßt. Die genannten Mengen G und M sind in den meisten Anwendungen endliche Mengen, so daß formale Kontexte durch Kreuzchentabellen darstellbar sind.

Die erfragten Daten wurden in einem speziell dafür erstellten Computerprogramm „BAV3" (Technische Hochschule Darmstadt 1991) skaliert. Die Ordinalität der Antwortskala drückt sich so aus, daß innerhalb eines Inhaltsbereichs, z.B. in bezug auf *„Alter"* oder *„Fahrrad fahren: nie (1), manchmal (2), häufig (3)* ein Kreuz bei einer ranghöheren Antwortkategorie auch Kreuze bei den rangniedrigeren Antwortkategorien impliziert (vgl. GANTER/WILLE/WOLFF, 1986, S.161 ff.; SPANGENBERG/WOLFF, 1990, S. 3-16; CLAAR 1989, S. 3f.). In der Tabelle stehen jede Zeile für einen Gegenstand und jede Spalte für ein Merkmal.

Vom mehrwertigen Kontext zum Diagramm

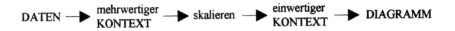

Der mehrwertige Kontext:
NWDEMO.MWK

	Alter	Fahrrad fahren
1	6	1
2	8	2
3	7	3
4	8	1
5	8	1
6	8	3
7	9	1
8	8	3
9	9	1

Die Skalen:
ALTER.CXT

	>=100	>=90	>=80	>=70	>=60	>=50
1	x	x	x	x	x	x
9		x	x	x	x	x
8			x	x	x	x
7				x	x	x
6					x	x
5						x

FAHRRAD.CXT

	1	2	3
1	x		
2	x	x	
3	x	x	x

Der einwertige Kontext

	1_Alt	9_Alt	8_Alt	7_Alt	6_Alt	5_Alt	1_Fahr	2_Fahr	3_Fahr
1				x	x	x			
2		x	x	x	x	x	x		
3			x	x	x	x	x	x	x
4		x	x	x	x	x			
5		x	x	x	x	x			
6		x	x	x	x	x	x	x	
7	x	x	x	x	x	x			
8		x	x	x	x	x	x	x	x
9	x	x	x	x	x	x			

Abb. 13.: Beispiel für das Erstellen eines Kontextes nach der FBA

In den dadurch aufgespannten Zellen wurde durch das Kreuz festgehalten, ob das betreffende Merkmal auch auf den entsprechenden Gegenstand zutrifft. Die durch die Fragebogeninformation gegebenen Kontexte werden mehrdimensional repräsentiert und in speziellen Verbänden, einem bewerteten Liniendiagramm, graphisch dargestellt.

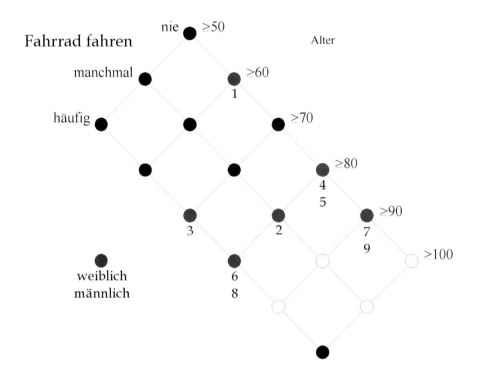

Abb. 14: Liniendiagramm:
Aktivitätsgrad Fahrrad fahren/Alter

Da erst einmal das Auge daran gewöhnt werden muß, die flächigen, besonders aber die räumlichen Liniediagramme zu lesen, sollen die folgenden Beispiele dazu dienen, die Abbildungen schnell zu erfassen.

Aus unserem Anwendungsbereich wurde ein Altersheim mit genau 100 interviewten Probanden gewählt, dessen Kontext sich wie folgt darstellt:

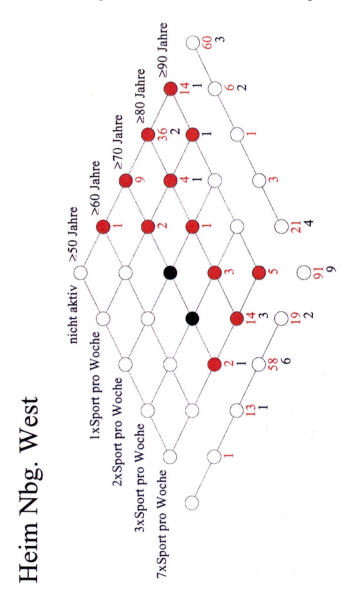

*Abb. 15: Zweidimensionales Liniendiagramm:
Sportlicher Aktivitätsgrad/Alter/Geschlecht (Altenheim NW)*

In diesem Diagramm wurde die Gegenstandsmenge G {alle Probanden, eingeteilt in Dekaden } mit der Merkmalsmenge M {Sportaktivität pro Woche} gekreuzt. An jedem **schwarzen Punkt** sitzt ein Merkmalsumfang, z.B. der schwarze Punkt in der Mitte hat das Merkmal:

>70 Jahre und zweimal pro Woche Sport treiben.

In diesem Datensatz gibt es keine Person, die diese Merkmale enthält. Diese Position könnte theoretisch besetzt sein, da der Datensatz Personen dieser Altersgruppe enthält.
Die **roten Punkte** sind die Gegenstandsumfänge des Begriffsverbandes. An diesen Punkten befinden sich auch die Personen des Gesamtverbandes mit den Merkmalen

„Aktivität pro Woche", „Alter" und „Geschlecht"

Das Liniendiagramm besteht aus Knoten und Kanten, die Distanzen und Winkel haben keine Bedeutung. Jeder Knoten in einem solchen Diagramm repräsentiert einen formalen Begriff:

− sportliche „Aktivität pro Woche" in 5 Stufen
  − von „nicht aktiv" bis „täglich aktiv", sowie

− „Alter" in ebenso 5 Stufen von >50, >60, >70, >80 und >90 Jahre und

− „geschlechtliche Differenzierung" − durch die Farben rot und blau.

Es bieten sich bei der Auswertung also 5 x 5 = 25 Merkmale x 2 (für Geschlecht) = 50 Begriffe an. Alle 25 Punkte in dieser eindimensionalen Interordinalskala könnten theoretisch besetzt sein. An den beiden daruntergesetzten Linienketten sind die Personen

− getrennt nach „Geschlecht" (weiblich rot, männlich blau) − auf der linke unteren Linie das „Alter", auf der rechte unteren Linie die „Aktivität pro Woche"

noch einmal addiert. In diesem Wohnheim sind also 9 %, 9 von den 100 Befragten männlichen Geschlechts.

Mit einem Blick ist erkennbar, daß sich auf der rechten oberen Seite, in den Feldern >70 bis >90 60 Damen und 3 Herren angesammelt haben, die „nie Sport" treiben wollen, bzw. 6 Damen und 2 Herren, die nur „1x pro Woche" aktiviert werden möchten. Ebenso findet sich auf der linken unteren Seite bei der gleichen Altersgruppe die Extremposition: 21 Damen und 4 Herren wünschen „täglich Sport" zu treiben. D.h, **zwei Drittel der Senioren möchten generell Ruhe haben, das andere Drittel sehnt sich nach einem speziellen Bewegungsangebot.**

Das Bild zeigt die „vollständige Landschaft" des Fragenkomplexes der **individuellen Einstellung** des älteren Menschen in diesem einen Heim zur sportlichen Aktivität.

Im Gegensatz zu anderen statistischen Auswertmethoden liefert dieses Liniendiagramm mit seinen auch leeren Feldern wesentliche **Aussagen**:

> In dem Altenwohnheim Nürnberg West mit 100 befragten Personen gibt es keine Person, die unter 60 Jahre alt ist.

> In diesem Heim befindet sich auch nur eine Bewohnerin mit dem Merkmal: „Alter zwischen 60-69 Jahren" – „ohne Aktivität".

> Es leben in dem Heim 9 Bewohnerinnen in dem Alter zwischen 70 und 79 Jahren, die sich „*nie*", und 2 Damen, die sich nur „*1 x pro Woche*" sportlich betätigen wollen.

Aus dem Diagramm ergibt sich u.a. die **Implikation**:

> Wenn man mit unter 80 Jahren in ein Altenheim einzieht, ist man bereits so krank und schwach, daß man sich kaum/nicht mehr bewegen kann.

Solche, aus den leeren Feldern entnommenen Implikationen betreffen stets nur gewisse Aspekte der Kontextstruktur, da die Merkmale stark korrelieren. Je weiter man in dem Netzwerk nach unten schreitet, desto aktiver werden die Personen. An dem untersten Knotenpunkt befinden sich demnach die 5 Personen mit den speziellen Merkmalen: „*7 x pro Woche*", die also täglich Sport treiben. Ebenso sind es die Personen, die auch „über 90 Jahre alt" sind. In dem Punkt darüber befinden sich 3 Personen mit dem speziellen Merkmal: „*3 x Sportaktivität pro Woche*" und ein „*Alter von 80 bis 89 Jahren*".

Analysiert man dieses Viereck an der untersten Spitze, so findet sich hier das Kontingent der Personen (22 Frauen und 3 Männer),

> die „*3 x Sport pro Woche*" bis „*täglich*" Sport treiben

> und „*älter als 80 Jahre*" sind.

In dem dargestellten Liniendiagramm sind *Alter, Geschlecht, Aktivität mehrwertig* vernetzt dargestellt. Dieses Liniendiagramm mit den drei Merkmalen ist noch überschaubar, Über- und Unterordnungen sind schnell erkennbar. Sobald – wie es die Untersuchung verlangt – komplexe Ordnungen mit allen möglichen und notwendigen Differenzierungen und Gemeinsamkeiten gefragt sind, übernimmt das Programm der FBA die Aufgabe, den dazugehörigen Begriffsverband zu bestimmen. „Einen Begriffsverband könnte man umschreiben als die Gesamtheit und die Ordnung der möglichen Differenzierungen und Interdependenzen zwischen den Merkmalen und Gegenständen" (SEILER, S. 2).

Nürnberg West

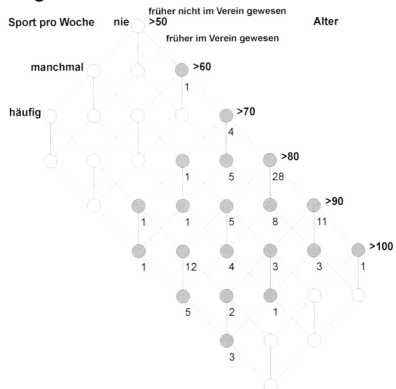

Abb. 16: Dreidimensionales Liniendiagramm:
Sportlicher Aktivitätsgrad/Alter/Vereinsmitgliedschaft (Altenheim NW)

Dieser dreidimensional gezeichnete Begriffsverband enthält auch die Merkmale wie die in der Abbildung 15.:

- sportliche *„Aktivität pro Woche"*
  - hier nur in 3 Stufen – von *„nie"* bis *„häufig"* aktiv – sowie
- *„Alter"* in 5 Stufen von >50, >60, >70, >80 und >90 Jahre.

Die geschlechtliche Differenzierung durch farbliche Unterscheidung wäre leicht möglich gewesen, wurde aber nicht vorgenommen. Die räumliche Darstellung macht es möglich, ein weiteres Merkmal hinzuzunehmen, ohne daß das Gitterwerk unübersichtlich wird. Ist das Auge an ein solches räumliches Bild gewöhnt, kann das komplexe Begriffsmuster rasch mit einem Blick erfaßt werden:

auf der oberen Ebene befinden sich die Personen, die *„nie im Sportverein"* aktiv,

auf der unteren Ebene diejenigen, die *„früher einmal in einem Verein"* tätig waren.

Die Darstellung liefert die Zusatzinformation:

Die einzige Dame im Alter zwischen 60 und 69 Jahren war *„früher nicht in einem Verein"*.

Es finden sich im Gesamt mehr Personen (n = 69), die *„nie in einem Sportverein"* gewesen sind, gegenüber 31 Personen, die Mitglied in einem Sportverein waren.

Obwohl die staatlichen Jugendorganisationen, z.B. der „Bund Deutscher Mädchen" aus der Nazizeit, auch als Mitgliedschaft in einem Sportverein gewertet werden, zeigen zwei Drittel der befragten Senioren in diesem Altenwohnheim kein Interesse, weiter sportlich aktiv zu sein. Betrachtet man das Liniendiagramm, so wird dieses Zwei- zu Eindrittel-Verhältnis besonders an den Punkten, wo sich mehrere Personen ansammeln, deutlich (siehe Abb. 17 nächste Seite).

In dieser Darstellung sind das **Kontingent** der Merkmale:

- **Schwimmen – Tanzen – Gymnastik**
- und dessen **Umfang**sverteilung von den **100 Personen** des Altenwohnheimes Nürnberg West

in zwei Würfeln dargestellt. Jeder Punkt wird in diesem dreidimensionalen reellen Raum durch drei „Koordinaten" bestimmt, die durch die Kanten in Beziehung gesetzt werden und eine hierarchische Ordnung finden.

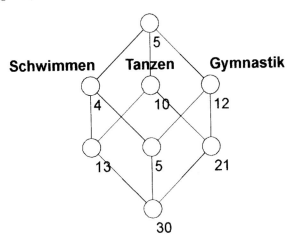

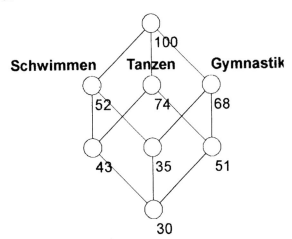

Abb. 17: Liniendiagramm:
Schwimmen/Tanzen/Gymnastik (Altenheim NW)

In dem unteren Würfel zeigt sich an der Spitze wieder die Gesamtzahl (Umfang) der Bewohner von 100 Personen,
in dem oberen Würfel aber mit 5 die Zahl der Personen, die *keine dieser drei genannten Aktivitäten* wünschen.

An dem untersten Punkt befinden sich die 30 Personen, die *alle drei Sportarten: Schwimmen, Tanzen, Gymnastik* betreiben wollen.

Die Zahlen **direkt** an der Beschriftung im oberen Würfel benennen die Anzahl der Personen, die nur diese *eine Sportart* betreiben wollen:

4 Personen wollen nur Schwimmen, 10 Personen nur Tanzen, 12 Personen nur Gymnastik.

Zieht man von diesen Punkten die Verbindungslinien (Kanten) nach unten, so wird das Interesse für die *Zwei- bzw. Dreier-Kombination der Bewegungsarten* deutlich:

5 Personen wollen Schwimmen und Gymnastik treiben,
13 Personen Schwimmen und Tanzen, 21 Personen Tanzen und Gymnastik.

Alle diese Linien führen zu dem untersten Punkt, d.h.

30 Personen wünschen, *auf allen drei Gebieten aktiv* zu sein.

Im unteren Würfel wird der **Umfang im Sinne einer Zusammenfassung** repräsentiert:

Von den 100 Personen nehmen 52 das Angebot im Schwimmen wahr; **in dieser Gruppe** sind die
30 Personen enthalten, welche alle drei Sportarten wünschen (vgl. untere Spitze),
hinzu kommen – mit Blick in den oberen Würfel –
+ die 13 Personen, die Schwimmen und Tanzen
+ die 5 Personen, die Schwimmen und Gymnastik betreiben möchten
+ die 4 Personen, die allein das Schwimmen wünschen
= 52 Personen.

Gleiches läßt sich bei den Sportarten Tanzen und Gymnastik ersehen.

Der Vorteil der FBA zeigt sich klar in der Fülle der Antwortkombinationen, die bei einer anderen Auswertmethode verloren gehen würden. Man erhält einen vollständigen Überblick über die innere Struktur eines vorliegenden Datensatzes und kann die notwendigen Maßnahmen, hier ein auf das

Individuum und seine Bedürfnisse abgestimmtes Bewegungsangebot, einleiten.

Allerdings muß man sich bei dem ganzen Projekt darüber klar sein, daß grundsätzlich die Gefahr besteht, in die Ergebnisse einer Befragung mehr hineinzulegen, als diese selbst rechtfertigen. Beispielsweise wurden bei der Frage nach ausgeübten Aktivitäten die Stufungen wie:

> „*nie*" – „*manchmal*" – „*häufig*" bzw.
> „*überhaupt nicht*" – „*gelegentlich*" – „*sehr gerne*"

vorgegeben. Wenn man den Befragten den sprachlichen Freiraum läßt, so unverbindlich (wie z.B. mit „*manchmal*") antworten zu können, unterstellt man zwischen Interviewer und Proband ein gleichartiges inhaltliches Verständnis zu dieser Aussage. Genauer wäre zweifellos die Frage:

> „*Wie oft pro Woche treiben Sie Sport?*
> *1x, 2x, 3x wöchentlich oder täglich bzw. überhaupt nicht*".

Diese numerischen Daten sind in dieser Auswertung wie folgt zusammengefaßt:

> 1-2 x Sport treiben = „*gelegentlich*",
> 3 x Sport treiben = „*häufig*",
> täglich Sport treiben = „*häufig*".

Die Antworten sind also klar nach der Originalbefragung komprimiert und stellen eine sinnvolle sprachliche Reduzierung dar. In dieser Untersuchung war es ausreichend und zweckmäßig, auf der Basis einer einfachen Ordinalskala antworten zu lassen.

2.3 Durchführung der Befragung

Wie bereits in Kap. 2.1.1 beschrieben, mußte der Fragebogen nach der Voruntersuchung bei 23 aktiven SportlerInnen in einem Seniorensportverein und 11 Senioren, in eigener Wohnung lebend, noch einmal überarbeitet werden. Nachdem dann nochmals 15 betagte Menschen in einem Seniorenheim befragt waren, wurde auf eine nähere Begründung für die sportliche Aktivität verzichtet und der Fragebogen auf drei Seiten reduziert.

Insgesamt wurden also aus den **5 großen Seniorenheimen 369 der insgesamt 909 Altenheimbewohner** (= 41 %, vgl. Kap. 2.1) sowie die 15 älteren Menschen aus dem Stift in Köln, die zu den restlichen 57 in eigener Wohnung lebenden Senioren mit insgesamt **72 Befragten ("Übrige")** addiert werden, über ihre Interessen an körperlicher, musisch-künstlerischer, geistiger und sozialer Aktivität befragt.

In den 5 großen Heimen sind jeweils ca. ein Drittel, in zwei Fällen (über) die Hälfte der Gesamtbewohner der jeweiligen Heime angesprochen worden. Die Auswahl der Senioren geschah nach dem Zufallsprinzip der Anwesenheit am Interviewtag.

Bis auf die Gruppe von 15 Personen in Köln und weitere 23 ältere Menschen, welche in einem Wohnkomplex „Betreutes Wohnen" leben, wurden alle übrigen Personen allein – in einem Haus mit Begleitung der Interviewpartnerin – von der Autorin befragt. Die beiden Personen, die eigenständig die 38 Senioren in Köln und in dem Projekt „Betreutes Wohnen" befragten, standen in engem Kontakt zu der Autorin.

In mehreren Fällen wurde durch Augenschlag oder Handbewegung signalisiert, daß man seine Ruhe haben wollte. Wenn verbale Mitteilungen möglich waren, bekam man zu hören: *„Ich will meine Ruhe haben und sterben"* oder gar in einigen Fällen: *„Können Sie mir nichts zum Sterben geben?"*. Diese Personen fallen in die Gesamtklientel der 909 aufgesuchten und befragten Menschen.

Vereinzelt tat man nach noch so sensiblem Herantasten und freundlicher Befragung sehr deutlich und unmißverständlich seine Ablehnung kund. Eine Dame zwischen 90 und 99 Jahren erklärte schroff: *„Sind Sie bald fertig, dann hauen Sie bald ab! Ich zahl fei nichts, es kost' alles schon genug!"*. Oder eine Dame im Alter zwischen 80 und 89 J., die bei beiden Fragebögen ausschließlich negativ eingestellt war, argumentierte: *„Stellt man solche Fragen Leuten, die 80 sind? ... In dem Alter kann ich nicht, ach Gott, in dem Alter!"* In dem sozialen Teil begründete sie ihre Ablehnung folgendermaßen: *„In dem Alter nicht mehr!"* Eine 93jährige Dame meinte zu der Frage nach sportlicher Betätigung. *"Mit 93 Jahren? ...Ich habe vom Leben schon Abschied genommen!"*

In vielen Fällen konnte die zu Beginn vorherrschende negative Grundhaltung zum Positiven gewendet werden: *„Ich wünsche Ihnen alles Gute. Menschen, die mir sympathisch sind, warum soll ich denen nicht alles Gute wünschen? Sie haben mir an dem Tag noch gefehlt, es ist schön, daß ich mal so echt mit einem Partner reden kann."*

Es war eine Interviewzeit von ca. 15 Minuten pro Person veranschlagt, die sich aber oftmals bis zu drei Stunden ausdehnte. Diese langen Gespräche („narrative Interviews") waren informativ und gaben einen Einblick in die individuelle Lebensgeschichte. Die Aussagen wurden entweder während der Unterhaltung oder sofort bei Verlassen der Wohnungen bzw. Zimmer notiert. Sie liefern häufig nähere Begründungen für Entscheidungen, eine Aktivität entweder abzulehnen oder sich dieser besonders zuzuwenden.

2.3.1 Daten zur Klientel

Die **441 Personen, 357 Frauen und 84 Männer**, verteilen sich über die gesamte Bundesrepublik.

Der Standort der fünf großen Altersheime in Hessen und Bayern in Städten von einer Einwohnerzahl von 500.198 (Nürnberg), 140.035 (Darmstadt), 24.222 (Lauf) und 9.588 mit Eingemeindung 14.590 (Rotenburg a.d. Fulda)[32] läßt eine unterschiedliche soziologische Struktur vermuten. Die Bewohner in den einzelnen Alten- und Pflegeheimen weisen keine typisch regionalen Unterschiede auf. Das mag einmal daran liegen, daß die Bewohner aus ganz Deutschland in diese Region gesiedelt sind und dort bereits seit Jahrzehnten leben oder aber, daß sie den Standort des Altersheimes nach der Nähe ihrer Verwandten (Kinder) ausgewählt haben. Da viele Befragte erst seit ein oder zwei Jahren in dem Heim lebten, lag die Verwurzelung des alten Menschen nicht am Standort des Altenheimes. Generell kann man aber von verschiedenen Regionen sprechen:

- dem Raum *Franken* bzw. dem Raum um Nürnberg/Nürnberger Land,
- dem Raum *Hessen*: Landkreis Darmstadt/Dieburg und Bergstraße sowie der Landkreis Hersfeld/Rotenburg a.d.Fulda und
- dem Raum *Nordrhein-Westfalen* – speziell Köln und Wuppertal.

Die in der Umfrage erfaßten Personen verteilen sich demnach auf Alten- und Pflegeheime der Länder Bayern (Franken), Hessen und Nordrhein-Westfalen.

Die finanziellen Verhältnisse der Klientel kann man als bescheiden, aber geordnet bezeichnen. Aus den Interviews kann auch entnommen werden, daß die Klientel aus allen Bildungsschichten stammt,

meist aus der Mittelschicht

- es waren vorwiegend die Berufsgruppen der Krankenschwestern, Erzieherinnen, Lehrerinnen, Sekretärinnen, Haushälterinnen, Hausfrauen/ mit Landbesitz, Künstler vertreten.

  Ein Beispiel für eine Lebensgeschichte einer Dame zwischen 80 und 89 Jahren:

  „Ich war eine arme Dorfschulmeisterin, hatte es aber gut als Lehrerin. 1936 habe ich Examen gemacht. 1938 hatte ich eine Vorstelle mit 200 Mark, vorher eine Zweidrittel-Stelle mit 126 Mark und 65 Pfennigen. Die Wohnung kostete 90 Mark. 95 Kilometer mußte ich täglich nach Hause fahren. Die Arbeiterrückfahrkarte kostete 4 Mark und 95 Pfennige, 25 Pfennige Eilzug-

---

[32] Stand vom 31.12.1992

und 50 Pfennige D-Zug-Zuschlag. Im Bummelzug habe ich gestrickt. Beim BDM war ich Jungmädelführerin. 1936 bin ich aus der Partei ausgetreten und war in Kryschona Schwester";

lediglich 5% Akademiker
- neben den beiden Medizinern befanden sich Pfarrer, Oberstudienrätinnen/Philologinnen, ein höherer Forstbeamter oder Ehefrauen von Höheren Beamten und ein Architekt in dieser Gruppe.

Eine Lebensgeschichte einer Ehefrau eines Höheren Beamten, jetzt im Alter zwischen 90 und 99 Jahren und fast blind:
„Ich hab' den Halley'schen Kometen mit zwölf Jahren über Arheilgen gesehen. Dann den ersten Zeppelin und den ersten Triebwagen, zwei Abstürze von Flugzeugen am Niederramstädter-Friedhof und einen am Wilden Kaiser. Ich hatte Eltern, die waren zwei Juwelen, Eltern, die nie Streit gehabt haben. 1918 habe ich geheiratet. Meine Mutter hat gesagt: 'Du sollst nicht mit Leuten verkehren, die geistig unter dir stehen'. Ich gehöre zum alten Eisen, aber nicht zu den alten Weibern. Ich mache noch Gymnastik im Hirn" (dazu nennt sie Beispiele). „Ich bin kinderlieb und mag junge Menschen, die alten mag ich nicht!"

sowie ein ebenso
geringer, schwer einzuschätzender Prozentsatz der Unterschicht
- Hilfskräfte in einem Haushalt bzw. auf einem Gut oder in einem Waschsalon; Haushaltshilfen, zuständig für die Versorgung eines fremden oder eigenen Haushalts (meist jüngerer Geschwister nach dem Tod der Mutter).

Eine Lebensgeschichte einer Dame im Alter zwischen 90 und 99 Jahren:
„Ich habe früher im Waschsalon gearbeitet am Schloß Bellevue. Wenn der Kronprinz kam, kamen alle Waschfrauen raus. Dann hat er immer gehupt. Ich drücke jetzt für Sie den Daumen, daß Sie was Schönes hören – ich hab' ja Zeit!"

2.3.2 Verteilung der Probanden

Im folgenden soll die Struktur der einzelnen Gruppen näher beschrieben werden:

1. Verein DA – 18 Damen und 5 Herren

Die Voruntersuchung geschah in einem Sportverein des Arbeiter-Samariterbundes in Darmstadt. Die an der wöchentlichen Sportstunde teilnehmenden Senioren haben ein Alter von >50 bis <90 und stammen aus dem gutbürgerlichen Milieu; man kann sie der Mittel-, einige wenige der Oberschicht zurechnen. Die Leiterin der Seniorensportgruppe ist im Bewegungsbereich sehr engagiert, offen für Innovationen und absolvierte in dieser Zeit noch ein Sozialpädagogikstudium. Die Seniorengruppe nimmt an dem regelmäßigen Bewegungs- und Freizeitangebot der Fachhochschule teil. Die Sportstunden werden von Studierenden begleitet. Die Freizeiten mit einem intensiven Sport-, Spiel-, Tanz- und Psychomotorikangebot sind sehr beliebt. Diese Gruppe ist jedem Experiment gegenüber aufgeschlossen und nimmt kritisch-konstruktiv dazu Stellung. Es besteht zwischen den Teilnehmenden und der Leitung auch eine harmonische persönliche Beziehung, die über die Übungsstunde hinausgeht.

Diese Seniorengruppe war für eine Voruntersuchung, die auch zeitaufwendiger ist, prädestiniert, da sie sich auf einen intensiven Meinungsaustausch einlassen kann.

2. Eigene Wohnung – 6 Damen und 5 Herren
Neben der o.g. Darmstädter Seniorensportgruppe wurde im Familien- und Bekanntenkreis der Fragebogen erprobt und eingehend diskutiert. Die Damen und Herren befanden sich im Alter zwischen 70 und 80 Jahren und entstammen der Mittel- bzw. Oberschicht. Den Sport kennen sie von ihrer Schulzeit; niemand gehört einer Seniorensportgruppe an.

3. Nürnberg WG – 11 Damen und 12 Herren
Die befragten Damen und Herren leben selbständig und haben gerade im Erstbezug ihre eigene Wohnung in einem Projekt der Wohnungsbaugesellschaft und der Christlichen Arbeitsgemeinschaft e.V. Nürnberg, „Betreutes Wohnen" in Nürnberg-Langwasser mit 230 Plätzen (vgl. Kap. 3.3.1.) bezogen. Sie werden von einer Diplom-Psychologin (wöchentlich 30 Stunden) mit Aufbaustudium Psychogerontologie und einer Altenpflegerin betreut. Die Diplom-Psychologin führte die Befragung durch. Die Bewohner haben Gelegenheit, an der einmal in der Woche stattfindenden Gymnastikstunde teilzunehmen. Einige ältere Menschen besuchen das in der Nähe gelegene Schwimmbad.

4. Heim Köln – 9 Damen und 6 Herren
Die in der Voruntersuchung befragten älteren Menschen entstammen dem Clara-Elisen-Stift, einem Ev. Alters- und Pflegeheim in Köln. Es ist ein kleines Haus mit insgesamt 84 Bewohnern. Es sind Pflegefälle, die wenig Anregung von außen erhalten. Ein Bewegungs- und Sportangebot ist ihnen nicht vertraut. Die Befragung wurde von einer Studentin im Sport-Rehabilitationsbereich durchgeführt, die vielfältige Erfahrung mit Senioren-Sportgruppen und Behindertengruppen erworben hat.

5. Heim Rotenburg – 45 Damen und 9 Herren
Das Heim in Rotenburg a.d. Fulda ist mit 137 Plätzen eine Einrichtung des Landkreises Hersfeld/Rotenburg und wird von einem Heimleiter geführt.

In diesem Fall wird die häufig anzutreffende Aussonderung alter Menschen schon durch die Lage des Hauses herbeigeführt: Für Senioren ist der Weg zu Fuß den Berg hinab in die Stadt unmöglich. Das Krankenhaus mit einem großen steilen Waldgelände ist zwar nebenan, ansonsten herrscht Einsamkeit. Zwei sehr aufgeschlossene Bewohnerinnen im Alter von 50-59 Jahren, eine an den Rollstuhl gefesselt und im Haus angestellt, mußten sich für den Einzug in das Altenheim entscheiden, weil es keine Alternative gab. Das Personal widmet sich den dementen, hochbetagten Damen mit viel Liebe und Geduld. Einer alten, an Schizophrenie erkrankten Dame steckten die Kriegserinnerungen noch in den Gliedern, sie schreckte bei jedem schrillen Ton zusammen und meinte, *"hier ist das Glück das Bleibende!"*

Für alle 122 Bewohner steht nur eine dreiviertel Sozialpädagogikstelle zur Verfügung. Die eingestellte, sehr engagierte Dame ist die einzige Fachkraft, die sich um ein gut aufgebautes, ein Mal in der Woche stattfindendes Gymnastik- und handwerklich-künstlerisches Programm bemüht. Sie würde auch gerne breiter gestreute Aktivitäten anbieten, der Stellenplan sieht das jedoch nicht vor.

Es fiel auf, daß die Klientel häufig einem Landwirtschaftsbetrieb entstammte, vielfach auch eine Gastwirtschaft besaß, kinderreich war und generell wenig Zeit für andere Aktivitäten hatte. Eine Dame zwischen 80 und 89 Jahren äußerte: *"Wir hatten Landwirtschaft und waren sieben Kinder – das war ein schweres Los in der Jugend. Um 4.00 Uhr bin ich aufgestanden, um 23.00 Uhr kam ich dann ins Bett. Ich mußte noch bis so spät abends nähen!"* Eine 90-99jährige meinte: *"Für Sport hatte ich keine Zeit, wir hatten zwei große Mühlen und 80 Morgen Land. ... Die Gartenarbeit war notwendig zum Essen".*

Bei den Damen fanden sich aber auch sehr aktive Sportlerinnen: eine 80-89jährige hatte bis vor Eintritt in das Altenheim selbst einen Damensportverein geleitet; eine andere gleichen Alters betonte: *"Sport, das ist der Inhalt meines Lebens!"*

6. Heim Lauf – 54 Damen und 13 Herren

Es handelt sich um ein Alten- und Pflegeheim der Arbeiterwohlfahrt in Lauf mit 122 Plätzen. Der Kontakt zur Heimleitung kam über die im Haus angestellte, sehr verständnisvolle Diplom-Psychologin zustande. Die Befragung war nicht einfach, da ein Großteil der Bewohner vereinsamt und depressiv wirkte. Auch fühlte sich ein Teil des Personals kontrolliert, so daß bei den wiederholten Besuchen das Vorhaben jedesmal erneut begründet werden mußte.

Das Aktivitätsangebot im Haus ist aufgrund der Behinderungen/Erkrankungen der alten Menschen begrenzt. Einmal in der Woche wird Gymnastik von einer Ergotherapeutin angeboten. Die Krankengymnastin kommt zwei

Mal in der Woche bei Verordnungen ins Haus. Der Ortsverein des Arbeiter-Samariter-Bundes hat mit großem Engagement in dem Alten- und Pflegeheim eine Begegnungsstätte eingerichtet. Hier nehmen weitgehend gesunde und mobile betagte Menschen, die sich noch die schwierigen Schrittkombinationen merken können, an der durch einen Freundeskreis der Stadt organisierten Tanzveranstaltung teil.

Sehr großer Beliebtheit erfreuen sich die vielen Busausflüge; die Nachfrage ist größer als die Kapazität.

7. Heim Nürnberg Nord – 37 Damen und 8 Herren

Das Senioren- und Pflegeheim Nürnberg Nord mit 120 Plätzen liegt in der Nähe des Zentrums von Nürnberg und hat eine weibliche Heimleitung. Das Haus arbeitet eng mit einer Altenpflegeschule zusammen und hat Kontakt zu der Universität Erlangen-Nürnberg/Aufbaustudiengang Psychogerontologie. Es finden Vortragsreihen zu *„Problemen, die uns im Alter erwarten"* statt, welche für die Bewohner und deren Angehörige und Bekannte sowie weitere Interessenten aus dem Umkreis geöffnet sind. Die Heimleitung ist an allen Neuerungen sehr interessiert. Aktuelle wissenschaftliche Erkenntnisse werden diskutiert und – falls für die Bewohner hilfreich – rasch in die Praxis umgesetzt.[33]

Fachkräfte und angelerntes Personal sowie eine Diplom-Sozialpädagogin betreuen und versorgen die alten Menschen, wobei über 50% intensiver Pflege bedürfen.

Zu dem Bewegungs- und Gymnastikangebot müssen die betagten Menschen einzeln abgeholt werden. Im Haus sporadisch stattfindende Psychomotorikkurse geben Anregung für weitere Bewegungsaktivitäten, in denen auch stark verwirrte und bettlägerige Menschen angesprochen werden.

8. Heim Nürnberg West – 91 Damen und 9 Herren

Das Dr.-Werr-Heim in Nürnberg ist ein Altenheim mit 320 Plätzen. Träger ist die Christliche Arbeitsgemeinschaft, die den Charakter dieses Heimes prägt. Der Leiter und das Personal waren sehr offen. Bis auf wenige Ausnahmen waren die Bewohner sehr aufgeschlossen und interessiert. Das Spektrum der Lebensgeschichten und Interessen war sehr breit und für die Interviewerin erlebnisreich. Viele Lehrer und Lehrerinnen erzählten Anekdoten:

---

[33] Zum Bild des Jahres 1995 wurde von der Nürnberger Zeitung das Foto ausgewählt, auf welche auch im Bett liegende alte Menschen in den nahegelegenen Park gefahren werden. Mit der Überschrift „Schande für Nürnberg" hat man in mehreren Zeitschriften die Meinung der Nachbarn zu diesem Engagement tituliert, welche die Heimleitung u.a. mit folgenden Worten beschimpften: „Jetzt schaffen's die Halbleichen endlich aus unserem Blickfeld!"

"Ich bin 84 Jahre und 11 Monate und 4 Tage alt" berichtete eine Dame. *"Ich habe vor meinem König in Dresden geturnt, vor dem August"*. Sie drückt ihre Trauer über den am Tag zuvor eingetretenen Tod von Josef Neckermann aus und meint dann zu den weiteren sportlichen Aktivitäten: Fahrrad fahren: *"No...immer. Ich habe mir bei den Schladitzwerken in Dresden für 180 Mark ein Fahrrad gekauft. ... Entspannungsübungen mache ich täglich auf dem Balkon. ... Wandern, ja Gipfelstürmer war ich, ich stehe oft im Hüttenbuch. ... In der Elbe habe ich schwimmen gelernt. Kleine Regelspiele? Ja, Kegeln im Gasthaus Ullersdorf in Dresden. Und 1925 bin ich Ski gelaufen auf Eschenbretterln mit Haselnußstöcken im Erzgebirge, Schellerau, Altenberg. Mit 35 J. habe ich angefangen Schlittschuh zu laufen, jetzt aber nicht mehr!"*
Sie macht mit den anderen Heimbewohnern regelmäßig Gedächtnistraining, *"die reden sonst nur von Krankheiten"*, meint sie. Gerne würde sie Skat und Schach spielen, findet aber keinen Partner, *"hier gibt es kein Spielzimmer!"* Mir werden wunderbare Kunststickereien gezeigt, welche die alte Dame jetzt wegen eines Augenleidens nicht weiterführen kann. Aber sie liest noch englischsprachige Literatur. Nachdem sie den Wunsch nach einem Hund und Vogel geäußert hatte, sang sie mir zum Abschied: *"Ich hab' einen Liebling in Radeberg...".*
Ein Lehrer ging gleich nach der Pensionierung in das Altersheim. Er ist im ganzen Haus wegen seines sozialen Engagements bekannt, führt die Bibliothek mit 1200 Bänden und spielt im Haus Orgel, Klavier und Schifferklavier. *"Ich kann laufen wie ein 50ger"*, meint er, macht regelmäßig Gymnastik und fährt Fahrrad.
In dem Haus besuchte man sich, um zu helfen und sich zu unterhalten. Man las sich vor und saß bei einem Gläschen Sekt zusammen. So meinte ein krankes Ehepaar, *"unser Trauspruch heißt: 'Einer trage des Anderen Last, so werdet ihr das Gesetz Christi erfüllen' (Galater 6/2), wir müssen uns helfen!"*

9. Heim Darmstadt – 94 Damen und 19 Herren

Das Alten- und Pflegeheim „Haus Heimathaus" mit 210 Plätzen in Darmstadt ist ein Haus der Hessischen Diakonie. Es liegt nicht weit vom Stadtzentrum entfernt und ist gut mit Bus bzw. Straßenbahn zu erreichen. Durch die aneinandergefügten Gebäudekomplexe, lange Flure, mehrere Stockwerke ist es für viele ältere Menschen sehr unübersichtlich. Die meisten Bewohner schließen sich in ihre Wohnung ein und nehmen kaum Kontakt zum Nachbarn auf – erst recht nicht zu denen in anderen Fluren und Stockwerken.
In der Pflegeabteilung werden die hochbetagten Menschen tagsüber in Gruppen zusammengesetzt. Dort verhalten sie sich aber weitgehend

stumm. Als ich mich zu einer Gruppe gesellte, nach dem Musikinteresse fragte und Lieder vorsang, beteiligte sich nach kurzer Zeit die ganze Gruppe. Eine über eine halbe Stunde schweigende und die Hände betrachtende alte Dame kommentierte dann unser Gespräch mit den eigenen Erlebnissen zum Tod ihrer Katze. So keimte doch Hoffnung über die Möglichkeit eines Betätigungs- und Förderangebotes für diesen Adressatenkreis auf.

Ein nicht geringer Anteil noch aktiver, aufgeschlossener Bewohner fühlt sich dagegen in diesem Komplex wie in einem normalen Mietshaus. Sie sind stark außenorientiert, reisen (auch nach Übersee) und wandern viel oder besuchen ihre Verwandten in der nächsten Umgebung.

Die Bewohner können der Mittel- und oberen Mittelschicht, einige wenige der Oberschicht zugeordnet werden. Es sind einige ehemalige Diakonieschwestern in das Haus gezogen, es finden sich ehemalige Säuglingspflegerinnen, Säuglings- und Kinderkrankenschwestern, Gemeindeschwestern, private Pflegerinnen u.ä.m.

Der Heimbeirat ist sehr aktiv und bemüht sich um Kommunikation sowie attraktive Angebote. Räumlichkeiten für Gottesdienst, Theater, Chor, Kartenspielen, Kochen, Fernsehen, Gymnastik und Schwimmen, sogar ein Dachcafé sind vorhanden, werden aber nur von wenigen Senioren benutzt. Eine 90-99jährige beobachtet, *„wie andere immer weniger werden"* und gibt Vorschläge zur Verbesserung: *„Ich stelle mir im Altenheim einen Club vor, wo gewandert wird und Karten gelegt... Ansonsten geht es mir hier wie in einem Hotel!"*.

Einige ältere Damen achten auf die Blumen in den Fluren: *„Ich pflege hier die Blumen fürs Auge. Die Bewohner sollten untereinander freundlicher sein. Pro Tag sollte man eine Mark für die Ausbildung kommender Sozialarbeiter und Altenhelferinnen stiften"*, meinte eine 80-89jährige, ehemalige Kindergärtnerin.

Im Erdgeschoß und dem Innengarten läuft die Katze einer Bewohnerin herum. Eine Krankengymnastin ist mit ihrer Praxis im Haus angesiedelt. Eine gerade in Rente gegangene Altenpflegerin aus dem Haus übernimmt zwei Mal in der Woche die Gymnastik. Eine weitere dritte Stunde läuft unter der Eigeninitiative zweier sehr aufgeschlossener Heimbewohnerinnen. Zusätzliche Bewegungsangebote unserer Fachhochschule wie Schwimmen im hauseigenen Bad oder Spiele wurden nur von einem kleinen Teil der Bewohner angenommen, von diesen aber mit großer Spontaneität und Fröhlichkeit. Die Gruppe von ca. 25 Personen ist mit den Ausgleichs-, Haltungs- und Atemübungen zufrieden und will wenig Veränderung.

Die Interviews in diesem Haus brachten sehr viel Anregungen für Innovation. Es gab eine Reihe von Bewohnern, die sich Gedanken um ein verbessertes Klima, innenarchitektonische Veränderungen und ein für sie interessantes Aktivitätsangebot machten.

2.3.2.1 Alters- und Geschlechtsverteilung und Wunsch nach sportlicher Aktivität

Die in meiner Befragung erhobenen Daten wurden in einen zusammenfassenden mehrwertigen Kontext gebracht, der das Profil der jeweiligen Altersgruppe in folgenden drei Dimensionen wiedergibt (vgl. Kap. 2.1.4):

- die Altersverteilung, unterteilt in Dekaden von >50 bis <100
- die Geschlechtszugehörigkeit und -verteilung
- der Wunsch nach sportlicher Aktivität, 5-stufig von „*nie*" bis „*täglich*".

Durch die Gegenüberstellung von Liniendiagramm (Abb. 18) und Tabelle (Abb. 19) soll aufgezeigt werden, daß die vernetzte Abbildung der Forma-

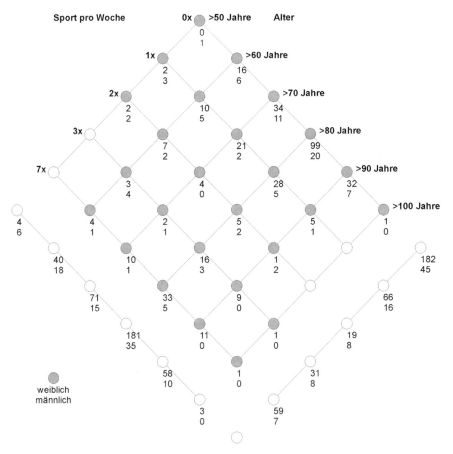

Abb. 18: Liniendiagramm:
Sportlicher Aktivitätsgrad/Alter/Geschlecht

len Begriffsanalyse die Daten detailliert aufzeichnet. Bei der Kontingenztafel der Abb. 18 handelt es sich um die einfachste Form der Verteilung. Diese Tafel liefert mehr Informationen als sonst übliche Tabellen oder Säulendiagramme, vor allem gibt sie eine Gesamtübersicht mit fünf Variablen:

> Unterschieden wird in die Altersgruppen: >50, >60, >70, >80, >90 Jahre.

In der Tafel ist zu erkennen, welche männlichen und weiblichen Personen in dieser Gruppe *„1x, 2x, 3x, und 7x pro Woche Sport"* treiben.
Es zeichnet sich deutlich eine Schwerpunktverlagerung auf der rechten, nach oben führenden Seite ab.

> Es gibt eine große Gruppe über 70-, 80- und 90jähriger, die *„nie"* oder nur *„einmal in der Woche Sport treiben"*.

Interessant sind ebenfalls die leeren Zellen auf der linken und unteren rechten Seite, die ein traditionelles Statistikprogramm nicht erfassen würde. Es gibt den Begriffsverband der 10 *50jährigen*, die *„3x bzw. 7x pro Woche Sport"* treiben. Dieser potentielle Begriff könnte besetzt sein. Es findet sich aber in allen Heimen und bei den noch in eigener Wohnung lebenden älteren Menschen keine Person, auf die die Merkmale:*"50 Jahre und 3x bzw. 7x pro Woche Sport treiben"* zutrifft.
So kann z.B. die **Implikation**, die zum **Datensatz „3 x Sport pro Woche"** gehört, ausgesprochen werden:

> *„Wer 3x Sport pro Woche treibt und älter als 50 Jahre ist, der ist auch älter als 60 Jahre"*.

Dgl. trifft für den **Datensatz „7x Sport pro Woche"** zu.

Es gibt auch keine Damen (und Herren) < 100 Jahre, die nur 1x oder 2x in der Woche Sport treiben würden. Die Klientel hat 3 Seniorinnen über 100 Jahre, von denen eine *„täglich"*, die andere *„3x pro Woche"* und die dritte *„nie"* sportlich aktiv ist. So kann die Implikation gewagt werden,

> *„wenn man >100 Jahr alt geworden und noch aktiv ist, dann möchte man auch mindestens 3x pro Woche bis täglich Sport treiben"*.

Für die Auswertung ist interessant, daß es

> 33 Damen und 5 Herren im Alter zwischen 80-89 Jahren gibt, die *„7 x pro Woche Sport"* treiben möchten.

> Jeweils 11 Interessenten in der Altersgruppe zwischen 70 und 79 Jahren und 11 zwischen 90 und 99 Jahren möchten ebenfalls gerne sportlich tätig sein.

Das Bewegungsangebot muß sich auf die aktive Gruppe der über 80jährigen, umlagert von der Dekade darüber und darunter konzentrieren und vor allem solche Inhalte berücksichtigen, die den Vorstellungen der Bewohner im Alter von 70 bis über 90 Jahren entspricht. Ebenso wertvoll wäre es, zu erkunden, warum so viele Personen (182 Damen und 45 Herren) inaktiv sind bzw. bleiben wollen.

Die Zahlen in der rechten und linken aufsteigenden Kette am unteren Rand geben die Quersummen der „*Altersgruppen*" (links) und der „*Aktivitäten pro Woche*" (rechts), aufgeteilt nach Frauen (Ziffer/oben) und Männern (Ziffer/unten) an.

Die Hauptgruppe der Bewohner rekrutiert sich aus 80-89jährigen (216 Personen). Die meisten Bewohner möchten nur

„*1 x pro Woche*" (82 Personen) bzw. „*keinen Sport*" treiben (227 Personen), das sind 70 % des Gesamtdatensatzes.

Von den insgesamt 441 Personen sind

227, also 51,47 % überhaupt nicht mehr aktiv.
Allein in der Altersgruppe der 60-69jährigen finden sich 22 Personen = 4,9 %, die sich nicht mehr sportlich bewegen wollen oder können.

Es muß hier die Vermutung ausgesprochen werden, daß

„*wenn man mit 60 oder knapp über 60 Jahren in ein Altenheim einzieht, man bereits so krank oder schwach ist, daß Sport nicht mehr möglich ist*".

Das trifft nach meinen Beobachtungen auch zu: alle 10 Heimbewohner in der Altersgruppe 50-59 Jahre waren schwerst bewegungsbeeinträchtigt und ans Bett bzw. den Rollstuhl gefesselt.

Das Diagramm zeigt deutlich in der Aktivität zwei Extreme:

im mittleren Teil an der rechten Seite sammeln sich die Senioren, die entweder „gar nicht" oder lediglich „1x pro Woche" aktiv sein wollen;
im unteren linken Drittel befinden sich die BewohnerInnen, die mit „3x" oder gar „7x pro Woche" noch sehr aktiv sind.
In dem mittleren Bereich finden sich Einzelinteressen, auf die natürlich auch Rücksicht genommen werden muß.

Die Frage: „*Treiben Sie heute noch Sport?*" auf dem Deckblatt des Fragebogens wurde meist spontan mit „*nein*" beantwortet. Dieses Negativbild wird bei längerem, persönlichem Kontakt im Interview etwas abgeschwächt. Als die Fülle der möglichen Aktivitäten auf den beiden nächsten

Seiten des Fragebogens vorgestellt wurde, meinten viele Senioren, *man könnte das eine oder andere ja mal versuchen* bzw. sie würden diese Disziplin bei entsprechender Betreuung sogar *gerne* ausüben.

Anhand folgender Tabellen und Diagramme wird deutlich, wieviele Einzelinformationen bei den üblichen statistischen Verfahren verlorengehen. Das Säulen- bzw. Kreisdiagramm liefert jedoch eine erste grobe Information. *Die Auswertung nach der Formalen Begriffsanalyse ist m.E. die nützliche und notwendige Erweiterung, um gezielte didaktische Maßnahmen ergreifen zu können*:

Die Abbildungen 19 zeigen, daß die meisten befragten Personen kein Interesse haben, sportlich aktiv zu sein. Allerdings gibt es eine kleine etwa

Sportliche Aktivität vs. Alter

7 x Sport	3 x Sport	2 x Sport	1 x Sport	nicht Aktiv	Zeilensumme	Alter
0 | 0	0 | 0	2 | 2	2 | 3	0 | 1	4 | 6	50 bis 59
4 | 1	3 | 4	7 | 2	10 | 5	16 | 6	40 | 18	60 bis 69
10 | 1	2 | 1	4 | 0	21 | 2	34 | 11	71 | 15	70 bis 79
33 | 5	16 | 3	5 | 2	28 | 5	99 | 20	181 | 35	80 bis 89
12 | 0	10 | 0	1 | 2	5 | 1	33 | 7	61 | 10	90 bis ....
59 | 7	31 | 8	19 | 8	66 | 16	182 | 45	357 | 84	Spaltensumme

Zahl der sportliche Aktivität pro Woche vs. Anzahl der Personen:

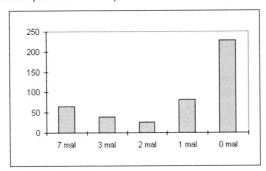

Prozentualer Anteil der sportlich aktiven/nichtaktiven:

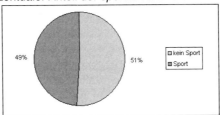

Abb. 19   Sportliche Aktivität im Durchschnitt

gleichstarke Gruppe, die sich „*1x in der Woche*" bzw. „*7x in der Woche*" betätigen möchte. Klammert man in diesem Datensatz die Senioren aus, die keine sportlichen Aktivitäten wünschen, und errechnet von den Aktiven den Mittelwert, so ist im Durchschnitt jeder Sportinteressent 3mal pro Woche aktiv. Mit Blick auf die Tab. 19 erhält man die wichtige Information, daß 49 % der Befragten gerne Sport treiben, 66 Frauen und 16 Männer 1x in der Woche, aber auch 59 Frauen und 7 Männer täglich. 182 Frauen und 45 Männer, das sind 51 %, lehnen Sport ab.

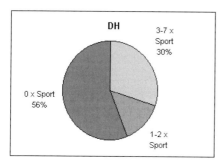
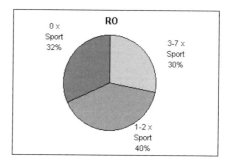
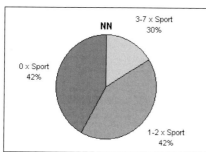
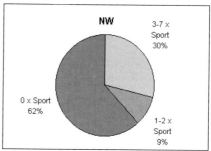
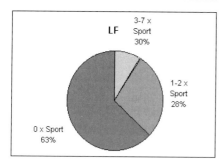
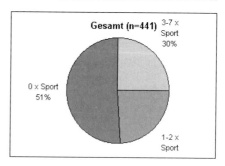

Abb. 20: Kreisdiagramme:
Sportliche Aktivität (5 Altenheime und übrige Befragte)

Die nebeneinandergestellten Kreisdiagramme liefern folgende Informationen im Vergleich:
In den einzelnen Heimen schwankt das Interesse für den Sport. Die dunklen Felder mit der Aussage: „0x Sport" stechen besonders ins Auge. In der Gesamtschau wird noch einmal deutlich, daß insgesamt 51 % der Bewohner in Alten- und Pflegeheimen keinen Wunsch nach sportlicher Aktivität haben, jedoch die andere Hälfte mit einem differenzierten Programm konfrontiert werden möchte, welches im Durchschnitt (25 %) sogar 3-7 pro Woche angeboten werden sollte. Dieser statistische Mittelwert gibt jedoch für eine differenzierte Programmgestaltung nicht genügend Anhaltspunkte. Deshalb ist die Auswertung nach der FBA so nützlich, weil diese Methode eine starke Diversifizierung des Aktivierungskonzeptes ermöglicht.

Die individuellen Präferenzen lassen zum einen auf ein heterogenes Bild der physischen und psychischen Befindlichkeit der Bewohner schließen, zum anderen auf ein in den Heimen differierendes Angebot, verbunden mit unterschiedlichen Vermittlungsformen. Diese werden anscheinend verschieden gut angenommen. Auch haben die in den Häusern differierenden Rahmenbedingungen Einfluß auf das Entscheidungsverhalten der Bewohner.

2.3.2.2 Verteilung der Personengruppe auf die Altersheime

Da die Untersuchung auf Bewohner in Alten- und Pflegeheimen ausgerichtet ist, wird die Klientel aus den fünf größten Altersheimen häufig – unabhängig von der Gesamtpopulation – noch einmal gesondert analysiert.
Wie bereits in Kap. 2.1 aufgeführt, wohnten 369 der 441 befragten Personen – 311 Frauen und 58 Männer – in den 5 großen Alten- und Pflegeheimen. Aus der Gegenüberstellung der Abbildungen 5 und 21 wird deutlich, daß sich bei den Heimbewohnern das in der Gesamtpopulation aufgetretene Verhältnis 20:80 der Männern zu den Frauen in Richtung 16:84 verschoben hat. Das bedeutet eine Durchschnittsverteilung pro Heim von 12 Männer und 62 Frauen. Da das Durchschnittseintrittsalter in ein Heim bei 85 Jahren (vgl. Kap. 3.3) und die durchschnittliche Lebenserwartung bei den Frauen ca. 6 Jahre über der der Männer liegen (vgl. Kap. 1.1), ist diese Veränderung nur natürlich.

Die 311 Damen und 58 Herren verteilen sich auf die einzelnen Heime wie folgt:

- Darmstadt (84 weiblich; 19 männlich),
- Rotenburg (Fulda) (45 weiblich; 9 männlich),
- Nürnberg N (37 weiblich; 8 männlich),
- Nürnberg W (91 weiblich; 9 männlich) und
- Nürnberger Land – Lauf (54 weiblich; 13 männlich).

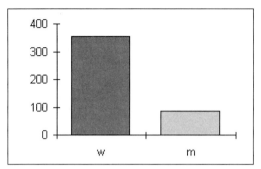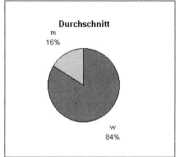

Abb. 21: Aufgliederung der Probanden nach dem Geschlecht (5 Altenheime)

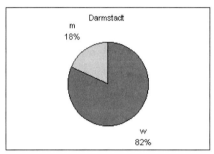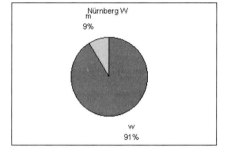

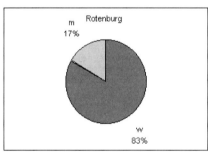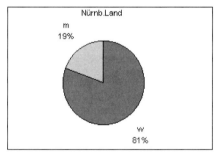

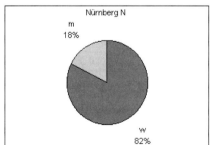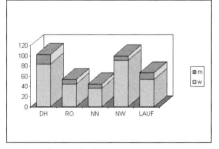

*Abb. 22: Aufgliederung der Probanden nach dem Geschlecht (prozentuale Verteilung in den **einzelnen** Altenheimen)*

Das Histogramm (Abb. 23) liefert einen ersten Eindruck von der Altersstruktur – unterteilt in Jahres-Dekaden – der Bewohner in den 5 großen Altersheimen und denen, die noch in eigener Wohnung leben. Es zeichnet sich in diesem Bild deutlich ab, daß der überwiegende Teil der Probanden ein Alter von 80-90 Jahren hat. In der Gruppe der „Übrigen" hat sich die Alterskurve verjüngt. Hier sind vor allem die Personen in einem Alter zwischen 60 und 69 Jahren, welche noch in der eigenen Wochnung leben und sich für den Eintritt in ein Altenheim zu rüstig fühlen.

Es erschien mir wichtig zu verdeutlichen, wieviel Prozent der Bewohner pro Altersheim erfaßt wurden. In Kap. 2.1 wurde schon betont, daß nicht alle Bewohner eines Heimes erreichbar bzw. in der Lage waren, die Fragen klar zu beantworten. Im Idealfall hätten in den 5 großen Heimen 120 bis 320 Personen interviewt werden können. Die günstigste Situation fand sich im Heim Lauf, wo 54,9 % aller dort im Heim Wohnenden in der Auswertung berücksichtigt werden konnten. In Darmstadt waren es 49 % der Bewohner, in den restlichen Heimen 31,3 % (Nürnberg West), 37,5 % (Nürnberg Nord) und in Rotenburg 39,4 %. Generell ist festzustellen, daß in den *5 großen Altersheimen durchschnittlich 42,6 % der dort lebenden Personen erfaßt* wurden.

Es ist nicht auszuschließen, daß die Befragung einen Bias hat, weil sich im Zweifel noch geistig wache – vielfach aber wenig aktive – Damen und Herren zum Gespräch mit mir bereit gefunden haben. Mit anderen Worten: wenn wir unsere Stichprobe proportional hochrechnen – auch wenn fast die Hälfte der Altenheimpopulation insgesamt interviewt wurde – ist bei der Analyse und Interpretation der Untersuchungsergebnisse Vorsicht geboten (siehe Abb. 23, S. 128).

2.4 Ergebnisse

Die Auswertung der Fragebögen ergibt Rückschlüsse auf ein Bewegungs-/ Sport- und vor allem Tanzangebot in Alten- und Pflegeheimen und ein Aktivitätsprogramm im gesamtkulturellen Bereich. Sie begründet ebenso die **Notwendigkeit der Ausgestaltung von Aktions- und Kommunikationsräumen**, der architektonischen Planung (evtl. Standort eines Alten- und Pflegeheimes in der Nähe eines Kindergartens und Tierheimes) und des Bedarfs an fachlich kompetentem Personal.

Wie bereits erläutert, wurden aus den Altersheimen nur durchschnittlich 41 % der Bewohner erfaßt. Es ist also zu berücksichtigen, daß man eine noch geistig wache, meist gesprächsbereite Gruppe vor sich hat. Für fast alle Senioren war die Fragestellung der Untersuchung neu, und sie waren gerne bereit, das Vorhaben zu unterstützen.

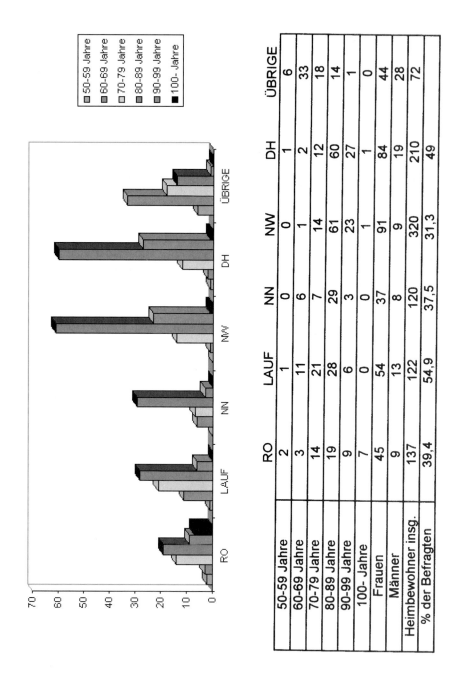

	RO	LAUF	NN	NW	DH	ÜBRIGE
50-59 Jahre	2	1	0	0	1	6
60-69 Jahre	3	11	6	1	2	33
70-79 Jahre	14	21	7	14	12	18
80-89 Jahre	19	28	29	61	60	14
90-99 Jahre	9	6	3	23	27	1
100- Jahre	7	0	0	1	1	0
Frauen	45	54	37	91	84	44
Männer	9	13	8	9	19	28
Heimbewohner insg.	137	122	120	320	210	72
% der Befragten	39,4	54,9	37,5	31,3	49	

Abb. 23: Altersverteilung der Gesamtheit der Probanden und Größe der Stichprobe (in den 5 Altenheimen)

Um den weitgehend passiven Menschen zu aktivieren, sind seine Biographie aufzurollen und die Neigungen und Fähigkeiten zu erkunden. Es ist notwendig, herauszufinden, welche Wertvorstellungen und Motive jeder einzelne ältere Mensch hat, um sich für oder gegen den Sport zu entscheiden. Auf dem Hintergrund seiner Interessen in der Kinder-, Jugend- bzw. Erwachsenenzeit ist es möglich, ihn im Alten- und Pflegeheim für ein Aktivitätsangebot im sportlichen, rekreativen, musischen, künstlerischen, sozialpolitischen Bereich zu motivieren. Ein Alten- und Pflegeheim wird nicht zum Siechenhaus, wenn die Möglichkeits- und Dispositionskomponenten realisiert werden können. Es ist eine sozialpolitische Dimension, die z.Zt. nicht nur in Deutschland an großer Aktualität gewinnt.

Für die Auswertung wurden zwei Formen der graphischen Darstellung gewählt, einmal das *Histogramm*, welches einen ersten Eindruck über das differenzierte Interesse („*nie*" – „*manchmal*" – „*häufig*") für die entsprechende Aktivität wiedergibt, daneben das *Linien-Diagramm*, welches jedes Merkmal genau definiert und die Beziehung zwischen Alter und Aktivität erkennen läßt. Ein räumlich gezeichnetes Liniendiagramm zeigt das Wahlverhalten der Altenheimbewohner für zwei oder drei Aktivitäten und deren Kombinationsmöglichkeiten.

Falls es sich **nicht** um die Gesamtpopulation der 441 Personen handelt, sondern um die 369 Bewohner der Alten- und Pflegeheime, wird das bei der Beschriftung der Abbildungen extra vermerkt (siehe Abb. 24, S. 130).

2.4.1 Sportaktivitäten heute und Zugehörigkeit zu einem Sportverein

In diesem Würfeldiagramm (Abb. 24, S.130) sind die vier Merkmale:

- sportliche Aktivität pro Woche
- Vereinszugehörigkeit
- Alter
- Geschlecht

   auf einen Blick zu erfassen.

   Auf der *unteren Ebene* befinden sich von den insgesamt 441 Personen diejenigen, die früher Mitglied in einem Sportverein waren, das sind insgesamt 162 – 111 Frauen und 51 Männer.

   Auf der *oberen Fläche* bleiben dann insgesamt 279 Personen übrig, 246 Frauen und 33 Männer, die sich nie in einem Sportverein aktiv betätigt haben.

Man kann also sagen, mehr als zwei Drittel der Senioren war im Kindes-, Jugend- und Erwachsenenalter nicht in einem Sportverein aktiv, obwohl

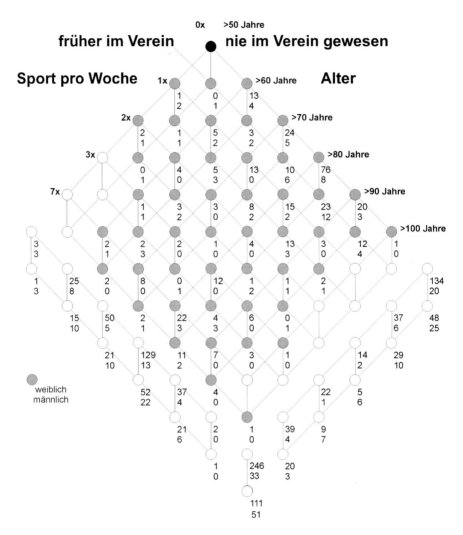

Abb. 24: Liniendiagramm:
Sportlicher Aktivitätsgrad/Alter/Geschlecht/Vereinsmitgliedschaft

sich für diese Generation, die in der Nazizeit aufwuchs, viele sportliche Jugendverbände auftaten. Auch eine Aktivität in der staatlichen Jugendorganisation „Bund Deutscher Mädchen" (BDM) wurde in meiner Befragung als Sportverein gewertet.

Mit einem Blick ist auch zu erkennen, daß die **sportliche Aktivität nicht eindeutig von der ehemaligen Vereinszugehörigkeit abhängig** ist.

In der Altersgruppe der 80-89jährigen findet sich der Hauptanteil der Befragten – 216 Personen, von diesen waren lediglich 74 in einem Sportverein aktiv.

Betrachtet man die unter dem Würfel eingezeichnete, nach rechts unten absteigende Kette, so wird deutlich, daß ziemlich gleichwertig beide Gruppen gerne aktiv sind:

43 Bewohner, die früher nie in einem Verein gewesen sind, und
23 mit Vereinszugehörigkeit treiben „7x pro Woche Sport",

23 Personen ohne Vereinszugehörigkeit und
16 als ehemalige Mitglieder sind „3x pro Woche" aktiv,

16 Personen als Nichtmitglied und 11 als Mitglied „2x pro Woche",

43 Personen als Nichtmitglied und 39 als Sportvereinsmitglied sind „einmal wöchentlich" aktiv.

Eine große Gruppe von 154 Personen, die früher nie Mitglied in einem Verein waren, will weiterhin generell nicht sportlich aktiv sein und sogar 73 ältere Menschen, die früher einem Sportverein waren, möchten jetzt ihre Ruhe haben.

Die Kreisdiagramme und Tabellen (siehe Abb. 25, S. 132) fassen das Ergebnis für die Bewohner der 5 großen Alten- und Pflegeheime noch einmal zusammen:

Der Datensatz enthält in den **beiden linksstehenden Säulen** 125 Personen (112 w, 13 m) ohne frühere Mitgliedschaft in einem Sportverein, die aber heute aktiv sportlich tätig sind. Die rechte der linksstehenden Säulen faßt die 154 Personen (134 w und 20 m) zusammen, die ebenfalls früher nicht Vereinsmitglied, aber bis zum Zeitpunkt der Befragung auch nicht aktiv waren.

Die **beiden rechtsstehenden Säulen** erfassen die insgesamt 162 Senioren, welche Mitglied in einem Sportverein waren bzw. noch sind. Davon sind 89 Personen (63 w, 26 m) heute noch aktiv. 73 Personen (48 w, 25 m) möchten sich heute nicht mehr sportlich betätigen.

In diesem Zusammenhang bietet sich an, die These 3 (vgl. Kap. 2.1.2), welche Beziehung zwischen sportlicher Aktivität und Mitgliedschaft in einem Verein besteht, zu überprüfen. Mit Hilfe des Chi-Quadrat-Tests und einem linearen Modell wurden die Personen mit und ohne Mitgliedschaft in einem Sportverein bezüglich ihrer heutigen Aktivität gegenübergestellt. Die

Frauen mit früherer Vereinsmitgliedschaft :

Aktiv	nicht Aktiv	Summe	Alters-Klassen
1	0	1	50
12	3	15	60
11	10	21	70
29	23	52	80
10	12	22	90
63	48	Summe	

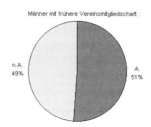

Männer mit früherer Vereinsmitgliedschaft :

Aktiv	nicht Aktiv	Summe	Alters-Klassen
2	1	3	50
8	2	10	60
4	6	10	70
10	12	22	80
2	4	6	90
26	25	Summe	

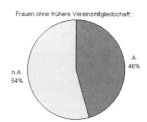

Frauen ohne frühere Vereinsmitgliedschaft :

Aktiv	nicht Aktiv	Summe	Alters-Klassen
3	0	3	50
12	13	25	60
26	24	50	70
53	76	129	80
18	21	39	90
112	134	Summe	

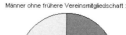

Männer ohne frühere Vereinsmitgliedschaft :

Aktiv	nicht Aktiv	Summe	Alters-Klassen
3	0	3	50
4	4	8	60
0	5	5	70
5	8	13	80
1	3	4	90
13	20	Summe	

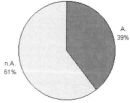

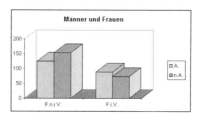

Abb. 25: Sportliche Aktivität heute vs. mit bzw. ohne frühere Vereinsmitgliedschaft

Untersuchung der Vierfeldertafel ergab einen statistisch **signifikaten, wenn auch nicht sehr hohen Zusammenhang** zwischen der früheren Vereinszugehörigkeit und der sportlichen Aktivität im Alter, was auch das lineare Modell der kategoriellen Datenanalyse bestätigte.

> *55 % der Personen, die im Alter sportlich aktiv sind, gehörten früher einem Verein an. 44,8 % der im Alter sportlich Aktiven waren nie Mitglied in einem Sportverein.*

Aus der Vierfeldertafel ist zu entnehmen, daß sich relativ viele ältere Menschen auch im hohen Alter gerne bewegen, obwohl sie früher nicht Vereinsmitglied waren (28,34 %) Diese Aussage nährt die Hoffnung, daß **jeder** Mensch im höheren Alter für Bewegung, Spiel und/oder Sport zu motivieren ist, wenn seine Interessenlage getroffen wird.

Die Parameterschätzung weist nach:

> *daß eine frühere Mitgliedschaft in einem Sportverein zu 55 % Wahrscheinlichkeit die Aktivität im höheren Lebensalter nach sich zieht.*

		Aktivität im Alter	
		Ja	Nein
frühere im Verein	Ja	89 (20,18%)	73 (16,55%)
	Nein	125 (28,34%)	154 (34,92%)

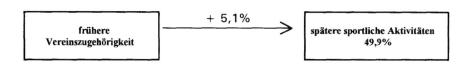

Abb. 26: *Aussagenüberprüfung IV mit dem Chi-Quadrat-Test und linearem Modell: Frühere Vereinsmitgliedschaft vs. Aktivität im Alter*

In der Bevölkerung, besonders bei den Senioren, gibt es ein gesteigertes Interesse für das Wandern. Aus diesem Grunde soll wiederum mit Hilfe der Vierfeldertafel und dem Chi-Quadrat-Test noch einmal kontrolliert werden, ob ein statistisch signifikater Zusammenhang zwischen der Mitgliedschaft in einem Sportverein und dem Wandern besteht. Die Vierfeldertafel führt alle Probanden mit den Merkmalen auf:

> *Früher im Verein: ja – nein und*
> *Wandern: ja – nein.*

Aus der Tafel ist zu entnehmen, daß 30,62 % der Personen, die Mitglied in einem Verein waren, gerne wandern und nur 4,07 % der Mitglieder das Wandern ablehnen. Allerdings wandern heute auch 49,32 der Senioren, welche früher nicht Mitglied in einem Verein waren. 15,99 % der Mitglieder lehnen jedoch das Wandern ab.

Das lineare Modell der kategoriellen Datenanalyse weist einen **signifikanten Zusammenhang** zwischen Wandern und Vereinszugehörigkeit nach, was mit Parameterschätzungen quantifiziert werden kann:

88,3 % der Personen, die früher im Verein waren, wandern. 61,7 % der älteren Menschen, die *„gelegentlich"* oder *„häufig"* wandern, waren früher nie in einem Verein. Die Wahrscheinlichkeit, daß eine Person unabhängig von ihrer früheren Vereinszugehörigkeit gelegentlich oder häufig wandert, wird auf 81,9 % geschätzt (die relative Häufigkeit beträgt 79,9 %).

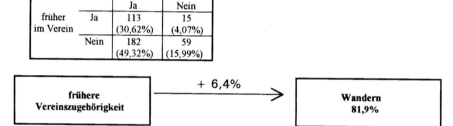

Abb. 27: *Aussagenüberprüfung IV mit dem Chi-Quadrat-Test und linearem Modell: Vereinsmitgliedschaft vs. Wandern*

Eine frühere Mitgliedschaft in einem Sportverein zieht zwar ein gesteigertes Interesse an lebenslanger Aktivität nach sich, doch ist diese nicht so hoch, wie es in den unterschiedlichen Publikationen aufgeführt wird. Ein Wunschmodell der Sportwissenschaftler wird somit entkräftet. Wie ist das zu begründen? Der Sportverein bietet Disziplinen an, die nicht lebenslang betrieben werden können. Im hohen Lebensalter, zumal im Alten- und Pflegeheim, ist man auch auf einen begrenzten Raum orientiert. Die vorrangig in der Kinder-, Jugend- und Erwachsenenzeit angebotenen Sportarten wie Leichtathletik, Turnen, Schwimmen, Wandern usw. erfordern Platz, sind mit einem Ortswechsel verbunden und setzen ein gewisses Maß an Beweglichkeit voraus, was bei Menschen in Altenheimen oft nicht mehr gegeben ist.

Deswegen will diese Arbeit das *breite Spektrum* an Aktivitäten ansprechen, um auch die Senioren zu ermuntern, die bislang nicht den Weg zu Bewegung und Sport gefunden haben.

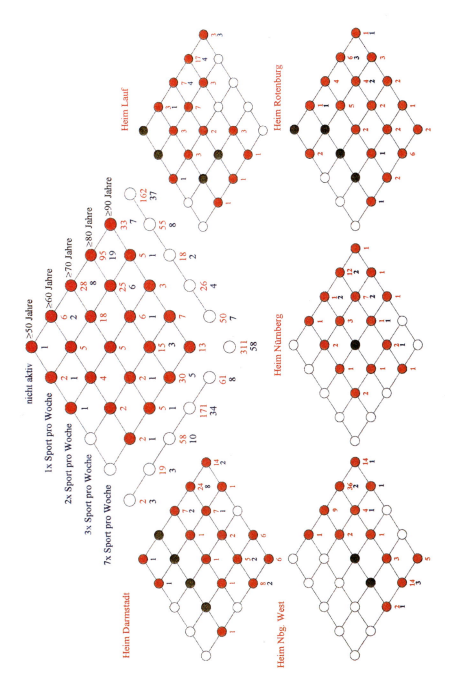

Abb. 28: Liniendiagramme: Sportlicher Aktivitätsgrad/Alter/Geschlecht (5 Altenheime)

Das Interesse für Bewegung, Spiel und Sport in den 5 großen Alten- und Pflegeheimen wird in der Abbildung der Formalen Begriffsanalse noch einmal gesondert betrachtet (Abb. 18 in Kap. 2.3.2.1 enthält den gesamten Datensatz). Die Kontexte enthalten die 12 Variablen:

> Altersgruppen: >50, >60, >70, >80, <90 Jahre
> Sportaktivität pro Woche: nicht akiv, 1x, 2x, 3x, 7x
> Geschlechtsverteilung: männlich, weiblich.

Dem oberen großen Würfel ist die Summe der Interessenverteilung in den 5 großen Senioren- und Pflegeheimen zu entnehmen. Die Betrachtung der einzelnen Heime zeigt ein differenziertes Bild (vgl. auch Abb. 20):
In den Heimen in Lauf und Nürnberg N besteht generell geringeres Interesse für sportliche Aktivität als in den übrigen drei Heimen:

> Lauf: 42 Bewohner „*0x*" ; 13 Bewohnerinnen „*1x*";
> Nürnberg N: 19 Bewohner „*0x*"; 15 Bewohner „*1x*".

In den drei anderen Heimen finden sich wieder die beiden Extreme:

> Darmstadt: 58 Bewohner „*0x*"; 11 Bewohner „*1x*" ,
> aber 17 Bewohner „*7x*" und 14 Bewohner „*3x*";
>
> Rotenburg: 17 Bewohner „*0x*"; 16 Bewohner „*1x*",
> aber 11 Bewohner „*7x*";
>
> Nürnberg W: 63 Bewohner „*0x*"; 8 Bewohner „*1x*",
> aber 25 Bewohner „*7x*".

Deutlich erkennbar wird jeweils am *rechten oberen Rand* die Gruppe, die nicht mehr aktiv sein möchte. Dieser Wunsch tritt gehäuft bei den 80- 90jährigen auf, der Hauptklientel der Altenheime.
Dagegen finden sich in dem Heim Nürnberg W bei den 80-89jährigen 14 Damen und 3 Herren und 5 über 90jährige Damen, die sich *„7 x pro Woche"* bewegen möchten. Auch in den Heimen Darmstadt und Rotenburg sammeln sich an dem unteren linken Rand viele „bewegungshungrige" Personen. In jedem Heim finden sich immer mindestens über 8 Personen, die *„1x pro Woche"* ihre Bewegungsübungen machen möchten; für eine Aktivität „ *2x*" oder „*3x pro Woche*" entscheiden sich relativ wenige Personen.

Die Einzelanalyse ergibt, daß die wöchentliche Aktivität von dem Angebot und der Lehrkraft bzw. Übungsleiterin abzuhängen scheint.
In den unteren drei Heimen befindet sich eine – meist über Zusatzqualifikation – ausgebildete Übungsleiterin, die sich bemüht, das Interesse für Bewegung wach zu halten. Allerdings haben es diese Fachkräfte nicht geschafft, die große Zahl der Inaktiven in diesen Heimen zu motivieren.

Bei diesen handelt es sich meist um bettlägerige, alte und schwache Menschen, für die ein wohl dosiertes „Einstiegsangebot" notwendig wäre, aber bislang nicht realisiert wird bzw. werden kann.

2.4.2 Bevorzugte Sport-/Bewegungsaktivitäten

Im Fragebogen 2 (vgl. Abb. 9) sind **10 Sport-Aktivitäten** aufgelistet, die allen alten Menschen vertraut waren und bei denen auch die Möglichkeit der Praktizierung in einem Altersheim ohne größere Umstände möglich ist. In der letzten Rubrik „weitere ..." wurden bei der Befragung vereinzelt noch bestimmte Interessen genannt und diese sogar entweder – wenn möglich – direkt oder an Hand von Fotos demonstriert:

- Tägliche Fingerübungen   (2 Personen)
- Blasentraining   (1 Person)
- Jonglieren   (2 Personen)
- Billard   (3 Personen)
- Minigolf   (1 Person)
- Rollschuhlaufen   (1 Person)
- Skilaufen/Skilanglaufen   (14 Personen)
- Schlittschuhlaufen/Eistanz   (19 Personen)
- Schlittenfahren   (2 Personen)
- Gletscherwandern   (2 Personen)
- Reiten   (6 Personen)
- Motorradfahren   (3 Personen)
- Rudern, Paddeln, Segeln   (7 Personen).

In der Rubrik „Kleine Regelspiele" sind bereits
Handball (2 Personen), Volleyball (1 Person), Fußball (4 Personen), Tennis (7 Personen) und Hockey (1 Person) erfaßt;

ebenso in der Rubrik „Entspannungsübungen"
Atemübungen (5 Personen) und Eutonie (1 Person).

Eine Dame und ein Herr bekannten sich offen zum „passiven Sportler", d.h. sie sind selbst nicht mehr aktiv, gaben aber an, gerne im Fernsehen die Sportsendungen anzusehen.

Im folgenden sollen die im Fragebogen 2 genannten Bewegungsaktivitäten nach den **räumlichen Möglichkeiten der praktischen Umsetzung** zusammengefaßt und das individuelle Interesse über die Datenaufbereitung in Liniendiagrammen der Formalen Begriffsanalyse übersichtlich verdeutlicht werden.

Nur, wenn genaue Erklärungen der befragten Personen vorliegen, werden diese als Ergänzung der Aussage und zu Illustrationszwecken aufgeführt.

<u>Tanzen – Wandern – Fahrrad fahren</u>
sind Freizeitsportarten, bei denen man außenorientiert ist. Einmal muß sich der ältere Mensch außer Haus bewegen und sich in der Regel einen Partner bzw. eine Gruppe suchen. Das Tanzen soll natürlich im Heim, aber auch außerhalb dieser Institution durchgeführt werden. Die Teilnahme an allen drei o.g. Sportarten bzw. Bewegungsformen bedeutet für den alten Menschen immer einen Schritt in die soziale Integration.

<u>Gymnastik – Krafttraining – Entspannung</u>
benötigen in der Regel einen eigenen, abgeschlossenen Raum. Auch könnte man alle drei Sportarten in eine einzige Gesamtkonzeption eines gymnastischen Programms für Senioren integrieren.

<u>Regelspiele – Kleine Spiele – Theater</u>
sind spielerische und kreative Bewegungsformen, von denen ältere Menschen meist meinen, daß sie diese nicht mehr ausüben können. Einmal finden sie eine Begründung des „Zu-alt-Seins", dann wieder des „Nicht-mehr-Kind-Seins". Die genannten Bewegungsformen sind einmal komplex, d.h. verlangen Kondition, Zusammenspiel, Spielverständnis und freie, wenig vorgegebene Entscheidungen. Die räumlichen Bedingungen sind recht unterschiedlich, wobei erst die Analyse der Daten ergibt, ob ein großer, variabel zu gestaltender Bewegungsraum nötig ist.

<u>Schwimmen</u>
wurde als eigener Bereich herausgenommen, da die Entscheidung für eine Teilnahme vielschichtig ist. Zum einen wird eine besondere Anlage benötigt, zum anderen kristallisieren sich sehr differenzierte Begründungen für Zustimmung oder Ablehnung heraus, die mit anderen Sportarten wenig gemein haben.

Das Interesse für die Ausübungen des genannten Angebots wird lediglich in die beiden Kategorien „nie aktiv" (= Ox) und „aktiv" (= 1-7x) unterteilt. Da die vernetzten zwei- und dreidimensionalen Abbildungen unterschiedlich kombinierte Begriffsverbände zeigen, entstehen ständig andere relative Häufigkeiten. Jeder Verband erfaßt alle 441 Probanden, deren Präferenzen für die zusammengestellten Aktivitäten immer wieder neu individuum- und gegenstandsbezogen bestimmt werden. Es ist interessant, z.B. in der Abb. 29 bei der Kombination der Sportdisziplinen Tanzen, Wandern und Fahrrad fahren festzustellen, daß in einem solchen Begriffsverband 51,7 % der Senioren nicht wandern wollen, während die Mittelwertberechnung für die Ablehnung des Wanderns 17,7 % ergibt. Ähnliches gilt für das Fahrrad fahren.

Die Ablehnung ist bei beiden Auswertmethoden aber ähnlich hoch: 24,7 % der 441 Befragten lehnen generell das Tanzen ab. Gibt man die Dreierkombination Tanzen – Fahrrad fahren – Wandern vor, ist zu erkennen, daß anstatt des Tanzes – bis auf 30 Personen – dann noch eine der beiden bzw. beide restlichen Aktivitäten gewünscht werden.

Die meisten Ergebnisse der kombinierten dreidimensionalen Verteilungen decken sich mit denen der eindimensionalen Begriffsverbände, wie sie in den Säulen- oder Kreisdiagrammen abgebildet sind.

Nachdem diese vier Bewegungskomplexe über die dreidimensionale Darstellung der Liniendiagramme wiedergegeben sind, sollen die Präferenzen für die einzelnen Aktivitäten/sportlichen Disziplinen im einzelnen in Säulendiagrammen noch einmal genauer beleuchtet werden.

2.4.2.1 Tanzen – Wandern – Fahrrad fahren

In diesem Datensatz (Siehe Abb. 29, S. 140) sind die drei, sich mehr räumlich nach außen orientierenden sportlichen Aktivitäten aller befragten Personen (n = 441) erfaßt:

– **Tanzen, Wandern, Fahrrad fahren**;

> mit ihren Gegensätzen: Tanzen – nie Tanzen; Wandern – nie Wandern; Fahrrad fahren – nie Fahrrad fahren.

Es handelt sich um drei Grobmerkmale, die jeweils fein in die negative Richtung (nach rechts) zerlegt werden. Die Skalierung wurde so vorgenommen, daß entweder alle Leute wandern (*„gelegentlich"* und *„häufig"* wurden zusammengefaßt) oder *„nie"* wandern.

> **Links unten** in dem Datensatz haben sich die 109 Personen angesammelt, die alle drei Sportdisziplinen wünschen,
> **rechts unten** die 30 Personen, die generell ihre Ruhe haben wollen.

Bei weiterer Betrachtung des **rechten Liniendiagramm**s finden sich neben diesen 30 Heimbewohnern noch

> 79 Personen, die zwar nie tanzen wollen,
> > von dieser Klientel wünschen aber 40 Personen, Fahrrad zu fahren und zu wandern,
> > 23 Personen möchten lediglich Fahrrad fahren und
> > 16 nur wandern.

Im **linken Liniendiagramm** sind die insgesamt

> 332 Senioren, die gerne tanzen.

Diese Gruppe enthält auch die o.g.

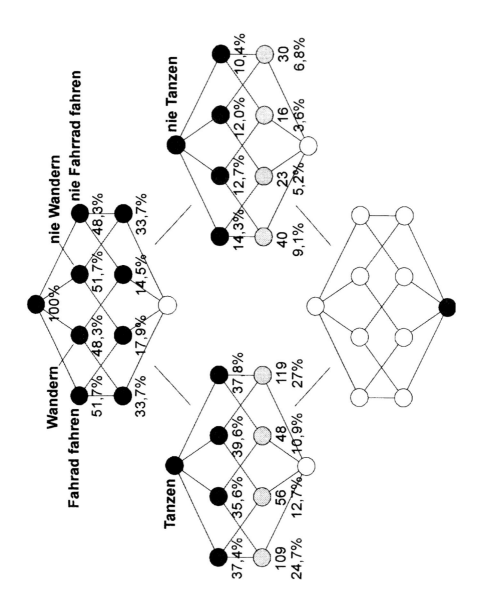

Abb. 29: Liniendiagramm<.
Tanzen/Wandern/Fahrrad fahren

109 Personen, die alle drei Sportdisziplinen betreiben möchten.
56 dieser 441 Heimbewohner möchten neben dem Tanzen auch Fahrrad fahren, aber nicht wandern,
48 dieser Gruppe der Tänzer wandern, fahren aber nicht Fahrrad, und
119 Personen wünschen allein das Tanzen.

Auch im **oberen Diagramm** finden sich die Befürworter für nur eine Sportdisziplin:

51,7 % der insgesamt 441 Befragten möchten nur Fahrrad fahren und
48,3 % wünschen nur zu wandern.

Es wird deutlich, daß viele Bewohner Interesse am Tanzen haben. Im Interview wurde erläutert, daß bei Bewegungseinschränkungen auch Sitztänze oder rhythmische Bewegungsformen lediglich unter Einbeziehung der Hände und/oder Füße möglich sind. Diese Variation hatten die Senioren noch nicht bedacht, und sie äußerten rege Zustimmung (vgl. MEUSEL, Bd. 2).

2.4.2.1.1 Tanzen

Es liegt ein starkes Interesse für das Tanzen vor (siehe Abb. 30, S. 142).

56,9 % und damit 251 der 441 insgesamt Befragten würden „*häufig*", d.h. „*3x pro Woche*" bis „*täglich*" tanzen.

Bei der Befragung leuchtete das Gesicht auf: „*Ja, tanzen*" ... „*den ganzen Abend*" ..."*das ist mein größter Sport*" „*... leidenschaftlich, das war mein Sport*" ... „*ich würd' heut' noch gerne Walzer tanzen*". Viele erzählten von Volkstänzen auf der Kirmes: „*Jo, wär' doch was – auf der Kirmes, drei Tage haben wir da 'Müller' getanzt!*" Drei Senioren haben in ihrer Jugend- und Erwachsenenzeit beim Preistanzen teilgenommen, eine Dame war als Aushilfe bei einem Tanzlehrer aktiv. Eine Dame im Alter von 60-69 Jahren hatte gerade einen Tanzkurs absolviert.
Walzer, „*sogar links herum*", war der am häufigsten genannte Tanz. Es versuchte sich eine Dame im Alter zwischen 80 und 89 Jahren mit mir im Tango und tanzte mir mit dem Spazierstock einen Charleston vor. Auf das Lied: „*Komm, wir tanzen heut mal Schieber ...*" bewegte sich eine andere Dame vorsichtig, um nicht auszurutschen, in ihrem Raum. In der Regel äußerten sich die Befragten auf die Frage, ob sie heute noch gerne tanzen würden, wenn ein Angebot im Hause wäre, freudig und erregt und berichteten aus ihrer Jugendzeit.

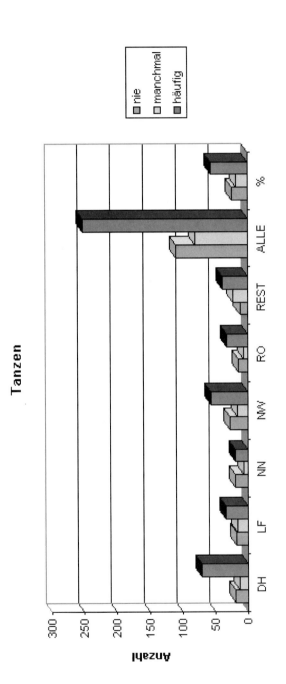

Tanzen	DH	LF	NN	NW	RO	REST	ALLE	%
nie	19	17	19	27	15	12	109	24,7
manchmal	13	16	7	16	7	22	81	18,4
häufig	71	34	19	57	32	38	251	56,9

Abb. 30: Aktivitätsbeteiligung: Tanzen

81 Damen und Herren reagierten erst einmal etwas vorsichtiger und meinten, man könne es ja mal versuchen. Als ich ihnen erläuterte, daß auch Tänze im Sitzen möglich wären, was den meisten neu war, stimmten sie dieser Aktivitätsform zu. Eine Dame meinte: *„An Schieber haut man scho noch hi, wenn man einen richtigen Tänzer hat!"*
Allerdings lehnten 109 Damen und Herren, das sind 24,7 %, das Tanzen strikt ab. Zum einen konnten sie sich nicht vorstellen, daß man im hohen Alter wegen der starken körperlichen Defizite noch tanzen kann, zum anderen argumentierten sie, daß man nicht mehr tanzen dürfe, wenn man seinen Partner verloren habe. *„Ich habe nur auf Stiftungsfesten getanzt, das ging dann nicht mehr, als mein Mann gestorben ist!"* Neben diesen gesellschaftlichen Restriktionen wurden auch religiöse Gründe angeführt: *„Wir stammen aus einer calvinistischen Familie, da war Tanzen Sünde"*.
Wenn auch das Tanzinteresse in den einzelnen Heimen unterschiedlich ist, so zeigt sich im Gesamt, daß jeweils um die 20% der Heimbewohner *„nie"* bzw. nur *„manchmal"* tanzen würden.
Eine niedrige Votation für ein *„häufiges"* Tanzangebot findet sich nur in dem Heim NN. In den Institutionen RO und LF würden 34 bzw. 38 Personen sehr gerne tanzen und in dem Haus NW sogar 57 Bewohner. Weit an der Spitze ist das Interesse in DH mit 71 Personen. Das mag daran liegen, daß unsere Studentengruppe in diesem Haus regelmäßig mit den Senioren eine Kombination von Tanz und Gymnastik praktizierte.

2.4.2.1.2 Wandern (siehe Abb. 31, S.144)

In den Interviews mußte vielen Senioren erst einmal erläutert werden, was unter „Wandern" gemeint ist und wie sich dieses vom „Spazierengehen" unterscheidet (vgl. Kap. 2.1.2). Der Wunsch, regelmäßig zu wandern, ist bei den Befragten noch größer als das Tanzen. Vier Senioren gehör(t)en einem Wanderverein an. Ein statistisch signifikanter Zusammenhang zwischen früherer Vereinszugehörigkeit und dem Wandern wurde in Kap. 2.4.1 (Abb. 27) festgestellt: 88,3 % der Bewohner, die heute gerne wandern, gehörten früher einem Sportverein an.

63,9% aller 441 Senioren gaben an, fast täglich zu wandern. Ein Herr, der weiterhin noch sehr aktiv ist, berichtete, bis vor Eintritt in das Wohnheim 10 Stunden täglich gewandert zu sein. Eine Dame im Alter von 80-89 Jahren wandert nach einem Schlaganfall noch vier Stunden täglich. Ein Reihe von Senioren erzählte mir begeistert von ihren Hochgebirgs- und Gletschertouren bzw. Wanderungen im Ausland. Ein Vergleich mit der Studie „Altensportzentrum 'Sport für betagte Bürger' Mönchengladbach" zeigt, daß hier das Wandern und Radfahren mit 13 % Beteiligung nach der Gymnastik, dem Kegeln und Schwimmen an vierter Stelle der Beliebtheits-

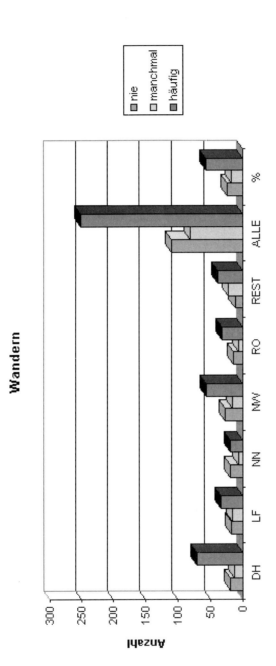

Abb. 31: Aktivitätsbeteiligung: Wandern

Wandern	DH	LF	NN	NW	RO	REST	ALLE	%
nie	16	16	9	18	15	4	78	17,7
manchmal	12	22	5	20	5	17	81	18,4
häufig	75	29	31	62	34	51	282	63,9

skala rangieren (vgl. SCHRIFTENREIHE d. BUNDESMIN. f. JUGEND, FAMILIE, FRAUEN und GESUNDHEIT (Bd. 237), S. 36). In unserer vorliegenden Untersuchung hat das Wandern höchste Priorität und führt mit 82,3% die Wunschliste der 10 sportlichen Wahlangebote an (vgl. MEUSEL, Bd. 2).

Alle älteren Menschen, die erst einmal Zweifel zeigten, würden gerne „*häufig*" oder auch „*manchmal*" wandern, wenn sie zur Sicherheit einen Betreuer an der Seite hätten. Interessant ist, daß die gleich Prozentzahl der betagten Menschen – wiederum 18,4% wie beim Tanzen – nur „*manchmal*" wandern würde.

Eine weitaus geringere Zahl, nur 17,7 %, möchte sich weder im Haus, noch außer Haus bewegen. Eine Dame meinte, „*ich bin früher lieber Auto gefahren*". Diese sind entweder bettlägerig oder so schwach, daß sie meinen, Aktivitäten seien nicht mehr möglich.

Häufig kam auch das Argument, zum Wandern (auch zum Tanzen) sei früher keine Zeit und Gelegenheit gewesen: „*Wir hatten Landwirtschaft und zwei große Mühlen, da habe ich viel und schwer gearbeitet, das ist genug Sport. Ich habe Männerarbeit gemacht und früher Kartoffelsäcke aufgeladen. ... Ich fühle mich so wohl, ich bin Einzelgänger.*"

2.4.2.1.3 Fahrrad fahren (siehe Abb. 32, S. 146)

Viele Senioren sind ihr Leben lang Fahrrad gefahren. Es war nach 1945 ihr einziges Fortbewegungsmittel. Nur wenige ältere Menschen besaßen in der Erwachsenenzeit ein Auto. Sie mußten ihre täglichen Einkäufe oder den Weg zur Arbeit mit dem Rad bewältigen. Als die Autowelle 1955 zu rollen begann, stiegen vor allem die Männer um. Inzwischen gibt es viele Pensionäre, die wieder Rad fahren (vgl. WANNEMACHER, Bd. 2). Der Allgemeine Deutsche Fahrrad-Club (ADFC) verweist auf Untersuchungen, die auch bei den Senioren die deutliche Bewegung, „weg vom Auto zum Fahrrad" belegen. Bei den Senioren um die 70 Jahre haben die Wege zu Fuß um 4 % , die mit öffentlichen Verkehrsmitteln um 47 % und die mit dem Fahrrad um 24 % zugenommen. Damit steigt allerdings auch das Unfallrisiko – häufig mit tödlichen Folgen – rapide an. Untersuchungen zeigen, daß gerade ältere Menschen die Gefahren des Straßenverkehrs unter- und ihr eigenes Fahrvermögen überschätzen (vgl. DEUTSCHE VERKEHRSWACHT). Aus diesem Grunde wird auch eine spezielle „Verkehrsschule für Senioren" vorgeschlagen, wobei das Training auf dem Fahrrad-Ergometer eine mögliche Form der Sicherheits- und Ausdauerschulung ist.

In einem Altenheim ist die Möglichkeit, Fahrrad zu fahren, begrenzt. Viele der befragten Senioren würden aber auf ein Fahrrad-Ergometer umsteigen. Als ich ihnen die Möglichkeit eines ansprechend gestalteten Fahrrad-

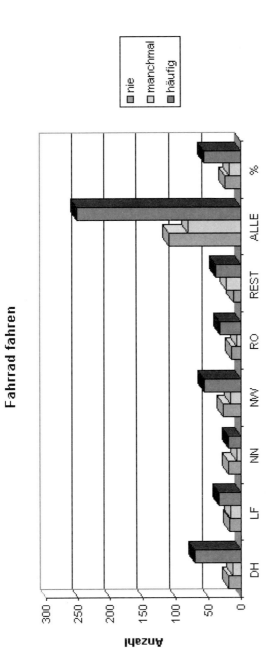

Abb. 32: Aktivitätsbeteiligung: Fahrrad fahren

Ergometer-Raumes mit Blick auf einen sich im Laufe des Monats immer wieder ändernden Videofilm, übertragen auf Großleinwand, über z.B. die Fahrstrecke – entweder im Odenwald, Frankenwald, in der Lüneburger Heide oder in Oberbayern – eröffnete, stimmten 51,3 % begeistert einer solchen Fahrradtour zu.[34]

15,4 % würden „*manchmal*" im Fahrrad-Ergometer-Raum sein oder es sogar im Freien – dann auf einem Tandem – versuchen. 33,3% lehnten das Fahrrad fahren – auch auf einem Fahrrad-Ergometer – generell ab: „*Fahrrad-Ergometer-Treten ist langweilig!*"

In allen Heimen kann man von einer ähnlichen Verteilung der Interessenlage sprechen.

		Fahrrad fahren	
		Ja	Nein
frühere im Verein	Ja	89 (24,12%)	39 (10,57%)
	Nein	149 (40,38%)	92 (24,93%)

Abb. 33: Aussagenüberprüfung VI mit dem Chi-Quadrat-Test: Vereinsmitgliedschaft vs. Fahrrad fahren

Die Untersuchung der Vierfeldertafel mit dem Chi-Quadrat-Test und dem linearen Modell der kategorialen Datenanalyse ergaben in dem Datensatz der 5 großen Heime (n= 369) keinen statistisch signifikanten Zusammenhang zwischen einer früheren Vereinszugehörigkeit und dem Fahrrad fahren.

2.4.2.2 Gymnastik – Krafttraining – Entspannung

Die Abbildung gibt die Wünsche bzw. Ablehnung aller 441 Senioren für bzw. gegen die Sportarten bzw. Bewegungsformen **Gymnastik, Krafttraining und Entspannungsübungen** wieder. Bei der Zusammenfassung dieser drei Sportarten wurde der Gedanke verfolgt, daß diese alle in einem Bewegungsraum und evtl. sogar in einer Übungsstunde – mit welcher Schwerpunktsetzung soll die Befragung herausfinden – praktiziert werden können.

---

[34] Ein speziell für Senioren und Reha-Kliniken gedrehter Film ist bei der Verfasserin verfügbar.

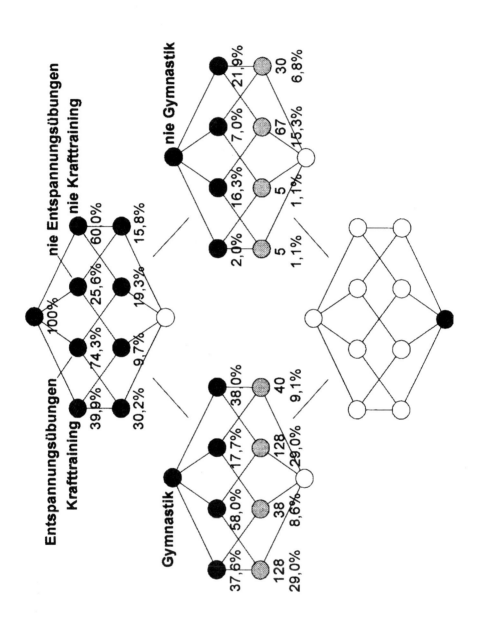

Abb. 34: Liniendiagramm:
Gymnastik/Krafttraining/Entspannung

Jeweils an der **linken Seite** ist das positive Votum, im unteren linken Würfel für die Gymnastik, im oberen Würfel an der linken Seite für Krafttraining und Entspannungsübungen erfaßt. An den **rechten Seiten** erkennt man die Entscheidung gegen diese drei Sport- bzw. Bewegungformen.

Am **linken Eckpunkt des unteren Würfels** haben sich die

> 128 Personen = 29,0 % angesammelt, die für alle drei Aktivitätsformen zu begeistern sind.

An der **rechten Ecke** des gleichen Würfels befinden sich

> 40 Senioren = 9,1 %, die lediglich die Gymnastik wünschen.

Am **rechten äußeren Eckpunkt des rechten unteren** „Nie-Gymnastik"-**Würfels** befinden sich

> 30 Personen = 6,8 %, die alle drei Sport- bzw. Bewegungsangebote ablehnen.

Aus dem **oberen Würfel** ist zu erkennen, daß 39,9 % der 441 Personen Krafttraining wünschen,

> aber 60 % dieses generell ablehnen.
> Auch 25,6 % würden nie Entspannungsübungen wählen,
> dagegen zeigt sich Zustimmung bei 74,3%.

Interessant wird die Analyse individueller Entscheidungen für die Kombination der drei Bewegungsformen:

Im **linken Teil der Würfel** sind die aktiven Bewohner erfaßt:

> 38 Bewohner wünschen sich Gymnastik und Krafttraining, aber nie Entspannung,
> 128 Personen Gymnastik und Entspannungsübungen, aber nie ein Krafttraining und wie gesagt
> 40 Menschen, die allein die Gymnastik wünschen.

Im **rechten unteren Würfel** ist der Wunsch nach Gymnastik generell ausgeklammert.

> 5 Personen wählen aber ein Krafttraining und Entspannunsübungen, und weitere 5 Personen lediglich das Krafttraining.
> 67 ältere Menschen entscheiden sich für ein reines Entspannungstraining, und – wie bereits beschrieben –
> 30 Senioren lehnen alle drei hier aufgeführten Aktivitäten ab.

Im Gesamt ist aus der Abbildung zu erkennen, daß eine starke Priorität für die Gymnastik und deren beide Kombinationsmöglichkeiten besteht.

2.4.2.2.1 Gymnastik

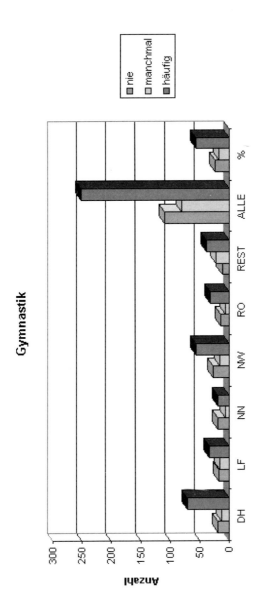

Gymnastik	DH	LF	NN	NW	RO	REST	ALLE	%
nie	39	10	7	32	11	6	105	23,8
manchmal	24	22	21	27	11	26	131	29,7
häufig	40	35	17	41	32	40	205	46,5

Abb. 35: Aktivitätsbeteiligung: Gymnastik

Auf die Frage nach einem Gymnastikangebot reagieren die Senioren, wie erwartet, positiv.

> 46,5% wünschen sich dieses „*häufig*" (3-7x pro Woche) und
> 29,7% „*ein- bis zweimal wöchentlich*".
> Nur 23,8% *lehnen* Gymnastik *ab*.

Die Analyse unserer Daten läßt erkennen, daß in den Altenwohnheimen NW und DH das Negativvotum mit 32 bzw. 39 Personen über dem Durchschnitt liegt. Entweder ist hier ein die Bewohner nicht motivierendes Angebot vorhanden, oder aber die Personenzahl der Inaktiven ist generell groß. Als Argumente wurden geäußert: „*Es ist alles voll in der Gymnastik*", „*... es ist zu einfach*" oder „*... es gefällt mir nicht, weil keine Musik dabei war*", „*wir haben Bodenübungen gemacht, das war zu kalt, da bin ich krank geworden*". Ein 90-99jähriger ehemaliger Offizier, zu Beginn sehr mißtrauisch, dann aber auftauend, argumentierte: „*Zur Gymnastik gehe ich nicht; das ist doch keine Gymnastik*". Dann führte er mir großräumige Schwungübungen vor und meinte, wenn die Übungen so aussähen, würde er auch kommen. Außerdem bekundete er sein Interesse an der Untersuchung.
Die immer wieder genannten Einstellungen, „*ich bin zu müde*" oder „*... zu faul*", „*... es ist zu unbequem, Treppensteigen und Einkaufen genügt*" bis „*es ist alles Mist*", können nicht nur auf diese Sportart übertragen werden, sie sind zu generalisieren.

Diese Vermutung bestätigen das Kreis- und Liniendiagramm aus Kap. 2.3.2.1 und Kap. 2.1.5.1:

> 62 % der 100 befragten Bewohner in NW und
> 56 % der 103 in DH betreiben z.Zt. keinen Sport mehr.

So konnten durch die Befragung immerhin ca. 50 % von den ehemals der Aktivität Abgeneigten doch motiviert werden, es mit einer oder mehreren der hier aufgeführten drei Bewegungsformen einmal zu versuchen.

Gymnastik ist den Damen vertraut. In den Heimen DH, NW und RO sind qualifizierte Kräfte eingesetzt. Die Vermutung, daß das z.T. vorhandene Desinteresse von dem Angebot und der Art der Darbietung abhängt, kann nicht bestätigt werden. Es findet sich, auch bei isolierter Betrachtung der Alten- und Pflegeheime, eine überwiegend positive Resonanz auf ein Gymnastikangebot. Das zeigt sich besonders in der Restgruppe, die zu einem großen Teil noch selbständig in eigener Wohnung lebt.
Die Gründe für eine Ablehnung scheinen somit vielschichtig und von einer Grundeinstellung bzw. -befindlichkeit beeinflußt zu sein.
Insgesamt entscheiden sich 76,2 % für Gymnastikübungen, dieser Prozentsatz ist sehr hoch. NEUMANN schreibt, daß seine „Erhebungen

bei den Altenheimen eines dichtbesiedelten Regierungsbezirkes in Nordbaden ergaben, (daß) im Durchschnitt nur etwa 10 % der Bewohner die gebotenen Möglichkeiten zu gymnastischen Übungen und Bewegungsspielen" nutzten (vgl. SCHRIFTENREIHE d. BUNDESMIN: f. JUGEND, FAMILIE und GESUNDHEIT (Bd.31), S. 77). Diese Untersuchung liegt 20 Jahre zurück, und das Angebot für Senioren hat sich in seiner didaktisch-methodischen Struktur inzwischen wesentlich verbessert. Unsere Ergebnisse gehen mit dem Wünschen der Senioren im Altensportzentrum „Sport für betagte Bürger" in Mönchengladbach konform. Die Gymnastik hat hier mit 34 % – in einer Skala von 25 sportlichen Angeboten – den größten Beliebtheitsgrad (vgl. SCHRIFTENR. d. BUNDESMIN. f. JUGEND, FAMILIE, FRAUEN und GESUNDHEIT (Bd.237), S. 34-36); in unserer Untersuchung steht diese Disziplin mit 76,2 % – in einer Skala von 10 sportlichen Angeboten – hinter dem Wandern an zweiter Stelle (vgl. MEUSEL. Bd. 2).

Vor Beginn der Untersuchung wurde vermutet, daß die Senioren, welche früher einmal in einem Sportverein waren, auch heute ein gesteigertes Interesse für die Gymnastik haben würden (vgl. Kap. 2.1.2). Die Testauswertung der Vierfeldertafel ergab keinen statistisch signifikanten Zusammenhang:

		Gymnastik	
		Ja	Nein
frühere im Verein	Ja	101 (27,37%)	27 (7,32%)
	Nein	169 (45,80%)	72 (19,51%)

Abb. 36: Aussagenüberprüfung VII mit dem Chi-Quadrat-Test: Vereinsmitgliedschaft vs. Gymnastik

2.4.2.2.2 Krafttraining

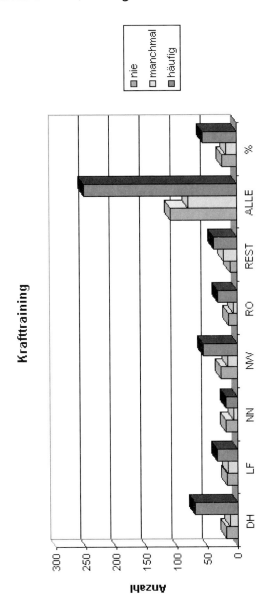

Krafttraining	DH	LF	NN	NW	RO	REST	ALLE	%
nie	76	41	28	62	26	37	270	61,2
manchmal	16	10	12	21	15	22	96	21,8
häufig	11	16	5	17	13	13	75	17

Abb. 37: Aktivitätsbeteiligung: Krafttraining

Wie zu erwarten war, signalisiert das Gros der Senioren mit 61,2 % Ablehnung für das Krafttraining.

Manche ältere Menschen wünschten eine nähere Begründung für ein solches Aktivitätsangebot in ihrem Alter. So wurde ihnen erklärt, „das Treppensteigen fällt leichter", „Sie können ohne Probleme Ihren Mülleimer ausleeren", „es wird Ihnen leicht fallen, Dinge vom Schrank herunter zu heben", „beim Verreisen wird es Ihnen keine Mühe machen, in den Zug einzusteigen oder den Koffer ein kleines Stück zu tragen" u.ä.m. Die Befragten blieben aber in der Regel bei ihrer spontan geäußerten Meinung. Einige wenige, unschlüssige, betagte Menschen meinten dann doch, *„ich weiß es nicht ..., ich könnte es ja mal probieren"*.

Vielfach wurde die Ablehnung begründet mit, *„... das ist für Frauen schrecklich"* oder *„im Moment kein Bedarf"*. Eine Dame meinte humorvoll: *„Ich bin doch kein Schwarzenegger!"*

Damit erklärt sich

> mit 21,8% auch die relativ hohe Zustimmung: *„manchmal"*
> und bei 17% sogar *„häufig"*

ein Krafttraining durchführen zu wollen.

Die letztere Gruppe, besonders Rollstuhlfahrer argumentierten zweckgebunden: *„Ich mache es, um mich selbst in den Rollstuhl reinzuheben"* oder *„ja, täglich Kniebeugen und Liegestütze"*. Eine Dame zeigte mir ihre Bauchübungen und begründete ihre Aktivität mit dem Schönheitsmotiv.

Das Liniendiagramm (siehe Abb. 38, S. 155) gibt die genaue Verteilung der 369 Bewohner der 5 großen Altersheime, aufgegliedert nach den Merkmalen *„Alter"*, *„Häufigkeit der Aktivität"* und *„Geschlecht"* wieder.

Es war mir wichtig, genauer festzuhalten, ob

> – in einer bestimmten Altersgruppe, vor allem bei den Jüngeren, eine größere Bereitschaft für das Krafttraining besteht und

> – Geschlechtsunterschiede bei der Verteilung eine Rolle spielen.

Die Ablehnung für das Krafttraining steigt mit dem Alter kontinuierlich an. Bei den drei >100jährigen die Prozentzahlen zu bewerten, ist unkorrekt. Interessant ist in dieser Altersgruppe in jedem Fall, daß eine Dame *„häufig"*, eine andere *„manchmal"* dieses Training betreiben würden.

Bei den männlichen Bewohnern ist das Interesse für eine häufige Teilnahme mit einem Verhältnis von ca. 1:3 höher als bei den Damen.

33 von insgesamt 57 Herren lehnen aber ein solches Angebot generell ab. Das Resultat mit immerhin 36,9 % Interesse in allen fünf Altenheimen ist beeindruckend. Es unterstützt die Notwendigkeit, **in jedem Altenwohn-**

heim einen motivationsreich gestalteten „Kraftraum" einzurichten, in dem **lebenspraktische Übungen** zur Bewältigung und Erleichterung der alltäglichen Verrichtungen trainiert werden können (vgl. KRIEGEL, Bd. 2).

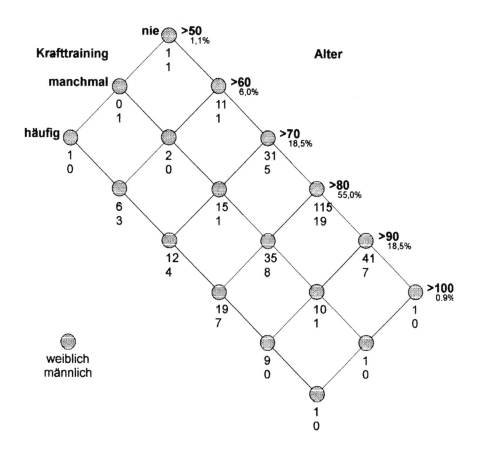

Abb. 38: Liniendiagramm:
Aktivitätsgrad Krafttraining/Alter/Geschlecht (5 Altenheime)

2.4.2.2.3 Entspannung

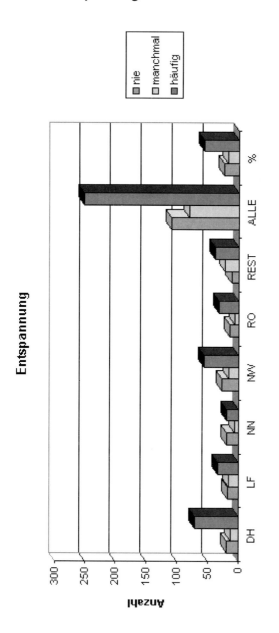

Entspannung	DH	LF	NN	NW	RO	REST	ALLE	%
nie	49	18	12	35	21	15	150	34
manchmal	25	28	17	40	24	28	162	36,7
häufig	29	21	16	25	9	29	129	29,3

Abb. 39: Aktivitätsbeteiligung: Entspannungsübungen

Die Prioritäten für Entspannungsübungen sind mit ca. 30 % gleichmäßig verteilt:

29,3 % wünschen sich diese „*häufig*",
36,7 % „*manchmal*" und
34,0 % „*nie*".

Die Ablehnung ist in DH höher als in anderen Heimen. Hier sind die Senioren noch sehr aktiv und meinen, daß solche „Ruheübungen" für sie noch nicht in Frage kämen; auch hatten sie kaum Erfahrung in diesem Bereich und wußten inhaltlich wenig damit anzufangen. Nach einigen näheren Erläuterungen – man würde besser zur Ruhe kommen, könne sich gut entspannen, auch besser schlafen, auch das Atmen würde nach einem regelmäßigen Training leichter fallen usw. – entschieden sich mehrere ältere Menschen, es doch einmal zu versuchen. Ein gesteigertes Interesse zeigten diejenigen, denen Entspannungsübungen, Atemtraining – häufig aus einer vorangegangen Kur oder einer Gesangsausbildung – oder sogar Eutonie bereits vertraut waren.

Eine 50-59jährige Frührentnerin erklärte: „*In der Kur haben wir Entspannungsübungen gemacht, da hat es immer nach Käsefüßen gerochen!*" Man zeigte mir Atemübungen und meinte, „*ja das fehlt hier ... an frischer Luft*" oder „*... nur unter Anleitung mit meiner Tochter...*". Es kam aber auch der Ausspruch: „*Ja das ist gut, Kraft durch Freude!*"

Das Liniendiagramm (siehe Abb. 40, S. 158) läßt, wie oben schon erläutert, bis auf die Gruppe der >80jährigen eine gleichmäßig Verteilung erkennen.

Da die meisten Bewohner der 5 großen Heime dieser Altersgruppe angehören, ist es wichtig zu entnehmen, daß auch in dieser Altersdekade ein großes Interesse für Entspannungsübungen vorhanden ist.

134 Personen würden „*manchmal*" und
100 Senioren von den insgesamt 369 Bewohnern der großen Alten- und Pflegeheime würden sogar „*häufig*"

in diesem Bereich aktiv werden wollen, das sind **63,4 % der Heimbewohner**. Es wird in Zukunft also unbedingt nötig sein, für Menschen in Alten- und Pflegeheimen ein Angebot zu machen und auch das Personal hierfür zu qualifizieren.

Es war interessant, die detaillierte Auswertung der Formalen Begriffsanalyse noch einmal in einem Kreisdiagramm (siehe Abb. 41, S. 159) zusammenzufassen. In diesem Zusammenhang sollte ein Vorurteil ausgeräumt werden, daß proportional zu der Geschlechtsverteilung wesentlich mehr

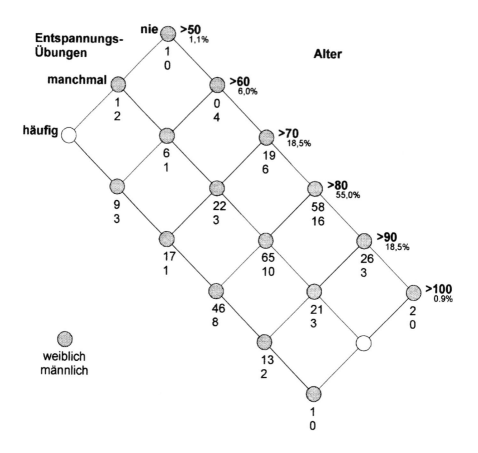

Abb. 40: Liniendiagramm:
Aktivitätsgrad Entspannungsübungen/Alter/Geschlecht (5 Altenheime)

Frauen Interesse an den Entspannungsübungen haben würden als Männer. Auch war die *Hypothese* zu überprüfen, daß eine solche Form des Trainings eher unbekannt ist und deshalb auch seltener gewünscht wird (vgl. Kap. 2.1.2).
Die Auswertung für die 5 Altenwohnheime (n=369; w 311, m 58) ergibt aber, daß Männer (24 % „*häufig*") wie auch Frauen (28 % „*häufig*") sich ähnlich stark für diese Art der Körpertherapie entscheiden. Nur ein Drittel

```
nie         25
manchmal    19      Männer
häufig      14

nie         110
manchmal    115     Frauen
häufig      86
```

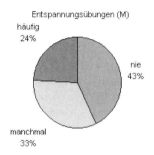
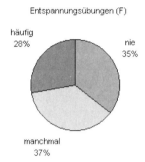

Abb. 41: Kreisdiagramm:
Entspannung (prozentuale Verteilung in den 5 Altenheimen)

der Frauen (35 %), bei den Männern allerdings 43 %, würden „*nie*" eine solche Bewegungsform wählen. „*Manchmal*", d.h. ein- bis zweimal pro Woche, würden 33 % der Männer und 37 % der Frauen aktiv sein wollen.

2.4.2.3 Kleine Regelspiele – Kleine Spiele – Theater

In diesem Liniendiagramm wurden die drei spielerischen und kreativen Aktivitäten: **Kleine Regelspiele, Kleine Spiele und Theater** zusammengefaßt (die Abgrenzung der Kleinen Regelspiele zu den Kleinen Spielen wurde in Kap. 2.1.4 vorgenommen).
Von den 441 Befragten lehnten

    57,8 % Kleine Regelspiele
    44,3 % Kleine Spiele und
    66,6 % Theater ab.

117 Senioren wünschten keine der drei genannten Aktivitäten, lediglich 72 Personen würden alle drei Angebote annehmen. 112 Personen wünschen Kleine Spiele (Bewegungsspiele am Tisch/im Sitzen oder im Raum ohne amtlichen Wettkampfcharakter) und Theater.

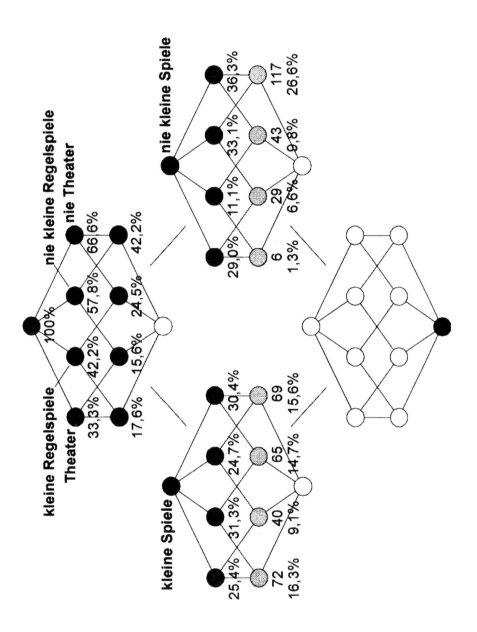

Abb. 42: Liniendiagramm:
Kleine Regelspiele/Kleine Spiele/Theater

138 Senioren wählten die Kombination Kleine Spiele und Kleine Regelspiele (Doppel- oder Mannschaftsspiele mit festgelegten Regeln in Spielfeldern oder am Tisch), aber nie Theater. 69 Personen wünschten lediglich die Kleinen Spiele.

33,3 % entschieden sich allein für das Theaterspiel, d.h. ein Drittel aller Befragten hätten Interesse, „auf die Bretter zu steigen".

Ungefähr die Hälfte der Klientel (42,2 %) könnte sich eine sportliche Aktivität, wie sie die Kleinen Regelspiele abverlangen, kombiniert mit Theater (bei 17,6 %) bzw. den Kleinen Spielen (31,3 %), vorstellen. Von den Befragten wurden meine Vorschläge: Kegeln, Billard, Sitzfußball, Faustball, Federball, auch Tischkegeln oder Carrom noch ergänzt durch: Handball, Volleyball, Fußball; Minigolf, Billard und Tennis – *„Rentnertennis"* meinte ein Herr. Der Rest lehnt allerdings eine solche Betätigung mit dem Argument, man sei zu alt dafür und/oder zu stark körperlich beeinträchtigt, strikt ab.

In dem Sportangebot der Senioren in Alten- und Pflegeheimen sind Kleine Spiele integriert, die den älteren Menschen vertraut sind. Es liegt im Normbereich, daß 43,6 % der Senioren bei den Kleinen Spielen und 57,8% bei den Kleinen Regelspielen kein Interesse zeigen. Ihnen sind diese Dinge entweder *„zu kindisch"* und *„albern"*, zum anderen haben sie Probleme, in einer Gruppe gemeinsam aktiv zu sein. Infolge Kontaktscheu oder der Angst vor der Blamage, Spielregeln nicht zu verstehen oder diese zu vergessen, benutzen sie das Argument der Nicht-Altersgemäßheit und lehnen diese Aktivität ab. Auch Sinnesbeeinträchtigungen oder andere körperliche Gebrechen wie Gicht oder Arthrose führen zu einer Abneigung. Diese Personen haben Probleme, z.B. einen Ball nicht mehr fangen zu können. Ebenso herrscht eine gewisse Angst vor Verletzungen vor.

Der Gesamtüberblick über die drei Würfel mit den Begriffsverbänden Kleine Regelspiele, Kleine Spiele, Theater – Aktivität „ja" oder „nein" – zeigt ein recht differenziertes Bild. Die Ergebnisse decken sich auch mit dem Grad des Interesses für das jeweils isoliert betrachtete Bewegungsangebot:

„Starke Ablehnung" bei insgesamt 117 Personen für alle drei Aktivitäten wird von
„geteilte Zustimmung" für nur einen Bereich

– nur Theater 29 Personen
– nur Kleine Spiele 69 Personen und
– nur Kleine Regelspiele bei 43 Personen

abgelöst.

Es wird wichtig sein, Fachkräfte wie Sportlehrer, Ergotherapeuten, Theaterpädagogen, Sozialpädagogen mit Zusatzqualifikation **von außen ein- bis zweimal wöchentlich für diese Aktivitätsformen in das Heim zu holen oder aber solche Angebote in räumlicher Nähe** zu haben, so daß diese für die Senioren bequem zu erreichen sind.

Immer wieder zeigt sich, daß auch Heimbewohner auf dem Bewegungsbereich Berufserfahrung aufweisen können. Wenn ihnen Gelegenheit gegeben wird, ihre Fachkompetenz einzusetzen, werden nicht nur die Mitbewohner, sondern auch sie persönlich einen Gewinn haben und Selbstbestätigung erfahren.

2.4.2.3.1 Kleine Regelspiele (siehe Abb. 43, S. 163)

In diesem Bereich handelt es sich um Partner-, aber mehr „Mannschaftsspiele mit relativ festen Grundregeln, die jedoch eine zunehmende Angleichung an die Regeln und taktischen Verhaltensweisen der Großen Sportspiele erlauben" (KOCH, S. 9, vgl. S. 10 ff.).

Das Interesse für diese Spielformen ist generell nicht so stark:

>57,8 % möchten diese „*nie*" spielen.

Gesundheitliche Gründe und die nachlassende Kondition halten den alten Menschen von dieser sportlichen Aktivität ab. Daneben sind vielen älteren Menschen solche Spiele unbekannt, oder sie ordnen diese der Domäne der Herren zu. Eine Dame äußerte abwehrend: *„Das ist nur für Männer!"*.

Besonders Herren (aber auch zwei Damen) begeistern sich noch für den Fußball – vor allem im Fernsehen –, auch wird ein Interesse für Tennis (*„Rentnertennis"*) bekundet.

Problematischer sind die Großen Spiele wie Hand-, Basket-, Volley- oder Faustball, aber auch Hockey, Bowling oder Eisstockschießen (vgl. LINHARDT, Bd. 2). Sie verlangen spezielle Hallen oder Plätze, die in der Regel in einem Altenheim nicht vorhanden sind.

In einem Wohnheim befand sich eine Kegelbahn, auf der jeden Montag von 20.00 Uhr bis 23.00 Uhr gekegelt wurde. Die Leitung hatte ein Senior aus dem Hause. Eine auf den Beinen ziemlich unsichere Dame hatte mit 85 Jahren das Kegeln begonnen. Allerdings äußerten auch einige noch geistig wache Bewohner aus diesem Hause, daß sie erstmals von mir erfahren hätten, daß diese Einrichtung bestünde.

Vielen Senioren, besonders den Damen, sind die Regeln der großen Spiele nicht vertraut. In der Jugendzeit waren solche Spiele z.T. auch unbekannt, daneben fand man weder Gelegenheit, geschweige denn Zeit, diese zu spielen (*„Ich hatte keine Zeit für diese Spiele, wir hatten einen Hof von 180 Morgen"*.).

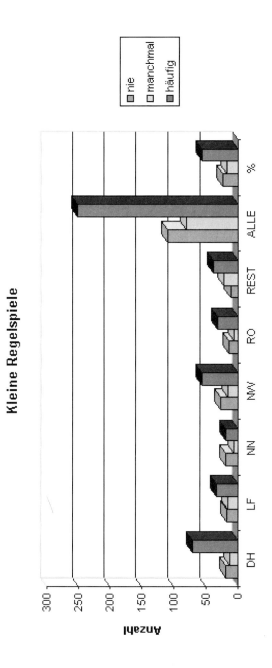

kleine Regelspiele	DH	LF	NN	NW	RO	REST	ALLE	%
nie	64	42	18	74	39	18	255	57,8
manchmal	16	9	11	8	8	29	81	18,4
häufig	23	16	16	18	7	25	105	23,8

Abb. 43: Aktivitätsbeteiligung:
Kleine Regelspiele

2.4.2.3.2 Kleine Spiele

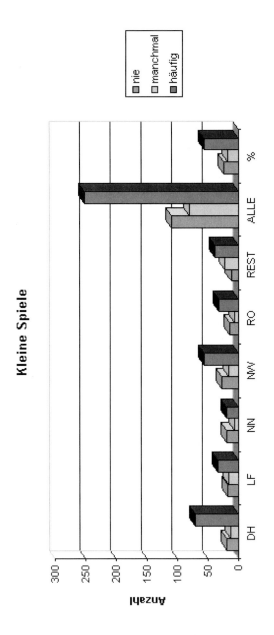

Kleine Spiele	DH	LF	NN	NW	RO	REST	ALLE	%
nie	55	29	11	55	22	20	192	43,6
manchmal	30	22	21	34	21	23	151	34,2
häufig	18	16	13	11	11	29	98	22,2

Abb. 44: Aktivitätsbeteiligung: Kleine Spiele

Dieser sportlich-spielerische Charakter ist den älteren Menschen durch ihre eigene Schulzeit oder die ihrer Kinder bzw. Enkelkinder vertraut. Es handelt sich hier um meist volkstümliche Spielformen, wie z.B. Sing-, Lauf-, Fang-, Versteck-, Gewandtheits-, aber auch Konzentrations- und Gedächtnisspiele, die im engeren Raum und mit einfachen, schnell veränderbaren Regeln gespielt werden können (vgl. BERNETT in: BEYER, S. 316).

Wie bei den Regelspielen und auch den weiter hinten aufgeführten Gesellschaftsspielen, steht der Geselligkeitsaspekt im Vordergrund. Viele der älteren Menschen haben sich in dem Wohnheim bereits abgekapselt. So ist es nicht verwunderlich, daß insgesamt

> 43,6 % aller Befragten solche Spiele, meist mit den ähnlichen wie oben genannten Argumenten, *„zu kindisch"* (*„das ist nur für Kinder!"*), *„zu alt"* oder *„keine Zeit"*, ablehnen.

Dahinter wird häufig auch das ihnen mehr oder weniger bewußte Unvermögen kaschiert, sich einer Gruppe anzuschließen. Da viele Bewohner auch sensorische und kognitive Defizite aufweisen, liegt darin für sie ein weiterer Hinderungsgrund. Viele Betagte konnten sich solche Spiele auch nicht vorstellen. Nach meinen Beschreibungen meinten immerhin

> 34,2 % Prozent, daß sie es (wieder) *„ab und zu"* einmal versuchen würden.

> 22,2 % würden die Kleinen Spiele *„häufig"* spielen.

Hier handelt es sich besonders um ehemalige Erzieher, Kinderkrankenschwestern oder Lehrerinnen. Sie berichteten von ihren Berufserfahrungen und meinten, daß sie auch im Hause mit kleinen Kindern spielen würden. Besonders Großmütter bekundeten ihre Bereitschaft zum Zusammenspiel, d.h., diese Klientel verbindet mit den Kleinen Spielen weniger das Spiel in der Gleichaltrigengruppe – es sei denn, dieser Bereich war ihnen aus der Sport- bzw. Gymnastikstunde vertraut – als das mit ihren Enkelkindern (vgl. Kap. 2.4.4.2.3 Gesellschaftsspiele; vgl. MERTENS, Bd. 2).

56,4 % aller Befragten haben den Wunsch *„manchmal"* (1-2x pro Woche) bis *„häufig"* (3-5x pro Woche) Kleine Spiele zu spielen, in vielen Fällen unter dem Aspekt des **Spielens mit Kindern**.

2.4.2.3.3 Theater

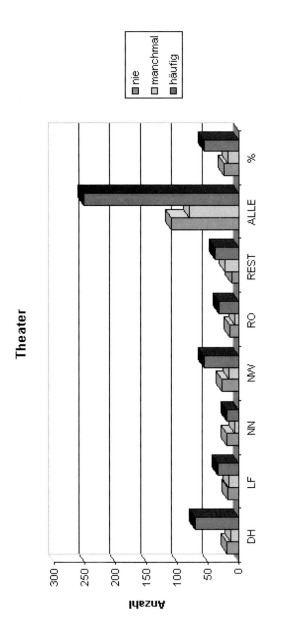

Theater	DH	LF	NN	NW	RO	REST	ALLE	%
nie	74	49	27	68	37	39	294	66,7
manchmal	16	8	8	14	10	24	80	18,1
häufig	13	10	10	18	7	9	67	15,2

Abb. 45: Aktivitätsbeteiligung: Theater

Das Theaterspiel ist den Senioren weitgehend unbekannt. Häufig wurde ich ungläubig angeschaut und mit den Worten belächelt: *„Das ganze Leben ist Theater"* oder *„ich hatte Theater daheim genug!"* (zwei 80-89jährige). Es findet sich vielfach eine Hemmschwelle, sich vor der Gruppe darzustellen, das Innere nach außen zu kehren und Gefühle preiszugeben.

Die Ablehnung mit insgesamt 66,7 %

ist in den Heimen unterschiedlich stark, das mag daran liegen, daß einem Teil der Befragten das Theater lediglich aus Besuchen (auch heute noch) vertraut war. Eine 90-99jährige erläuterte: *„Ich hatte Freiplätze im Theater. Mein Chef war Justitiar am Theater. Er sagte: 'Die Bridgetanten von meiner Frau wollen ja immer nur in 'Das Land des Lächelns', so bekam ich die Karte"*.

Im Interview mußte ihnen also immer wieder deutlich gemacht werden, daß in der Umfrage das Selber-Theater-Spielen gemeint sei.

18,1 % würden *„ab und zu"* Theater-Spielen, wenn im Haus ein Angebot existieren würde, und
immerhin 15,2 % *„sehr gerne"*.

Hier handelt es sich einmal um Damen, die bereits in der Gemeinde aktiv waren, eine sogar als Regisseurin (die Augen leuchteten: *„Au ja, wieder als Regisseurin bei Kindern oder in der Kirche!"*). Zum anderen sind es Damen, die entweder im Darmstädter oder im Nürnberger Seniorentheater aktiv waren bzw. noch sind (auch eine Behinderte im Rollstuhl) (vgl. HARTMANN, Bd. 2).

Um das Interesse wach zu halten bzw. auch stilliegende Kapazitäten zu wecken, ist es dringend notwendig, diese Damen und Herren in einer Theatergruppe innerhalb bzw. auch außerhalb des Heimes zusammenzufassen. Immerhin würden **33,3 % Theater-Spielen wollen**. In allen Heimen fand sich aber kein Angebot.

2.4.2.4 Schwimmen

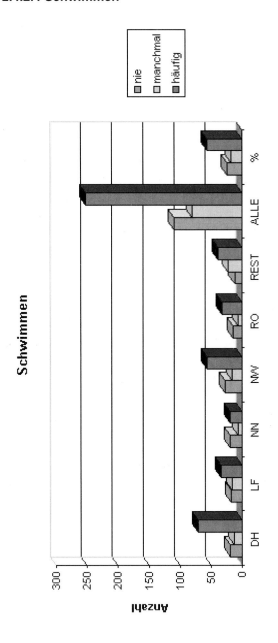

Schwimmen	DH	LF	NN	NW	RO	REST	ALLE	%
nie	35	31	15	48	29	16	174	39,5
manchmal	18	19	14	11	8	23	93	21
häufig	50	17	16	41	17	33	174	39,5

Abb. 46: Aktivitätsbeteiligung: Schwimmen

Für viele Hochbetagte ist das Schwimmen eine wenig vertraute Sportart. Sie haben es in ihrer Kinder- bzw. Erwachsenenzeit nie gelernt oder schlechte Erfahrungen mit dem nassen Element gemacht. Die Kommentare waren reichhaltig und konzentrierten sich bei der

> Ablehnung (39,5 %) auf die Punkte:
>
> *„Schwimmen habe ich nie gelernt"; „ich hatte keine Hilfe, es hat mir niemand gezeigt"; „ich habe mich nicht getraut" oder „da war ich schon immer ängstlich"; „die Mutter hat es verboten, sie sagte: 'das Wasser hat keine Balken!'".*
>
> *„Ich habe angefangen, da hat der Lehrer mich reingezogen, da war es aus!" „Leider kann ich nicht schwimmen, ich wäre beinahe ertrunken"; „ich wäre beinahe untergegangen"; „als Kind wäre ich mit 4 Jahren im Wasser beinahe tot gewesen, deswegen kann ich gar nicht schwimmen".*

Immerhin würden einige der Befragten auch im hohen Alter bei entsprechender qualifizierter Hilfe noch schwimmen lernen. Eine Dame meinte: *„In's Wasser bin ich viel gegangen, aber schwimmen hab' ich nicht können. Wenn Sie mit mir ins Wasser gehen, komm ich mit!"*

> 21 % der 441 Befragten hätten nichts gegen einen Schwimmbadbesuch *„ein- bis zweimal in der Woche"*.

Schön wäre dabei das Becken im Hause mit der entsprechenden Temperatur und der Hilfe beim An- und Auskleiden. Während der Schwimmübungen fühlen sich die älteren Menschen sicherer, wenn eine geschulte Fachkraft die Stunden übernimmt (vgl. INNENMOSER, Bd. 2). Unter diesen Voraussetzungen würden am liebsten

39,5 % *„täglich"* **schwimmen** gehen.

Hier handelt es sich um Senioren, die auch heute noch einem Schwimmverein angehören (3 Personen), und um die rüstigen Damen und Herren, welche sich noch außer Haus bewegen und ein Medizinisches Bad oder öffentliches Schwimmbad aufsuchen.

2.4.2.4.1 Schwimmen – Vereinszugehörigkeit

		Schwimmen	
		Ja	Nein
Verein	Ja	85 (23.04%)	43 (11.65%)
	Nein	126 (34.15%)	115 (31.17%)

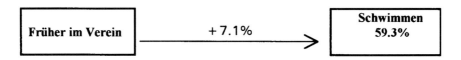

*Abb. 47: Aussagenüberprüfung VIII mit dem Chi-Quadrat-Test:
Vereinsmitgliedschaft vs. Schwimmen (5 Altenheime)*

Es wurde in Kap. 2.1.2 die Hypothese aufgestellt, daß frühere Mitglieder in einem Sportverein eher Interesse am Schwimmen haben würden als Nichtmitglieder und daß sich für die Praxis des Schwimmens in den Alten- und Pflegeheimen immer wenig Bewohner interessieren würden (Hypothese 5.3 in Kap. 2.1.2). Hier war zu vermuten, daß es sich dann um die ehemaligen Sportler handeln müsse.

Der Tabelle 47 ist zu entnehmen, daß die **frühere Sportvereinszugehörigkeit** (nicht unbedingt der Schwimmverein) **das heutige Interesse am Schwimmen beeinflußt**.

> 128 der Befragten waren in einem Sportverein aktiv, von diesen zeigen 85 heute noch den Wunsch zu schwimmen, aber
> 43 Senioren lehnen das Schwimmen – aus o.g Gründen der Sicherheit und körperlicher Beeinträchtigungen – ab.

Ein Herr hatte Bedenken, sich im Schwimmbad mit AIDS zu infizieren.
Bei den Befragten, die nicht Mitglied in einem Sportverein waren (241 Personen), findet man aber wenig Unterschiede:

> 34,15 % entscheiden sich für und 31,17 % gegen das Schwimmen.

Mit dem Chi-Quadrat-Test auf Unabhänigkeit wurde ein signifikanter Zusammenhang zwischen den Variablen *„frühere Vereinszugehörigkeit"* und *„Schwimmen"* im höheren Lebensalter festgestellt. Die Überprüfung mit dem linearen Modell der kategorialen Datenanalyse weist ebenfalls nach, daß, falls eine Person früher in einem Verein war, sie auch im Alter mit einer Wahrscheinlichkeit von 59,3 % + 7,1 % schwimmen geht. Dieses Ergebnis sollte aber nicht die Tatsache verdrängen, daß sich 34,15 % Heimbewohner für das Schwimmen interessierten, die vorher nie in einem Sportverein aktiv waren. Wie bereits in dem vorangegangenen Abschnitt erläutert, handelt es sich hier z.T. um ältere Menschen, die bereits mit einem auf ihre Bedürfnisse abgestimmten Programm konfrontiert sind. Im Wasser wurden Gymnastikübungen und sogar Tänze ausgeführt, und die Senioren hatten das Gefühl, gut beaufsichtigt zu sein. Dieses Potential gilt es, weiter zu aktivieren und die Teilnehmerzahl zu vergrößern.

2.4.2.4.2 Schwimmen – Aktivitäts- und Altersverteilung

Besonders für ein Praxisangebot in Alten- und Pflegeheimen zum Bereich Wasser ist es notwendig, das vorhandene Interesse in den einzelnen Altersdekaden genauer zu betrachten. Die Untersuchung hat gezeigt, daß proportional zu den 311 Frauen und 58 Männern im Datensatz der 5 großen Alten- und Pflegeheime 19 % der Männer (11 Personen) gegenüber 47 % der Frauen (146 Personen) *„nie"* schwimmen möchten. Anscheinend werden in dieser sportlichen Disziplin – als solche wird sie meist angesehen – im höheren Lebensalter mehr Männer angesprochen als Frauen. Die Interviews haben ergeben, daß die Schwimmtechnik von den Männern besser beherrscht wird, so daß diese sich im Wasser sicherer fühlen. Zum anderen haben die Männer weniger Probleme mit ihrem Aussehen. Damen im höheren Lebensalter zeigen sich nicht so gerne in Badekleidung und meiden deshalb das Angebot, schwimmen oder baden zu gehen.

In allen Altersgruppen ist Interesse für das Schwimmen vorhanden. Die Damen und Herren der insgesamt 369 Befragten im Alter zwischen 80 und 90 Jahren sind mit 122 Voten (78 Personen *„häufig"* und 44 Personen *„manchmal"*) am meisten aktiv – allerdings liegen die meisten Heimbewohner (55 %) – wie bereits schon betont – in dieser Altersdekade. Bemerkenswert aufgeschlossen zeigt sich auch die Gruppe der 90- bis 100jährigen. 36 der hochbetagten Menschen, das sind 10 % aller Bewohner, würden noch gerne schwimmen gehen. Insgesamt entscheiden sich noch 211 Senioren (57 % aller Heimbewohner) für einen Schwimmbadbesuch. Die Befragung zeigt deutlich, daß anzustreben ist, in ein Alten- und Pflegeheim oder in gut erreichbarer Nähe (Fahrdienste) ein Schwimmbad einzuplanen (vgl. Kap. 3.3.3).

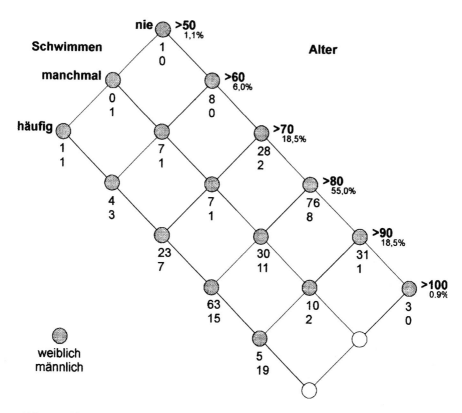

Abb. 48: Liniendiagramm:
Aktivitätsgrad Schwimmen/Alter/Geschlecht (5 Altenheime)

2.4.3 Heim Nürnberg West (NW)

Das Interessante bei der Auswertmethode der Formalen Begriffsanalyse ist die Möglichkeit, die Abhängigkeit zwischen Korrelationskoefizienten, d.h. im vorliegenden Fall das Entscheidungsverhalten bei einer festgelegten Aktivitätskombination, herauslesen zu können. Normalerweise wird für die Bewohner eines Heimes ein Beschäftigungsangebot aufgelistet, ohne danach zu fragen, ob die Mehrheit der älteren Menschen in dem Haus dieses auch wünscht.

In diesem Kapitel soll die Anwendungspraxis der Formalen Begriffsanalyse exemplarisch an zwei Begriffsverbänden aufgezeigt werden. Diese Einzelergebnisse könnten mit anderen statistischen Methoden, wie z.B. Cluster-, Faktorenanalysen oder Histogrammen, ebensogut erfaßt werden. Diese liefern aber lediglich erste Grobbilder über Häufigkeitsverteilungen. Interessant ist jedoch die **breit gestreute Entscheidungsstruktur eines Indi-**

viduums. Während die Faktorenanalyse die gelieferten Daten zu stark komprimiert und auch die Varianzanalyse lediglich zur Normalverteilungsannahme führt, gehen bei der Auswertmethode der Formalen Begriffsanalyse die Einzelwünsche und deren Beziehungen – bei komplexen Fragestellungen – nicht verloren.

Da der gesamte Datensatz der 441 Probanden ein stark vernetztes unübersichtliches Bild liefern würde, ist es ratsam, den Personenkreis und die Aktivitätsskala zu reduzieren. Dem Lebensalltag entsprechend, ist es realistisch, nur **ein** Alten- und Pflegeheim zu betrachten. Hierfür bietet sich das **Alten- und Pflegeheim NW mit den 100 befragten Bewohnern** geradezu an.

Die folgenden beiden Kontingenztafeln ermöglichen rasch einen Gesamteindruck über die individuellen Bedürfnisse der 100 Bewohner im Heim Nürnberg West.

2.4.3.1 *Schwimmen – Tanzen – Gymnastik*
Wandern – Entspannung – Fahrrad fahren

In dieser Abbildung ist das Interesse für die sechs sportlichen Disziplinen: **Schwimmen, Tanzen, Gymnastik, Wandern, Entspannen und Fahrrad fahren bei den 100 Bewohnern des Altenwohnheimes Nürnberg West** erfaßt.

Die Feinstruktur im Würfel der **Ebene IV** zeigt die Personen, die *keine* der o.g. Bewegungsformen oder nur *eine* Sportart, entweder Wandern, Entspannen oder Fahrrad fahren, ausüben wollen.

Auf der **Spitze des obersten Würfels** befinden sich

> 2 Personen, die generell im Sport inaktiv bleiben wollen.
> 2 Personen, die lediglich wandern wollen, und 1 Person, die sich für das Fahrrad fahren entscheidet.
> Kein Bewohner wählt als einzige Aktivität die Entspannung.

Die darunterliegenden Würfel in der **Ebene III** führen mit aufsteigenden Linien zu dem Würfel an der Spitze. Behält man noch die darunterliegenden Würfel der **Ebene II** im Auge, so ist zu beachten, daß immer eine Beziehung zu den Personen in den Würfeln darüber besteht.

In dem untersten Würfel auf der **Ebene I** sind die Personen zusammengefaßt, die sportlich *sehr aktiv* sind:

> Es gibt 20 Bewohner, die alle 6 Sportdisziplinen wählen.
> Addiert man die Personenzahl des untersten Würfels, so erhält man 30 Personen, die alle gerne schwimmen, tanzen und Gymnastik treiben möchten, erkennbar an den aufsteigenden Verbindungslini-

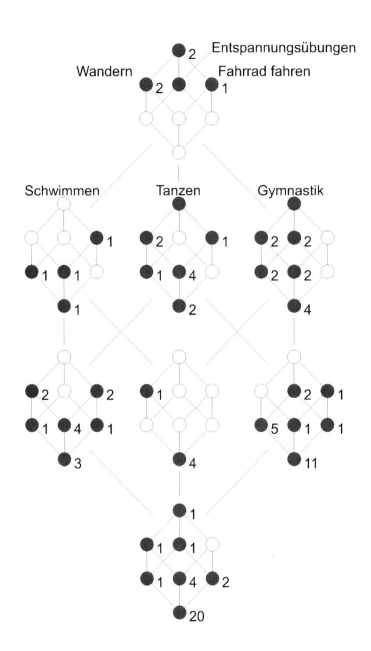

Abb. 49: Liniendiagramm:
Schwimmen/Tanzen/Gymnastik/Wandern/
Entspannungsübungen/Fahrrad fahren
(Altenheim NW)

en, die alle zu den in der Ebene III genannten drei Sportdisziplinen führen.

Von den drei Würfeln in der **Ebene II** werden immer nur zwei Verbindungslinien zu denen in der Ebene III gezogen, d.h. in der Ebene II sind die Personen versammelt, die Interesse für nur 2 der 3 genannten Sportdisziplinen Schwimmen, Tanzen, Gymnastik zeigen:

der **linke Würfel der Ebene II** beinhaltet die 13 Personen, die Interesse für Schwimmen und Tanzen haben;

im **mittleren** sind 5 Personen, die sich Schwimmen und Gymnastik wünschen, im rechten 21 Personen, die Tanzen und Gymnastik gewählt haben.

Die 3 Würfel in der **Ebene III** weisen die Personen auf, die

„gerne schwimmen" = 4 Personen,
„gerne tanzen" = 10 Personen und
„gerne Gymnastik treiben" = 12 Personen
und noch eine Beziehung zu den drei in Ebene IV genannten Disziplinen Wandern, Entspannungsübungen und Fahrrad fahren haben.

Alle eben beschriebenen unteren 7 Würfel müssen noch einmal mit Blick auf den obersten auf der **Ebene IV** analysiert werden. Mit Konzentration auf jeweils einen Punkt in diesem Kubus an der Spitze wird das Interesse für die hier definierten Aktivitäten Wandern, Entspannen und Fahrrad fahren individuell benannt.

An der **linken Ecke des obersten Würfels** versammeln sich z.B. die beiden Personen, die gerne wandern. Diesen Punkt sucht man jeweils in den unteren Würfeln und bezieht die Personen auf den direkt absteigenden Linien in diesem Würfel mit ein:

Genau eine Etage tiefer in der **Ebene III** ist im „Schwimmwürfel" zu erkennen, daß sich an diesem deckungsgleichen Punkt keine Person befindet. Da aber in diesem Würfel wieder die direkten Verbindungslinien zu dem deckungsgleichen Punkt darunter betrachtet werden müssen, gibt es doch 3 Personen, die neben dem Schwimmen auch wandern möchten, also mindestens diese Kombination der Sportdisziplinen Schwimmen und Wandern wählen.

Im **mittleren „Tanzwürfel"** sind an dem selben Punkt an der **linken Ecke** 2 Personen aufgeführt. Die 7 an den absteigenden Linien befindlichen Personen müssen noch hinzuaddiert werden.

Im **rechten „Gymnastikwürfel"** befinden sich an dieser linken oberen Ecke wiederum 2 Personen, die gerne Gymnastik treiben und wandern.

Auch hier werden die 8 Personen auf den absteigenden Linien hinzugezählt, die aber – mit Blick auf den Würfel in Ebene IV – noch weitere Wünsche haben.

Betrachtet man die **3 Würfel auf der 2. Ebene**, so enthält der linke die Kombination von Schwimmen und Tanzen. In seiner **oberen linken Ecke** sind

> 2 Personen, die gerne schwimmen, tanzen und – unter Berücksichtigung des obersten Würfels – auch wandern möchten. Jedoch sind wiederum die Personen auf den nach unten führen Linien hinzuzuzählen, d.h. noch 8 Personen. Es gibt also insgesamt 10 Personen, die gerne schwimmen, tanzen und wandern
> – wobei 5 von diesen auch noch Entspannungsübungen und 10 auch gerne Fahrrad fahren möchten.

Der **rechte Würfel in der Ebene II** zeigt die Personen, die gerne tanzen und Gymnastik treiben. Wieder mit Konzentration auf die **linke obere Ecke** und die direkt absteigenden Linien sind im rechten Würfel 21 Senioren, die gerne tanzen und Gymnastik wünschen, von denen – mit Blick auf die linke obere Ecke im obersten Würfel

> 0+5+11+1 = 16 Personen auch wandern möchten,
> 2+5+1+11 = 19 Personen Entspannungsübungen wählen und
> 1+1+1+11 = 14 Fahrrad fahren.

Im **mittleren Würfel der Ebene II** sind die Personen vereint, die sich die Kombination Schwimmen und Gymnastik ausgesucht haben. Wieder bei der Betrachtung des **linken oberen Eckpunktes** finden sich

> 1 Person sowie auf der absteigenden Linie noch weitere 4 Personen = 5 Personen, die gerne schwimmen, Gymnastik treiben und – mit Blick auf die Ebene IV – auch wandern mochten.
> 4 von diesen haben sich noch die Entspannungsübungen und das Fahrrad fahren ausgesucht.

In dem **untersten Würfel auf der Ebene I** befindet sich an der **oberen linken Ecke**

> 1 Person, die schwimmen, tanzen und Gymnastik treiben, und – betrachtet man den obersten Würfel – auch wandern möchte.
> Zu dieser sind wiederum die Personen auf den absteigenden Linien zu addieren, also weitere 25, von denen 21 aber zusätzlich noch Entspannungsübungen und 24 Fahrrad fahren wünschen.

An der **rechten oberen Ecke des obersten Würfels der Ebene IV** ist

> 1 Person erfaßt, die gerne Fahrrad fahren, aber nicht wandern und auch keine Entspannungstechnik wählen würde. Bei Betrachtung dieser rechten Ecke im darunter liegenden Würfel Schwimmen ist erkennbar, daß an dieser Stelle wiederum 1 Person benannt wird, die gerne schwimmen und Fahrrad fahren möchte. Da aber in diesem Würfel auch die Personen an den absteigenden Linien das gleiche Merkmal beinhalten, addiert sich das Interesse auf weitere 2 Personen:
> Es gibt also insgesamt 3 Personen, die gerne schwimmen und Fahrrad fahren möchten, 3 Personen wünschen zu schwimmen und zu wandern, und 2 Personen möchten schwimmen, wandern und Entspannungsübungen machen.

Im **mittleren „Tanzwürfel" auf der Ebene III** erkennt man an der **rechten oberen Ecke**, nur

> 1 Person plus die darunter liegenden 6=7 Personen, die gerne tanzen und – betrachtet man wiederum den obersten Würfel – auch gerne Fahrrad fahren;
> 9 Senioren, die neben dem Tanzen noch gerne wandern, 3 Personen, die zusätzlich Entspannungsübungen praktizieren würden.

An der **rechten oberen Ecke im Gymnastikwürfel der Ebene III** ist z.B. keine Person zu finden. Jedoch gibt es darunter

> 6 Senioren, die gerne Gymnastik treiben und Fahrrad fahren. Diese 6 würden auch gerne die Kombination Gymnastik, Fahrrad fahren und Wandern wählen. 4 von diesen nehmen noch Entspannungsübungen hinzu.
> Die 2 Personen an der linken Ecke haben sich für Gymnastik, Wandern, Entspannungsübungen, aber nicht Fahrrad fahren, entschieden.

Die **zweite Ebene mit den unteren 3 Würfeln** enthält wieder die beiden Kombinationen der darüber genannten Sportarten. Behält man z.B. nur die Personen an der rechten oberen Ecke im Auge, so addieren sich

> mit Blick auf den **linken Würfel**: 2+8=10 Personen, die gerne schwimmen, tanzen und Fahrrad fahren;
>
> mit Blick auf den **mittleren Würfel**: 0+4 Personen, die gerne schwimmen, Gymnastik treiben und Fahrrad fahren, und
>
> mit Blick auf den **rechten Würfel**: 1+13= 14 Personen, die gerne Gymnastik treiben, tanzen und Fahrrad fahren.

Im **untersten Würfel auf der Ebene I** ist die **rechte obere Ecke** nicht besetzt. Es befinden sich darunter aber 26 Personen. Das bedeutet, es gibt in diesem Datensatz

>26 Personen, die die Kombination Schwimmen, Tanzen, Gymnastik und Fahrrad fahren wählen.
>22 **von diesen** haben auch noch die Entspannungsübungen hinzugenommen und 24 das Wandern.

Insgesamt kann **exemplarisch mit Konzentration auf den Punkt Fahrrad fahren** aus dieser Abbildung die differenzierte Aussage gemacht werden, es gibt:

Ebene I: 26 Personen, die schwimmen, tanzen, Gymnastik treiben und Fahrrad fahren (u.a. = unterschiedliche Kombinationen mit Entspannungsübungen und Wandern kommen hinzu);

Ebene II (**rechter Würfel**): 14 Personen, die Gymnastik treiben, tanzen und Fahrrad fahren (u.a. = unterschiedliche Kombinationen mit Entspannungsübungen und Wandern kommen hinzu);
(**mittlerer Würfel**): 4 Personen, die Gymnastik, Schwimmen, Fahrrad fahren, Wandern und Entspannungsübungen wählen wollen;
(**linker Würfel**): 10 Personen, die schwimmen, tanzen und Fahrrad fahren wollen (unterschiedliche Kombinationen mit Entspannungsübungen und Wandern kommen hinzu);

Ebene III (**rechter Würfel**): 6 Personen, die Gymnastik treiben, Fahrrad fahren und auch wandern. Von diesen 6 wählen noch 4 Senioren Entspannungsübungen;
(**mittlerer Würfel**): 7 Personen, die gerne tanzen und Fahrrad fahren. Von diesen haben 6 das Wandern dazugewählt und 2 noch die Entspannungsübungen;
(**linker Würfel**): 3 Personen wünschen sich Schwimmen und Fahrrad fahren, 2 davon würden noch gerne wandern, und von diesen beiden würde 1 Person noch Entspannungsübungen wählen.

Ebene IV: 1 Person möchte lediglich Fahrrad fahren.

In dem **obersten Würfel in der hinteren unteren Ecke** befindet sich **an dem Punkt Entspannung** keine Ziffer, d.h. kein Bewohner wählt von den aufgeführten 6 Sportdisziplinen allein Entspannungsübungen. Dieser deckungsgleiche Punkt ist aber bei der Gymnastik mit 2 Personen besetzt, d.h. es gibt in diesem Altenwohnheim nur

2 Personen, die Gymnastik- und Entspannungsübungen wählen würden.

Die 6 Personen in dem darunter liegenden Gymnastikwürfel haben noch zusätzlich das Wandern und wiederum

6 Personen (2 davon gehören nicht in die eben genannte Gruppe) haben das Fahrrad fahren gewünscht.

An dem **Punkt für Entspannung in dem Tanz-Gymnastik-Würfel in der Ebene II** findet man wiederum 2 Personen. Auch hier werden die auf den absteigenden Linien befindlichen 17 Personen addiert. Es gibt also in dem Heim

19 Personen, die das Angebot Tanz-Gymnastik-Entspannung und zum Teil – in unterschiedlichen Kombinationen – auch Wandern und Fahrrad fahren wahrnehmen möchten.

In dem **untersten Würfel** ist an dieser gleichen unteren hinteren Ecke eine Person zu sehen. Auch hier kommen die darunterliegenden 23 Personen hinzu.

Aus dem Liniendiagramm ist auch zu entnehmen, daß wenn für die Bewohner im Altenwohnheim Nürnberg West die Wahl zwischen den 6 Sportdisziplinen: Wandern, Entspannung, Fahrrad fahren, Schwimmen, Tanzen, Gymnastik bestünde,

sich 24 von 100 Bewohnern für ein Sportangebot aus Schwimmen-Tanz-Gymnastik-Entspannung,

22 davon noch für das Fahrrad fahren und

21 für das Wandern entscheiden würden.

Diese durch die differenzierte Aussage ermöglichten Informationen bilden die Grundlage für ein Sportangebot in diesem Heim bzw. für individuelle Unterstützungs- und Förderprogramme, bei denen der ältere Mensch motiviert ist und **jeder** zu seinem Recht kommt.

2.4.3.2 Krafttraining – Gymnastik Häufigkeit – Vereinszugehörigkeit – Alter

Nürnberg West

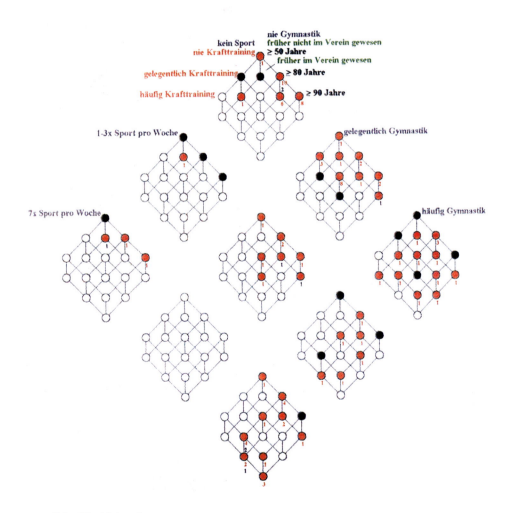

Abb. 50: Liniendiagramm:
Krafttraining/Gymnastik/Aktivitätsgrad/Vereinsmitgliedschaft/Alter
(Altenheim NW)

In dieser komplexen, aber übersichtlich angeordneten Darstellung der Formalen Begriffsanalyse sind diesmal noch weitere **Merkmale der befragten 100 Personen** im Altersheim Nürnberg West erfaßt:

bisheriges Interesse für Aktivität pro Woche, 3-stufig skaliert:
„*kein Sport*", „*1-3x pro Woche*", „*7x pro Woche*";

Interesse für Gymnastik, 3-stufig skaliert:
„*nie Gymnastik*", „*gelegentlich*" (=1-3x pro Woche), „*häufig*" (4-7x pro Woche);

Interesse für Krafttraining, 3-stufig skaliert:
„*nie Krafttraining*"," *gelegentlich*", „*häufig*";

Alter, 3-stufig skaliert:
„*50-79 Jahre*", „*80-79 Jahre*" (nur eine Dekade, da in diesem Bereich die meisten Bewohner zu erwarten sind),
„*90 Jahre und darüber*";

Vereinszugehörigkeit, 2-stufig auf den beiden Ebenen skaliert:
„*früher im Verein*" bzw. „*nicht im Verein*" gewesen.

Geschlechterverteilung: an den Kreisen:
rot – die Damen, blau – die Herren.

In der Gesamtschau zeigt sich an der **rechten Ecke** eine Ansammlung der Personen, die sich nach rechts unten bzw. oben weiterverfolgen läßt. Daraus kann ein großes Interesse für die Gymnastik abgelesen werden, welches sich durch alle Altersstufen zieht. Nur 32 Personen lehnen Gymnastik ab.

Ein ganzer Würfel bleibt unbesetzt, d.h. auf keine der befragten Personen im *Alter von >50 bis >90 Jahren* trifft diese Merkmalskombination zu, „*gelegentlich Gymnastik*", „*7x pro Woche/täglich Sport treiben*", „*Krafttraining*" („*nie*" – „*gelegentlich*" – „*häufig*") und Mitgliedschaft in einem Sportverein („*ja*"/*nein*").

In dem **untersten Würfel an der Spitze** befinden sich

21 Damen und 4 Herren (25%), die z. Zt. noch „*täglich Sport*" treiben.

13 Damen und 2 Herren (15%) begnügen sich mit Aktivitäten von „*1-3x pro Woche*" (mittlere Reihe von links oben nach rechts unten), und

57 Damen sowie 3 Herren (60%) wünschen bislang „*keinen Sport*".

Von den befragten 100 Bewohnern waren 27 Damen und 5 Herren (32%) (untere Ebene) früher in einem Sportverein aktiv.

In den **absteigenden Ketten von oben rechts nach unten links** lassen sich die drei Altersgruppen addieren:

Von den 100 Bewohnern haben nur 13 Damen und 1 Herr ein Alter zwischen „*50-79 Jahren*" (oberste, nach links abfallende Reihe), von diesen waren 7 „*früher in einem Sportverein aktiv*";

55 Damen und 6 Herren haben ein Alter zwischen 80 und 89 Jahren (mittlere, nach links abfallende Reihe), davon waren 17 „*früher in einem Sportverein*";

23 Damen und 2 Herren haben ein Alter von >90 Jahren, von diesen waren die beiden Herren und 6 Damen „*früher in einem Sportverein*".

Aus den **von rechts oben nach rechts unten absteigenden Ketten** läßt sich das Interesse für den Kraftsport addieren:

Der Hauptanteil der Bewohner (61 Personen) wünscht sich „*nie*" ein Krafttraining,

21 Heimbewohner würden es „*gelegentlich*" ausprobieren und

18 Personen hätten „*großes Interesse*", ein Krafttraining regelmäßig zu absolvieren.

Will man das individuelle Entscheidungsverhalten analysieren, kann mit Blick auf die **unterste rechte Ecke im obersten Würfel** z.B. die Frage beantwortet werden, welche Einstellungen die 8 Damen im Alter von 90 Jahren und darüber zum Krafttraining und zur Gymnastik haben. In diesem Wohnheim wurden 22 Seniorinnen und 2 Senioren befragt, die das Alter „*>90 Jahre*" hatten. Diese hochbetagten 8 Damen haben bislang

keinen Sport getrieben und waren auch nie Mitglied in einem Sportverein.
Diese 8 Seniorinnen würden auch
nie Krafttraining betreiben wollen und wünschen sich auch keine Gymnastik.

In diesem **Würfel an der Spitze** hat man es also mit sportlich inaktiven Bewohnern zu tun, wobei mögliche andere Präferenzen dieser Personen in einem dementsprechend kombinierten Begriffsverband problemlos erkannt werden können.

In dem **untersten Würfel** haben sich dagegen die Damen und Herren, die besonders bewegungsmotiviert sind, angesiedelt.

Bei den über 90jährigen gibt es allerdings nur noch 5 Personen, die bislang „*7x pro Woche Sport*" getrieben haben. Gerne würde man weiterhin „*häufig gymnastische Übungen*" ausführen. Für ein „*häufiges Krafttraining*" entscheiden sich jedoch nur 4 Personen, eine lehnt dieses ab.

Aus den sechs Gymnastikwürfeln an den **beiden unteren nach rechts aufsteigenden Ketten** ist es auch interessant herauszulesen, daß von den 43 Damen und 2 Herren ohne frühere Mitgliedschaft in einem Sportverein 22 Damen und diese beiden Herren jetzt „*häufig*" und 21 Damen „*gelegentlich*" Gymnastik ausüben würden. Bestimmte Umstände haben wohl dazu geführt, daß sie für ein Gymnastikprogramm motiviert werden konnten.

Allerdings wünschen 21 Bewohnerinnen und 2 Bewohner, die nicht Mitglied in einem Verein waren, auch heute keine Gymnastik.

Das Krafttraining findet wenig Resonanz:
> 27 Senioren lehnen dieses generell ab,
> 1 Bewohnerin entscheidet sich „*gelegentlich*" für diese Disziplin.

Ist erst einmal der Datensatz in den Computer eingegeben, läßt sich in einem unterschiedlichen Kontext für jede Disziplin eine solche „Interessen-Landkarte" anfertigen. *Bevor z.B. ein Sportverein oder ein Altenwohnheim daran denkt, Fachkräfte für Bewegungsangebote anzusprechen, ist es möglich, zu ermitteln, ob auch genügend Teilnehmer für diese sportliche Betätigung vorhanden sein werden. Raum-, Personal- und Terminplanung können aufeinander abgestimmt werden.* So wird in Zukunft auch daran gedacht, auf dem Hintergrund der Formalen Begriffsanalyse eine spezielle Software für Vereine, Volkshochschulen, Altenwohnheime und diverse private Sportorganisatoren zu entwickeln.

2.4.4 Bevorzugte soziale Aktivitäten

Im folgenden sollen die im Fragebogen 3 genannten Haus-/Freizeitaktivitäten im einzelnen erörtert und die Grafiken interpretiert werden.

Ebenso wie in Fragebogen 3 wurden nur die Antworten der Senioren, die ihre Meinung klar äußern konnten, erfaßt. Präzisere Erläuterungen und interessante Zusatzinformationen ergänzen die entsprechenden Fragenkomplexe.

Zur Aufbereitung der Daten wurden wiederum – wie für die Fragebögen 1 und 2 – die Liniendiagramme der Formalen Begriffsanalyse hinzugezogen und die Aktivitäten nach räumlichen Ausübungsmöglichkeiten bzw. möglicher Interessenballung zusammengefaßt:

<u>Vorträge – Theater – Singen/Musizieren</u>
sind Bildungs- und Erlebnisaktivitäten, die einen größeren Raum erfordern.

Dieser muß so gebaut sein, daß Redner, Musiker, Sänger oder Theaterspieler gut zu sehen sind. Für die Zuschauer sollen genügend Sitzplätze vorhanden sein. Der Raum sollte aber variabel für weitere Veranstaltungen genutzt werden können. Bei der architektonischen Planung sollte bedacht werden, daß aus Kostengründen dieser „Vortragssaal" auch von anderen Gruppen angemietet werden kann.
Die Organisation kann vielfach von den Senioren selbst kommen. Es gibt viele Experten, die zu den Themen: Medizin, Ökologie, Natur, Reisen usw. ihr Wissen an Interessierte inner- und außerhalb des Hauses weitergeben können, zumal ein Reihe älterer Menschen eine Theater-, Gesangs- und/oder Musikausbildung absolviert haben.

Handarbeiten/Werken – Malen – Gesellschaftsspiele

Diese 4 Aktivitäten sind Hobbies, die einmal alleine, dann aber auch in unterschiedlich großen Gruppen betrieben werden können. Es wird vermutet, daß die beiden Hobbies – die Kombination von Handarbeiten/Werken und Malen – einen gleich großen Interessentenkreis haben und, wenn sie in der Gruppe betrieben werden, auch in dem selben Raum stattfinden können. Bei den Damen zeigen sich erstaunliche technische Fertigkeiten, die an andere Heimbewohner, aber auch an (Haus)Frauen und Kinder im Umkreis weitergegeben werden können.
Gesellschaftsspiele wird man in jeder Ecke eines Hauses spielen können. Hat man es mehr mit Kartenspielen zu tun, wäre ein ruhigeres Zimmer angebracht. In einer „Bierstube" bieten sich allerdings auch verschiedene Kartenspiele an.
Es ist manchmal schwirig, Kleine Spiele und Gesellschaftsspiele zu unterscheiden. Wenn die Gesellschaftsspiele einen stärker sportlichen Charakter haben, sind diese den Kleinen Spielen zugeordnet und in dieser Fragestellung nicht enthalten. Es geht hier um Gedächtnis- und Merkspiele (Kimmspiele), Ratespiele, Sprachspiele u.ä.m. Bei bestimmten Festen wie Fasching oder Geburtstag sind sie in den musikalisch-tänzerischen Bereich integriert (vgl. OSWALD; OPPOLZER; MEUSEL; MERTENS, Bd. 2).

Lesen – Kochen

Diese beiden sehr unterschiedlichen Aktivitäten sind in der Regel auf den eigenen Wohnbereich konzentriert. Auch für den Menschen im Altenwohnheim wird es wichtig sein, sich zurückziehen zu können, sich in Ruhe über Zeitung und Buch zu informieren und sich zu bilden. Sicher ist ein Lesezimmer mit mehreren Tages- und Wochenzeitungen wichtig. Viele Menschen können sich selbst mehrere Zeitungen nicht leisten. Das Zimmer kann ebenfalls die Bibliothek enthalten, wo der Bücherbestand wohl stetig wachsen wird. Auch ist vorstellbar, daß sich in einem solchen Zimmer die

sehbehinderten alten Menschen versammeln und man ihnen aus der Zeitung bzw. Büchern vorliest.
In ihrem eigenen Wohnbereich werden sich die Senioren gerne ihre Lieblingsgerichte kochen wollen. Sich den ganzen Tag selbst zu versorgen, wird in der Regel für sie mühsam sein. Deswegen sollte für diejenigen Damen und Herren, die kein Interesse am Kochen haben, und diejenigen, die sich nur zeitweise versorgen, eine Gemeinschaftsküche installiert sein. Eine Mischform zwischen Großküche und kleiner Gemeinschaftsküche erscheint sinnvoll.
Viele ältere Damen (auch einige wenige Herren) kennen sehr viele Spezialitäten. Kochkurse für die Bevölkerung im Umkreis anzubieten, regt den Kontakt an und führt auch außerhalb des Heimes zu sozialen Bindungen.

Soziale Hilfeleistungen – Kleine Kinder betreuen

In diesem Bereich geht es um das soziale Engagement der älteren Menschen. Bei dem Interview habe ich mich bemüht, nicht suggestiv einzuwirken und deutlich zu machen, daß es nicht negativ zu bewerten ist, wenn man im Alter seine Ruhe haben will.
Mit sozialen Hilfeleistungen sind Hilfen für den Wohn- bzw. Zimmernachbarn beim An- und Auskleiden, der Nahrungsaufnahme, beim Waschen, Begleitung bei kleinen Spaziergängen oder bei Einkäufen usw. gemeint.
Senioren können auf viele Reserven aus ihrer breiten Berufserfahrung zurückgreifen. So wäre es möglich, daß ehemalige Rechtsanwälte, Notare, Mediziner usw. in der örtlichen Gemeinde Beratungsdienste anbieten. Klienten könnten diese im Altenwohnheim in einem extra dafür eingerichteten Beratungszimmer aufsuchen, ein telefonischer Beratungsservice könnte eingerichtet werden oder auch ein Dienststelle außerhalb des Wohnheimes. Experten der z.T. aussterbenden Handwerksberufe wie Schmied, Hufschmied, Faßbauer, Korbflechter u.a.m. würden spezielle fachkundliche Beratung anbieten. Hier handelt es sich um Berufsgruppen, die z.B. ihren jüngeren Kollegen und deren Lehrlingen, dem Klientel in Volkschochschulen u.ä, Schülern, Kindern in Kindergärten ihr Fachwissen und ihre breite Lebenserfahrung vermitteln. Sicher sind zur Zeit auch Berufszweige der Naturheilkunde bzw. „sanften Medizin", wie z.B. Pflanzenheilkundler, und das Erfahrungswissen der Bauern über biologischen Anbau, das der Krankenschwestern und Kindergärtnerinnen über Gesundheitspflege und der Mediziner über Heilmethoden von großem Interesse. Vorträge im Heim, in Volkshochschulen, auf Fachtagungen usw. fördern die Kontakte und integrieren die Bewohner in das soziale Umfeld.
Für Kinder kann die „Leih-Oma" oder der „Leih-Opa" die Betreuungs- und Erziehungsfunktion mit übernehmen. Gerade ehemalige Erzieherinnen, Fürsorgerinnen oder Krankenschwestern hätten eine Chance, ihr Wissen

und Können einzubringen. Der ehemalige Schauspieler oder Künstler übernimmt z.B. bei Kindern, Jugendlichen oder Erwachsenen einen Fortbildungskurs, noch rüstige Senioren helfen den Kindern beim Erlernen des Radfahrens oder des Schlittschuhlaufens. Es ließe sich im Gelände eine Krabbelstube oder ein Hort integrieren. Hier könnten Eltern aus der Gemeinde ihre Kinder bringen. Ebenso wäre es möglich, im Altenwohnheim eine „Vermittlungsbörse" einzurichten, durch die Bewohner aus dem Heim angefordert werden könnten, um (Klein)Kinder auch zu Hause zu betreuen oder o.g. Dienste wahrzunehmen.

Gartenarbeit – Tiere halten

Diese beiden Aktivitäten sind innerhalb des Hauses, aber auch im Gelände um das Wohnheim möglich.

In Altenwohn- und Pflegeheim strahlen Wintergärten eine behagliche Atmosphäre aus. Das Grün der Pflanzen und bunte Blumen in Sitz- und Spielecken, im Musik- oder Vorleseraum, im Eingangsbereich, in den Fluren und Treppenaufgängen vermitteln dem alten Menschen, der sich kaum außer Haus bewegen kann, das Gefühl, einen kleinen Garten um sich zu haben. Wintergärten und Hochbeete sind „optische Angelpunkte" für Bewohner und Besucher, für deren Pflege sich immer einige Senioren gerne verantwortlich fühlen.

Viele ältere Menschen würden sicher auch mit Freude noch ein kleines Stückchen Garten bewirtschaften und ihre Erfahrungen über Gemüse-, Obst- und Blumenanbau austauschen.

Mehr und mehr findet man auch Anzeigen von Heimen, die betonen, daß dort ein älterer Mensch sein geliebtes Haustier mitnehmen kann. Um auf die Bewohner Rücksicht zu nehmen, die Tiere ablehnen, ist es möglich, nur in einem bestimmten Gebäudeareal Zimmer einzuplanen, in die die Tiere mit einziehen bzw. zeitweise „zu Besuch" kommen können. In dem Gelände könnten außerdem Tiere angesiedelt sein, die die Lebensqualität anderer Bewohner nicht einschränken. Ein Streichelzoo, eine Voliere oder auch kleines Tierheim sind sicher Anziehungspunkte sowohl für alle im Heim lebenden betagten Menschen als auch für Besucher – mit Kindern –, welche allein schon wegen der Tiere das Gelände des Wohnheimes aufsuchen. Solche attraktiven Anziehungspunkte beseitigen Hemmschwellen und fördern die Kontakte zwischen den Generationen.

2.4.4.1 Vorträge – Theater – Singen/Musizieren

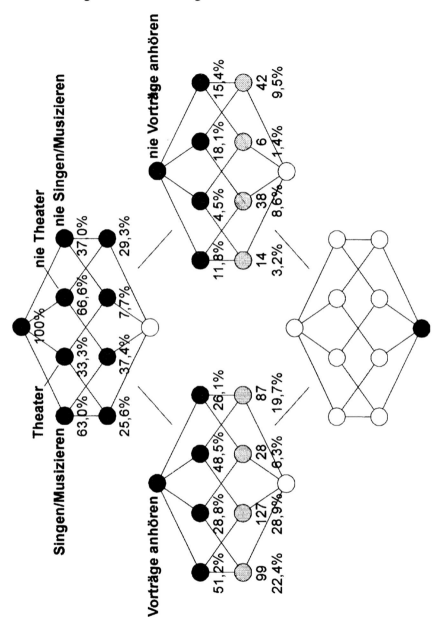

Abb. 51: Liniendiagramm:
Vorträge anhören/Theater/Singen-Musizieren

Das Liniendiagramm erfaßt die Wünsche der 441 Probanden unter der Fragestellung, welches Interesse jeder einzelne Bewohner für die Merkmalskombination **Theater, Singen/Musizieren und Vorträge anhören** hat. Hierbei handelt es sich um Aktivitäten, die alle in einem Mehrzweckraum (mit Bühne) ausgeführt werden können. Das Theater-Spielen wurde bereits schon einmal in einem anderen Kontext (Kleine Regelspiele – Kleine Spiele – Theater) untersucht.

Links unten sind die 99 Personen (22 %), die alle drei der oben angeführten Bildungs- und Erlebnisaktivitäten wünschen.

Rechts unten findet man 42 Personen; das sind lediglich 9,5%, die sich für keines der genannten Angebote entscheiden.

Die Analyse des rechten Liniendiagramms zeigt, daß zwar genau 100 Personen *keine Vorträge* anhören wollen, aber sich **von diesen**

6 Personen für ein Theaterangebot entscheiden und
38 Senioren für das Singen/Musizieren.
14 Damen und Herren würden beides wahrnehmen.

Im **linken Liniendiagramm** sind alle die Senioren versammelt, die gerne Vorträge anhören, das sind die sich zum Gesamtdatensatz addierenden 341 Personen. Diese Gruppe setzt aber für das Theater und Singen/Musizieren unterschiedliche Prioritäten:

Wie bereits oben aufgeführt, wünschen

99 Damen und Herren alle drei Aktivitäten,
127 Personen möchten noch Singen/Musizieren,
28 Personen entscheiden sich neben den Vorträgen noch für
   Theater, aber
87 Personen wünschen nur Vorträge.

Das **obere Diagramm** enthält die Senioren, welche sich nur für das Singen/Musizieren und eventuell die Kombination Singen/Musizieren mit Theater interessieren:

63 % wünschen allein das Singen/Musizieren,
33,3 % allein das Theater.

2.4.4.1.1 Vorträge

Sehr stark ist das Interesse an Vorträgen. 38,1% der Heimbewohner wünschen ein solches Angebot „*häufig*" (vgl. Abb. 52, S. 190). Dabei sind die Themenbereiche breit gestreut und reichen von politischen Fragestellungen, wie z.B. Ziele und Absichten einzelner Parteien, Städteplanung, Gesundheitswesen, über medizinische Aufklärung bis hin zum häuslichen Bereich, beispielsweise dem Kochen, der Ernährung und der Blumenpflege (vgl. AIGN; VEELKEN, Bd. 2). Eine Dame meinte: *„Ja, Vorträge höre ich mir gerne an, sie sollen aber nicht nur christlich sein!"* Eine andere begründete ihr Interesse folgendermaßen: *„Ja, was will ich sonst so machen?"* 37 Personen betonten noch einmal extra, daß sie Augenprobleme (grauer Star) hätten und daher auf Informationen über Radio und Vorträge angewiesen seien, wenn *„sie nicht ganz verblöden wollen!"*

Eine Reihe von Senioren zeigte ein großes Expertenwissen und würde dieses gerne selbst weitergeben. Mediziner und Forstbeamte hatten den Wunsch, mit ihren Erfahrungen mehr an die Öffentlichkeit zu gehen. Eine Dame betonte, sie habe bereits ein Buch über die Köche verschiedener Länder und deren Spezialmenüs auf der Olympiade 1936 geschrieben. Einige Damen meinten, es wäre schön, wenn sich in dem Haus nach einem solchen Vortrag noch ein Gesprächskreis bilden würde, um diese Dinge zu vertiefen oder neue Probleme anzureißen.

39,2 % der befragten Bewohner möchten sich einen Vortrag gelegentlich anhören. Ihnen waren die Wege zum Vortragssaal zu beschwerlich; auch müßten die Vortragenden deutlich sprechen, da sie Hördefizite hätten. Daneben verwiesen sie auf Radio und Fernsehen und meinten, hier gäbe es schon Anregung genug. Eine Dame hatte sich bei dem Heimeintritt eine Fülle an Toncassetten aus ihrer Gemeinde mitgenommen, *„kofferweise"* sagte sie, um mit einem Angebot versorgt zu sein. Aus diesem Grunde wollte sie nur ab und zu einen Vortrag im Hause anhören. Andere wiederum wären bei entsprechender Begleitung gerne bereit, sich auch außer Haus zu informieren.

22,7% der alten Menschen lehnen Vorträge strikt ab. Die Streubreite ist in den einzelnen Heimen jedoch sehr unterschiedlich. In NW haben auffällig viele Bewohner eine Abneigung gegen Vorträge. Das mag daran liegen, daß diese in dem Hause bislang unter einer zu stark christlichen Thematik stehen. Als Gründe wurden auch häufig genannt, *„schlechte Ohren"*, *„zu weite Wege"* und *„zu anstrengend"*. Eine Dame betonte noch einmal, *„ich liebe die Ruhe!"* Auch in RO scheinen die Vortragsthemen die alten Menschen nicht sehr anzusprechen. Viele Bewohner sind körperlich so stark beeinträchtigt, daß sie sich nicht alleine in den Vortragssaal bewegen können. Hier sind die Rahmenbedingungen zu verändern, um weit mehr als 20 % der Alten- und Pflegeheimbewohner zu erreichen.

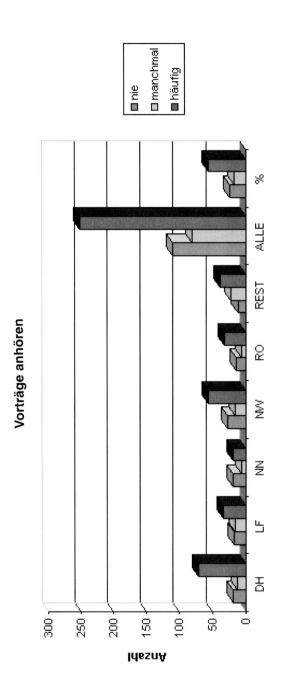

Vorträge anhören	DH	LF	NN	NW	RO	REST	ALLE	%
nie	22	13	7	36	14	8	100	22,7
manchmal	36	18	19	44	28	28	173	39,2
häufig	45	36	19	20	12	36	168	38,1

Abb. 52: Aktivitätsbeteiligung: Vorträge anhören

2.4.4.1.2 Theater

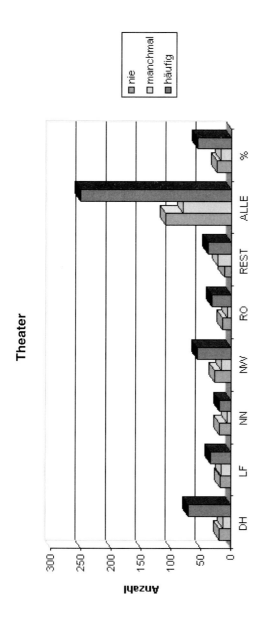

Theater	DH	LF	NN	NW	RO	REST	ALLE	%
nie	74	49	27	68	37	39	294	66,7
manchmal	16	8	8	14	10	24	80	18,1
häufig	13	10	10	18	7	9	67	15,2

Abb. 53: Aktivitätsbeteiligung: Theater

Die Befragungsergebnisse zum Theater wurden in Kap. 2.4.2.3 im Rahmen der Analyse der Merkmalskombination Kleine Regelspiele – Kleine Spiele – Theater bereits festgehalten. Da das Theater-Spielen gleichermaßen den Haus-/ und Freizeitaktivitäten zugeordnet werden kann, ist das Entscheidungsverhalten der älteren Menschen in bezug auf das Theater-Spielen mit Hilfe der Begriffsanalyse in Abb. 51 in der **Kombination Vorträge – Theater – Singen/Musizieren** noch einmal untersucht worden.
Die unter Kap. 2.4.2.3.3 schon beschriebenen Ergebnisse werden hier noch einmal zusammengefaßt:

Vor allem Bewohnern in den Alten- und Pflegeheimen ist das Theater-Spielen wenig vertraut. Sie berichteten von gelegentlichen Theaterbesuchen, aber selbst waren sie nicht aktiv. Eine Gruppe der 18 Damen und 5 Herren aus dem Sportverein in Darmstadt, welche noch in der eigenen Wohnung lebten, „stiegen noch auf die Bretter". Sie haben in Darmstadt ein Seniorentheater gegründet und reisen mit einem kleinen Repertoire an Stücken in der Umgebung herum, um dieses der Bevölkerung – auch vor Bewohnern in Alten- und Pflegeheimen und Kurkliniken – vorzustellen. In einem sozialkritischen Stück wurden einzelne Rollen mit unseren Studierenden besetzt und so die Integration zwischen den Generationen realisiert (vgl. HARTMANN, Bd. 2).
Die Konfrontation mit der für ältere Menschen doch etwas außergewöhnlichen Aktivität führte dazu, daß immerhin *18,1 %* der Befragten meinten, man könne es ja mal *versuchen*. *15,2 %* zeigten ein *sehr großes Interesse*. In ihrem Zimmer auf und ab gehend, begleitet von starker Gestik und Mimik, zitierten sie Verse und Lieder und meinten, *„eine Senioren-Theatergruppe im Hause wäre schon schön"*. Zu Weihnachten und Geburtstagsfesten hätten sie Gelegenheit, ihre selbstgedichteten Verse vorzutragen, das würde immer gut ankommen. Kein Altenwohnheim konnte aber eine Theatergruppe vorweisen.

Die Untersuchung zeigte einen großen Prozentsatz von *66,7 %*, die das Theater-Spielen *ablehnen*. In dieser Gruppe sind aber über 50 % der älteren Menschen enthalten, die sich gerne eine Vorführung ansehen würden. Letzteres wurde aber nicht erfragt. Die körperlich schonende Form des Zuschauens kann der Kategorie „Vorträge anhören" zugeordnet werden. Diese Beteiligung ist an anderer Stelle erfaßt.

2.4.4.1.3 Singen/Musizieren

Vor allem Singen, aber auch Musizieren, stoßen auf breite Zustimmung. Viele Senioren waren früher im Kirchenchor oder Gesangverein aktiv. Ich traf sogar drei Damen mit einer Gesangsausbildung an: *„Ich habe früher täglich 8 Stunden trainiert, jetzt habe ich aber eine Kropfoperation!"*, erläuterte mir eine Dame, deren Interesse für den Gesang weiter bestand, die aber leider nicht mehr selbst singen konnte.

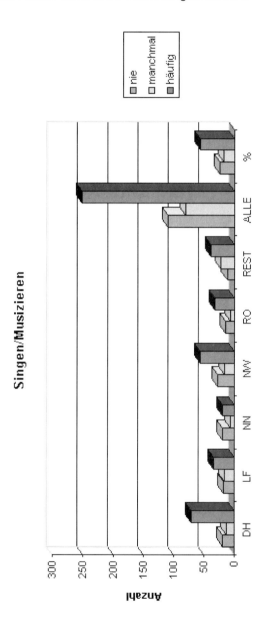

Singen/Musizieren	DH	LF	NN	NW	RO	REST	ALLE	%
nie	38	24	18	42	16	25	163	37
manchmal	20	15	6	17	5	16	79	17,9
häufig	45	28	21	41	33	31	199	45,1

Abb. 54: Aktivitätsbeteiligung: Singen/Musizieren

Der Kontakt zu den älteren Menschen kam häufig über ein altes Volkslied zustande. Es sollte eine ungezwungene Atmosphäre geschaffen werden. Herrschte langes Schweigen, summte ich ein Lied, worauf in der Regel die betagten Menschen einstimmten und auch die Texte mitsangen. Es ging sogar so weit, daß eine ganze Gruppe auf einer Pflegeabteilung, die apathisch vor sich hin geträumt hatte, plötzlich wach wurde, und wir gemeinsam das Lied „Am Brunnen vor dem Tore" sangen. Wenn ich für Seniorensportstunden Liedertexte benötige, die mir manchmal leider nur unvollständig bekannt sind, besuche ich eine Dame in NN. Hier brauche ich nur eine Zeile eines Liedes anzustimmen, dann erhalte ich den vollständigen Text. Die alten Menschen erinnern sich gerne. So ist auch zu erklären, daß heute noch 45,1 % der Befragten gerne „*häufig*" singen würden. Dabei werden sie von Mitbewohnern auf Instrumenten begleitet.

- 17 Damen und Herren konnten Klavier bzw. Orgel spielen,
- 3 Personen die Geige,
- 2 Damen die Laute,
- 2 Personen die Zitter,
- 1 Dame spielte mir auf der Klampfe vor und sang dazu.

Von den Älteren, die auch noch gerne musizierten, waren drei Personen geprüfte Musiklehrerinnen. Eine Dame beteuerte, daß sie wegen einer Parkinson-Erkrankung nur noch klassische Musik auf dem Cassettenrecorder hören könne. Zwei Herren hatten früher in der Oper gespielt. Besonders musikalisch schien ein 70-79jähriger zu sein. Er spielte früher: C- und B-Saxophon, C- und B-Trompete, Zitter, Gitarre und Balalaika. Bei meinem Besuch stand die Zitter auf dem Tisch, und er zeigte mir seine Fertigkeit.
Mehrere Senioren berichteten mir von ihren regelmäßigen Konzertbesuchen. In der Umfrage war aber das eigene Musizieren gemeint.
Eine Dame tanzte mir zum Gesang etwas vor und berichtete von ihrem Ehemann, der eine Musikkapelle geleitet habe; eine 90-99jährige erzählte, daß sie bereits in Berlin vor der Kaiserin gesungen habe.
17,9 % der Bewohner möchten „*manchmal*" singen. Würde man in einem Heim ein Umfeld schaffen, in dem sich die alten Menschen wohl fühlen, wäre die Motivation zum Singen und Musizieren sicher größer. Es wäre auch angebracht, das Personal in einem Kurzprogramm in dem rhythmisch-musikalischen Bereich zu schulen, um besser animieren zu können (vgl. MEUSEL; WANNEMACHER, Bd. 2).
In dem Heim RO kommt alle 14 Tage zum Singen ein Rentner mit dem Schifferklavier ins Haus. Trotzdem geben 42 % der Bewohner in RO an, „*nie*" singen zu wollen.
Auf direkte Ablehnung zum Singen und Musizieren bin ich bei 37 % der Befragten gestoßen. Es kamen Argumente wie: *„Früher, im Chor, habe ich*

gesungen, heute ist es mir vergangen" oder *„e weng brummseln, das könnt ich schon, aber hier?"* Eine Dame begründete ihre strikte Ablehnung mit: *„Seitdem mein Mann starb, singe ich nicht, ich würde es aber schon machen. Es ist aber niemand da, der mittut."* Eine schöne Idee war das Angebot in einem Heim. Hier gab es eine Wunschliste für Geburtstagskinder. Auf der monatlichen gemeinsamen Feier werden dann die gewünschten Lieder oder Musikstücke gespielt.

2.4.4.2 Handarbeiten/Werken – Malen – Gesellschaftsspiele

In dem Liniendiagramm sind die drei Aktivitäten: **Handarbeiten/Werken** (Gesamtkomplex), **Malen und Gesellschaftsspiele** in einem Begriffsverband zusammengefaßt (siehe Abb. 55, S.196).

Auf der **linken Seite** konzentrieren sich die Zustimmungen; je mehr man auf die rechte Seite wechselt, desto größer wird die Ablehnung.

Betrachtet man das **oberste Diagramm**, so erkennt man, daß

> 29,2 % der Befragten *„gerne"* malen möchten
> (*„manchmal"* und *„häufig"* sind hier addiert).
> Allerdings lehnen 70,7 % das Malen generell ab.

Konträr dazu ist die Präferenz für Handarbeiten/Werken verteilt:

> 73,2 % würden gerne dieses Hobby intensivieren,
> 26,7 % verneinen aber eine solche Akvitität.

In den **unteren beiden Liniendiagrammen** sind diese beiden künstlerischen Hobbies mit den Gesellschaftsspielen kombiniert worden. Im **linken Liniendiagramm** findet man alle die 313 Personen, die sich *„manchmal"* bzw. *„häufig"* für Gesellschaftsspiele entscheiden, das sind 71% der 441 Befragten. In dieser Kombination votieren allein für die Spiele allerdings nur 63 Personen, das sind 14,3 %.

Mit Blick auf das **obere Liniendiagramm** verteilen sich die Aktivitätskombinationen der Senioren, die an Gesellschaftsspielen interessiert sind, wie folgt:

Neben den Gesellschaftsspielen wählen noch

> 11 Personen nur das Malen,
> 146 Personen nur das Handarbeiten/Werken und
> 93 Personen alle drei Aktivitäten.

In dem **rechten Liniendiagramm** sind die deutlich inaktiveren Personen erfaßt:

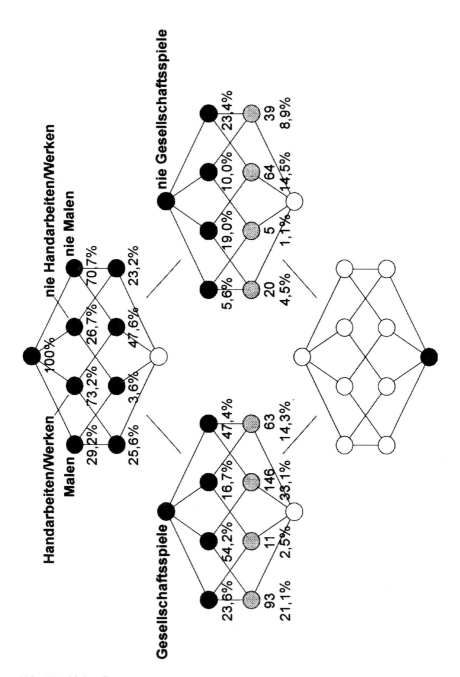

Abb. 55: Liniendiagramm: Handarbeiten-Werken/Malen/Gesellschaftsspiele

128 der 441 Personen im Gesamtdatensatz (29 %) wünschen keine Gesellschaftsspiele. In dieser Dreierkombination entscheiden sich allerdings nur 8,9 % gegen alle drei Aktivitäten. Das Interesse dieser „Spielmuffel" konzentriert sich aber auf die oben genannte(n) Aktivität(en):

64 Personen möchten nur Handarbeiten/Werken,
 5 Personen nur malen,
20 Personen wünschen beides: Malen und Handarbeiten/Werken.

Aus dem Gesamtbild ist zu erkennen, daß die linke Seite gewichtiger ist. Bezogen auf die drei Haus- bzw. Freizeitaktivitäten besteht für das Malen das geringste Interesse. Wird aber allein nach der Präferenz für das Handarbeiten/Werken gefragt, entscheiden sich 73,2 % aller Senioren positiv.

Da sich in diesem Begriffsverband nur 14,5 % = 64 Personen für das Handarbeiten/Werken entscheiden, nie malen wollen und auch nie Gesellschaftsspiele spielen möchten, ist es – mit Vorgriff auf die nachfolgende Abbildung 56 – *nicht ratsam, ein solches Dreier-Kombinationsangebot für den gleichen Adressatenkreis zu machen*. In jedem Fall ist es erfolgversprechender, mehrere differenzierte, auf die Vorerfahrung der älteren Menschen fußende Angebote zusammenzustellen, und dieses Expertenwissen auch der Öffentlichkeit zugänglich zu machen.

2.4.4.2.1 Handarbeiten/Werken

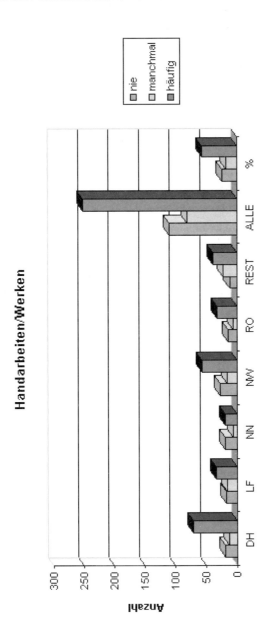

Handarbeiten/Werken	DH	LF	NN	NW	RO	REST	ALLE	%
nie	26	27	18	14	14	19	118	26,8
manchmal	9	16	8	20	8	18	79	17,9
häufig	68	24	19	66	32	35	244	55,3

Abb. 56: Aktivitätsbeteiligung: Handarbeiten/Werken

Wie bereits oben erwähnt, ist das Interesse für das Handarbeiten bzw. Werken mit 55,3 % („*häufig*) und 17,9 % („*manchmal*") sehr groß.
Ich traf eine große Anzahl von betagten Damen an, die den Beruf einer Schneiderin, vereinzelt auch der Handarbeitslehrerin (Besuch der Kunstgewerbeschule) ausgeübt hatten. Viele Bewohnerinnen waren als Haushälterin tätig. Sie waren zum Teil hochspezialisiert und legten mir wunderbare Klöppelarbeiten, Lochstickereien, Pullover, Socken und Handschuhe mit Kunststrickmuster, Stickbilder und Häkeldecken sowie attraktive Puppen vor. Sogar ein Herr zeigte mir die vielen Kissen in seinem Zimmer, die er mit Kreuzstich verziert hatte. Ein anderer demonstrierte mir seine Strick- und Knüpfarbeiten. Ein hochbetagter Herr erläuterte mir seine selbstgebauten Radios.
Hier liegt ein großes Potential, welches in Kursen an junge Leute und Kinder weitergegeben werden kann. Es wäre sinnvoll, bei Einzug in ein Altenwohnheim über einen Fragebogen auch für den kunsthandwerklichen Bereich die Interessen und Vorlieben des neuen Bewohners zu erfassen. So kann sich das übliche Angebot aus Strick- und Häkelpüppchen, Deckchen und Klebebilder auf ein höheres Niveau erweitern. Die alten Menschen wühlten aus der letzten Ecke ihre Arbeiten in speziellen Techniken heraus, die sie vermutlich mangels Ermunterung nicht mehr zu Ende geführt haben. Sicherlich spielte auch eine Verschlechterung des Sehens eine Rolle. Ich habe aber bei keinem Bewohner spezielle Lampen, Vergrößerungsgläser o.ä. gefunden. In speziell ausgeleuchteten Sitzecken hätten die interessierten betagten Menschen sicherlich noch die Möglichkeit, dieses Hobby länger auszuüben. Mit Gleichgesinnten könnte man die Erfahrungen austauschen. Durch die Interviews stellte ich fest, daß in jedem Haus mehrere Personen auf die gleichen Handarbeitstechniken spezialisiert waren, aber keine der Heimbewohnerinnen vom anderen wußte.
Es wäre sinnvoll, daß die Bewohner aus dem Haus selbst ihr Spezialwissen weitergeben und Kurse für die Mitbewohner anbieten könnten. Selbstverständlich sollte generell ein motivierendes Angebot an die Bewohner in Alten- und Pflegeheimen herangetragen werden (vgl. SCHUNK, Bd. 2).

17,9 % der Befragten würden „*nicht so häufig*" werken oder handarbeiten wollen.
26,8 % lehnen ein Werk- bzw. Handarbeitsangebot kategorisch ab.

Hier meinte man: „*Ich habe in meinem Leben so viele Hosen und Strümpfe gestrickt, jetzt hab ich genug*", „*ich hatte nur Brüder und war die große Tochter, da mußte ich so viele Strümpfe und Socken stopfen*" oder „*Handarbeiten, da können Sie mich jagen!*". Eine Dame sprach direkt die Situation im Heim an: „*Bei den Handarbeiten im Heim wird nur das allerbilligste Material gekauft – leider!*"

2.4.4.2.2 Malen

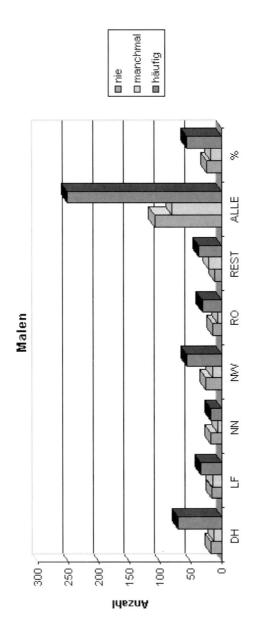

Malen	DH	LF	NN	NW	RO	REST	ALLE	%
nie	71	38	34	79	47	43	312	70,8
manchmal	14	18	7	12	1	11	63	14,3
häufig	18	11	4	9	6	18	66	14,9

Abb. 57: Aktivitätsbeteiligung: Malen

Mit dem Malen ist wohl eine künstlerische Technik erfaßt, die sich nur wenige Senioren zutrauen.

> 70,8 % der betagten Menschen gaben an, *„nie gemalt zu haben"* und auch *„nie malen zu wollen"*.

Die Antwort: *„Um Himmels Willen, ich habe noch nicht mal 'nen gescheiten Apfel malen können..."*, kann für diese ganze Gruppe mit dem Negativvotum gelten. Keine Begegnung mit künstlerischen Techniken, also mangelnde Erfahrung, wenig Zutrauen, ein zu hoher Anspruch u.a.m. sind die Gründe für eine zum Teil starke Abneigung.

> 14,3 % der alten Menschen würden es immerhin *„einmal versuchen"*.

Dabei wünschen sie sich gute Anleitung und auch Besuche von Kunstausstellungen, um sich hier direkt vor Ort Anregung holen zu können.
Gleiche Wünsche haben auch die begeisterten „Maler". Sie würden gerne auch im Heim eine Kunst- und Malgruppe anregen, leiten und sich untereinander austauschen. Auch hier bestand der Wunsch nach dem Kontakt mit Gleichgesinnten, um gemeinsam Vernissagen und Kunstausstellungen besuchen zu können.

> 14,9 % begeistern sich für dieses Hobby.

Ein Herr war Grafiker und Künstler. Er zeigte mir phantastische Ölgemälde und Aquarelle. Eine Dame hatte mehrfach ihre Kohle- und Kreidezeichnungen auf eigenen Vernissagen vorgestellt. Eine andere Dame wies erstaunliche Fähigkeiten im Zeichnen von Karikaturen auf. Ich hatte Holz-, Seiden- und Hinterglasmalereien von großem künstlerischen Wert in den Händen. Eine Dame deutete bescheiden auf ein vor ca. 20 Jahren gemaltes Heidelandschaftsgemälde, welches m.E. sofort einen Käufer gefunden hätte. Eine weitere malte nach einem Schlaganfall ohne Gerät nur mit den Fingern weiter, da sie bislang noch keinen Pinsel halten konnte.
Diese besonderen Neigungen sind mit insgesamt ca. 30 % ziemlich gleichmäßig auf alle 5 großen Heime und auch die restlichen Befragten verteilt.
So war es mir doch unverständlich, daß diese Begabungen nicht weiter genutzt, d.h. nicht aufgegriffen und nach außen weitergetragen werden. Ein Potential liegt hier brach, von dem Kinder in Kindergarten, Hort, in Schulen oder Malschulen, Jugendliche und Erwachsene in Volkshochschulen u.a.m. profitieren können. Es ist aber auch nötig, die kunst- und werkinteressierten Senioren selbst weiterzuqualifizieren. KNABE stellte fest, daß „Weiterbildungsangebote für ältere Menschen ... in der Bundesrepublik verhältnismäßig selten" seien. So konzipierte er für diese Klientel „ein System aufeinander aufbauender Malkurse" (KNABE in: TRAPMANN/

HOFMANN/SCHAEFER-HAGENMAIER/SIEMES (Hrsg.), S. 311). GÜNTNER richtete für ältere behinderte Menschen eine Malwerkstatt ein, in der therapeutisch-rehabilitativ die Ausducksfähigkeit und Eigenständigkeit der Teilnehmenden gefördert wird (vgl. GÜNTNER, S. 191-196). Eine Konzeption der Aktivierung von Menschen in Alten- und Pflegeheimen kann sich an diesen Modellen orientieren (vgl. SCHUNK, Bd. 2).

2.4.4.2.3 Gesellschaftsspiele

Das Interesse für Gesellschaftsspiele kann mit 2/3 positiv und 1/3 negativ zusammengefaßt werden:

    29 % würden *„nie"* solche Spiele spielen.

Häufig hatten die älteren Menschen Skat oder „Mensch ärgere dich nicht" im Auge. Die näheren Erläuterungen zum riesigen Marktangebot der Gesellschaftsspiele für Senioren, welches motiviert, zum Denken anregt und auch Kontakte fördert, haben diese Gruppe der strikten Gegner nicht umstimmen können (vgl. Kap. 2.4.2.3.2). Die befragten Damen und Herren blieben bei den Argumenten, *früher habe man keine Zeit gehabt zum Spielen* oder *„das kann ich nicht, es hat keinen Wert"* bzw. *„es ist ja kein Mensch da!"*

    31,5 % meinten allerdings, man könnte es ja *„manchmal versuchen"*

oder *„da tut man schon mit"*, als Kinder hätten sie gerne gespielt, und jetzt würden sie auch gerne ab und zu mit Kindern spielen.

    Das Interesse, *„mehr als 3mal in der Woche"* Gesellschaftsspiele wie Skat, Schafskopf oder Doppelkopf und Schach zu spielen, ist mit 39,5 % recht hoch.

Eine Dame betonte, daß sie jede Nacht Rommé-Karten lege. Viele ältere Menschen bezeichneten sich als eine „Spielernatur" und bemängelten gleichzeitig, daß **leider kein Spielzimmer bzw. Partner** im Haus vorhanden seien.
Diese Aussage untermalt die Gesamtproblematik: die Bewohner nehmen wenig Kontakt zu dem Nachbarn bzw. Gleichgesinnten auf. Ihre Eigeninitiative ist erlahmt, und sie ziehen sich in ihre eigenen vier Wänden zurück. Die alten Menschen benötigen zum einen eine direkte Ansprache und Aufmunterung zum Mitmachen. Daneben muß die Wohnanlage für sie noch überschaubar sein, so daß sie bequem Kontakt zur Wohngruppe haben und noch von dem Nachbarn erfahren, was dessen Vorlieben sind. **Spielecken müssen gut erreichbar, gemütlich und nicht abgegrenzt sein**, so daß auch Vorbeigehende angeregt werden, mitzuspielen.

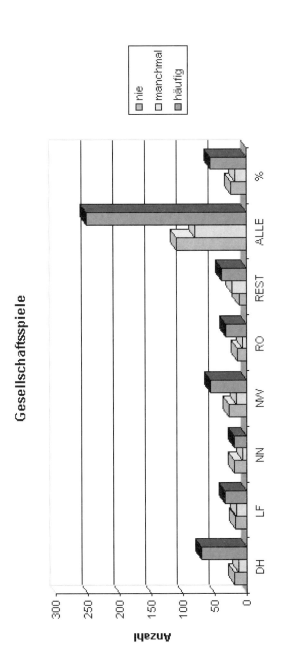

Gesellschaftsspiele	DH	LF	NN	NW	RO	REST	ALLE	%
nie	34	19	11	37	16	11	128	29
manchmal	27	20	22	32	16	22	139	31,5
häufig	42	28	12	31	22	39	174	39,5

Abb. 58: Aktivitätsbeteiligung: Gesellschaftsspiele

Die alten Menschen nannten, neben den oben aufgeführten, eine ganze Palette an Spielen wie: Mühle, Dame, Scrabble, Kniffel, Halma, Quartett, Canasta und Puzzle. Sicherlich könnten sie auch mit neuen Spielen vertraut gemacht werden. Hier sind allerdings die Personalprobleme in den Heimen eine große Barriere. Das Heimpersonal äußerte mir gegenüber deutlich:

> *Sie würden schon gerne mit den Bewohnern spielen. Aber in der Regel würde das Spiel nicht als Arbeit angesehen. Besucher oder auch Vorgesetzte könnten dann meinen, sie würden nicht arbeiten. Aus diesem Grund wagten sie nicht zu spielen. Natürlich bliebe ihnen generell auch wenig Zeit.*

In unseren Seminaren beobachteten wir auch, daß das Personal wenig Gesellschaftsspiele kannte. Wir haben auf Spielzeugmessen und in Spielzeugläden die Palette der angebotenen Spiele mit Blick auf ihre Eignung für Senioren durchgesehen und testen diese regelmäßig in Seminaren mit Senioren (vgl. MERTENS, Bd. 2). Die alten Menschen lernen auch die neuen Spiele schnell und sind so begeistert, daß sie sich diese auch für ihren Bekannten- und Verwandtenkreis anschaffen.

2.4.4.3 Lesen – Kochen

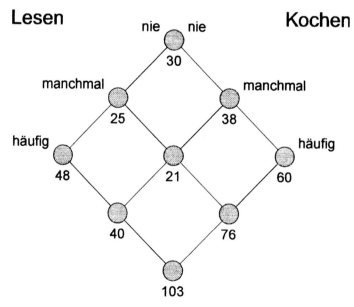

Abb. 59: Liniendiagramm: Lesen/Kochen

In dem einfachen Liniendiagramm sind

> die beiden Gegenstände „**Lesen**" und „**Kochen**" mit den Merkmalen der Häufigkeit der Ausübung in „*nie*" – „*manchmal*" – „*häufig*"

gekreuzt. Es handelt sich um häusliche Aktivitäten, die bei den älteren Menschen sehr beliebt sind.

An der **unteren Spitze** befinden sich

> 103 von den insgesamt 441 befragten Personen, die diese beiden Hobbies „*häufig*" ausüben möchten.

Verfolgt man die **rechte Seitenlinie nach oben**, so würden

> 76 bzw. 60 Personen auch gerne „*häufig*" kochen,
> aber nur „*manchmal*" – bzw. die letzteren „*nie*" – lesen.
> 40 Personen wünschen sich, „*manchmal*" zu kochen,
> aber „*häufig*" zu lesen.

Genau in der **Mitte des Würfels** befinden sich

> 21 Personen, die diese beiden Aktivitäten „*manchmal*",
> d.h. ein- bis zweimal pro Woche ausüben möchten.

An der Spitze sind

> 30 Personen, d.h. 6,8 % von allen 441 Befragten, die auch für das Kochen und Lesen „*kein Interesse*" zeigen.

Diese Prozentzahl deckt sich mit dem generellen Desinteresse für ein Aktivitätsangebot.

> 25 Personen würden „*nie*" kochen, aber „*manchmal*" lesen,
> und weitere 48 Personen kochen „*nie*", aber lesen „*sehr gerne*".

2.4.4.3.1 Lesen

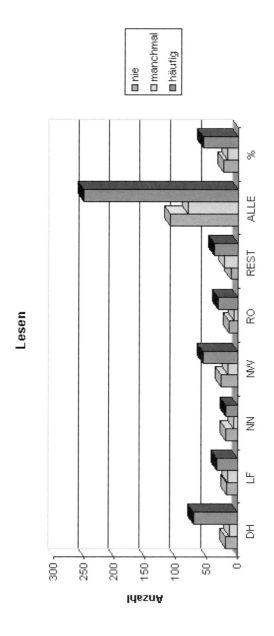

Lesen	DH	LF	NN	NW	RO	REST	ALLE	%
nie	23	18	8	26	21	5	101	22,9
manchmal	31	18	10	31	11	20	121	27,4
häufig	49	31	27	43	22	47	219	49,7

Abb. 60: Aktivitätsbeteiligung: Lesen

Bei den Senioren ist das Lesen sehr beliebt;

    49,7 % geben an, „Leseratten" zu sein

und regelmäßig die Tageszeitung sowie ein gutes Buch in die Hand zu nehmen: *„Ich lese morgens bis abends, was soll man denn hier machen?".* Einige zeigten mir ihre völlig zerlesenen Bibeln und zitierten die Verse. Mit Blick auf die Ausstattung der eigenen Wohnbereiche waren die starken Leser an der Menge des Buchbestandes sofort auszumachen. Eine Dame hatte 12 Jahre im Bertelsmann-Verlag gearbeitet und wohl nahezu vollständig den damaligen Verlagsbestand erworben; eine andere las nur englische Literatur. Obwohl in den Häusern eine Bibliothek vorhanden war – z.B. fühlte sich ein Senior, pensionierter Lehrer, für diesen Raum verantwortlich und *achtete auf Qualität*, wie er betonte – sah ich dort niemanden. Eine über 90jährige Dame in diesem Haus vermerkte aber, daß diese Bibliothek sehr gut sei.

Während der Interviews wurde ich auf ein breites Interesse am Lösen von Kreuzworträtseln aufmerksam. Diesen Aspekt hatte ich zu Beginn nicht bedacht. In Form eines Bingospiels wäre es möglich, diese Aktivität auf eine Gruppe zu übertragen und den Informationsaustausch der Senioren untereinander zu fördern. Auch ein motivierendes Gedächtnistraining könnte zur geistigen Beweglichkeit beitragen (vgl. OPPOLZER; OSWALD, Bd. 2).

Die alten Menschen lesen in der Regel in ihrem eigenen Wohnbereich. Lese- bzw. Vorlesezimmer gab es nicht bzw. wurden nicht genutzt.

    22,9 % gaben an, *„nie"* und
    27,4 % nur *„manchmal"* zu lesen.

    Sogar *„keine Zeit"* zum Lesen war ein Argument.

Sehr viele Menschen haben nur noch einen Rest an Sehschärfe. Ich traf zwei Damen an, die unbedingt die Zeitung bzw. ein Buch lesen wollten und sich mit einer Lupe sehr quälten. Die eine meinte: *„Ich bin gestraft, daß ich die Brille erst übermorgen krieg'!"* Da bei vielen Senioren die Sehschärfe nicht mehr überprüft wird, ist die Brille nicht angepaßt, was zur Folge hat, daß sie kaum oder gar nicht mehr lesen. Auch wird wenig darauf geachtet, daß die **Leseplätze gut ausgeleuchtet** sind (ähnliches trifft, wie bereits erwähnt, auf die Handarbeitsplätze zu).

Eine nach einem Schlaganfall behinderte Dame wollte gerne lesen, sie konnte aber nicht mehr allein die Seiten umblättern[35]. Die betagten Menschen wünschen sich auch mehr Bücher mit großer bzw. fetter Schrift. Eine betagte Dame meinte: *„Es gibt ja kaum Großbücher – und die sind*

---

[35] Sie war sehr erstaunt, als ich ihr ein solches Gerät in einem Reha-Katalog zeigte. *„Daß es so etwas gibt"*, meinte sie, und wollte sich dieses anschaffen.

schlechtes Zeug – Note:5." Sie wünschte sich in dem Wohnheim ein Vorleseangebot mit einem diesem zugeordneten Gesprächskreis. Vereinzelt haben sich fast blinde alte Menschen Toncassetten schicken lassen, auf die Zeitungsberichte oder Predigten gesprochen waren.

Bei den Personen, die angaben, *„manchmal"* zu lesen, fanden sich im Zimmer zahlreiche Zeitschriften. Eine Dame äußerte, *„ein Buch dauert mir zu lange".*

2.4.4.3.2 Kochen

In Alten- und Pflegeheimen gibt es kaum die Möglichkeit, sich noch selbst zu versorgen. In einem Heim waren in den kleinen Appartements Kochgelegenheiten eingerichtet, jedoch die Elektoleitungen aus Angst vor Bränden abgeklemmt[36]. Die Küchen waren steril, nur zum Zubereiten von Kleinigkeiten ausgerichtet und luden kaum zum längeren Verweilen ein.

47,8 % der alten Menschen würden *„häufig"* bis *„täglich"* kochen", 22,7 *„manchmal".*

In diesem Fragenkomplex kam der größte Redefluß auf, *„ja, wenn man hier dürft"',* meinte eine über 80jährige, *„das Essen ist hier geschmacklos, das Kochen würd' ich gerne machen".* Viele Bewohner wünschten sich mit dem Koch eine Absprache des Essensplanes (vgl. AIGN, Bd. 2).
Ich habe, als die Frage nach dem Wunsch für das Kochen aufkam, die meisten strahlenden Gesicher gesehen. Mir wurden viele neue Rezepte erläutert, z.B. über Schwimmklöße, Leberknödel, eine delikate Meerrettichsoße und einen Gänsebraten. Man erläuterte mir das Einwecken, den Hefeteig und das Brotbacken. Viele alte Damen waren Köchinnen und Haushälterinnen, hatten eine Gastwirtschaft gehabt oder wohnten auf einem Bauernhof. Eine Dame kam als Flüchtling nach Belgien und war dort als Köchin tätig. Ganz aufgeregt meinte sie, *„jetzt denke ich noch an manches Gericht ...".* Eine 70-79jährige meinte, *„ja ich würde noch gerne kochen, meine Schmankerl: Froschschenkel und Schnecken".* Eine andere Dame hatte in einem Berliner Gefängnis für die Insassen gekocht, eine andere beim Baron von Beheim. Sie erläuterte mir die Jagdgerichte.

29,5 % der Senioren lehnten das eigene Kochen mit Argumenten ab, wie, *„... das ist ein heikles Thema, ein sehr heikles Thema ...",* *„wir hatten immer ein Mädchen"* oder *„mit 93 ist's aus"* bzw. ganz deutlich mit, *„um Gottes Willen".*

---

[36] Inzwischen werden Elektroherde hergestellt, die sich automatisch ausstellen, sobald das Kochgut eine bestimmte Temperatur erreicht hat oder der Topf vom Herd gestellt ist. Für ältere (verwirrte) Menschen wäre diese Ausstattung sinnvoll.

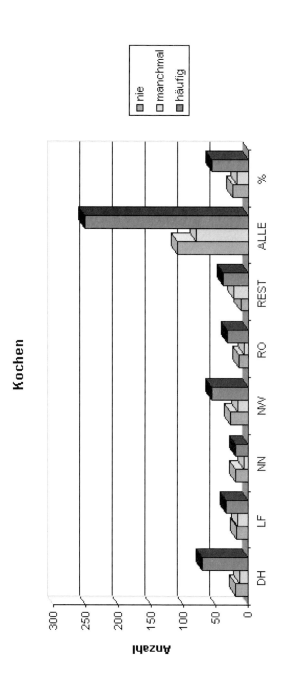

Kochen	DH	LF	NN	NW	RO	REST	ALLE	%
nie	38	25	9	28	12	18	130	29,5
manchmal	13	25	10	14	13	25	100	22,7
häufig	52	17	26	58	29	29	211	47,8

Abb. 61: Aktivitätsbeteiligung: Kochen

Auch in diesem Bereich ließe sich die Eigeninitiave der alten Menschen wecken und fördern. **"Omas Küchenrezepte" könnten in Kursen weitergegeben und Kochbücher geschrieben und gedruckt werden.** Die alten Menschen könnten **eine eigene Cafeteria bzw. ein Café** unterhalten, welches von vorbeikommenden Spaziergängern aufgesucht würde. Sicher würde eine Plätzchen- und Kuchenbäckerei Kinder und Erwachsene motivieren – es gäbe viele Möglichkeiten der Aktivität. Eine heute 90-99jährige Dame berichtete, daß sie im Heim acht Jahre lang noch jeden Samstag den Hefeteig angefertigt habe. Um das starke Interesse aber auch auf breiter Basis in die Praxis umzusetzen, ist es nötig, **gemütliche Küchen, die neben dem Kochen zum Kommunizieren anregen,** einzurichten. Hier findet man Kontakt und kann gemeinsam einen Teil des Tages verbringen (vgl. Kap. 3.3.3).

2.4.4.4 Soziale Hilfeleistungen – Kleine Kinder betreuen

Es ist mir bewußt, daß die Fragestellung nach eigenen Hilfeleistungen, da sie an das Gewissen und die Moral appelliert, heikel ist. Ich versuchte, besonders den hochbetagten und kranken Menschen zu vermitteln, daß sie diese Leistungen selbst jetzt nicht mehr erbringen können, und fragte nach, ob sie von Hausbewohnern besucht, gefüttert oder manchmal unterhalten werden?

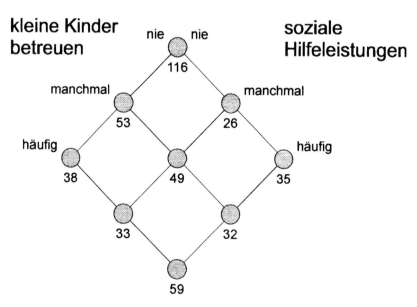

Abb. 62: Liniendiagramm: Kleine Kinder betreuen/Soziale Hilfeleistungen

Da in den Heimen sehr viele hochbetagte Menschen mit Gebrechen leben, erklärt sich auch die hohe Zahl von

> 116 Personen, die zu diesen beiden Bereichen der sozialen Hilfeleistungen nichts mehr beitragen können.

Man sagte mir aber auch kurz und knapp: *„Das ist hier nicht erwünscht!"*. Wie oben bereits genauer erläutert, ist einmal an die Nachbarschaftshilfe – an den Partner im eigenen Zimmer oder Nebenzimmer – gedacht. Ebenso galt die Überlegung, daß es möglich sei, kleine Kinder außerhalb des Heimes zu betreuen und zu versorgen.

> Nur 35 der 441 Befragten würden *„häufig"* weiterhin soziale Hilfe leisten, aber keine Kinder betreuen,
> 32 Personen neben diesem Engagement auch noch *„manchmal"* Kinder zu sich nehmen, und
> 59 Personen würden beides *„häufig"* tun wollen.
> 49 alte Menschen könnten sich eine Aktivität in diesen Bereichen *„manchmal"* vorstellen,
> 33 Personen würden nur *„manchmal"* anderen Menschen zur Seite stehen, aber *„häufig"* Kinder versorgen.

In dieser o.g. Gruppe und auch bei den

> 38 Personen, die *„nie"* Nachbarschaftshilfe leisten – d.h. ihrem Bett- oder Zimmer- bzw. Heimnachbarn helfen möchten –, die aber *„häufig"* kleine Kinder betreuen sowie
> 53 Personen, die *„nie"* Nachbarschaftshilfe und nur *„manchmal"* kleine Kinder betreuen würden,

handelt es sich meist um die Versorgung eigener Enkelkinder. Hier ist eine starke, persönliche Bindung vorhanden. Ansonsten wäre das Interesse in beiden Bereichen gleichermaßen gering.

2.4.4.4.1 Soziale Hilfeleistungen

Die sozialen Hilfeleistungen konzentrieren sich bei den Heimbewohnern auf die Nachbarschaftshilfen. Dem Bett- oder Zimmernachbarn oder den Pflegebedürftigen auf der Station kann beim Waschen und Füttern geholfen werden. Man gibt Zuwendung und Nähe. Gebrechliche bzw. behinderte Menschen können auf kleinen Spaziergängen begleitet werden, man kann für sie einkaufen und nimmt ihnen beschwerliche Alltagshandlungen ab.

Es zeigt sich in dieser Tabelle in der Merkmalsausprägung *„nie"*, *„manchmal"* und *„häufig"* ein ziemlich einheitliches Bild. Obwohl es sich zum Teil

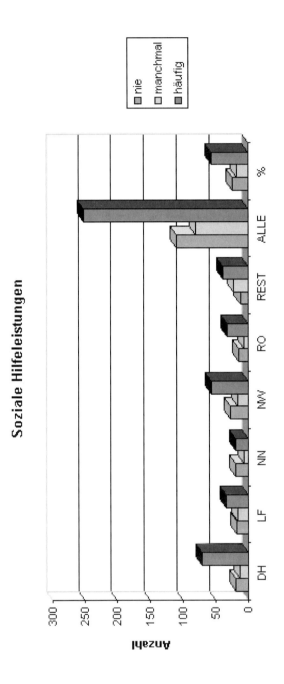

Abb. 63: Aktivitätsbeteiligung: Soziale Hilfeleistungen

um Heime mit einem besonders christlichem Anspruch handelt und ein großer Anteil der Bewohner noch rüstig genug war, um zu helfen, sich ebenso vor allem in der Gruppe der „Restlichen" die aktiven und selbständigen Senioren versammelt haben, sind

    37,4 % „nie" zu sozialen Hilfeleistungen bereit.

„Was hab' ich denn davon?", erklärte eine Dame. Viele Bewohner haben über lange Jahre ihre behinderten oder kranken Eltern, den Ehepartner oder Geschwister betreut und gepflegt. Eine alte Dame meinte: *„Ich habe 20 Jahre meinen kranken Mann gepflegt, jetzt ist er tot, dann habe ich mir viel gegönnt – Reisen – Reisen. Wenn man so alt ist, hat man seine Pflicht im Leben getan."*

Dennoch finden sich

    32,4% der Befragten, die „*häufig*" helfen wollen und
    30,2 % „*ab und zu*".

Hier handelt es vielfach um ehemalige Gemeindeschwestern (*„ich wollte schon annoncieren"*, meinte eine), Fürsorgerinnen, Kindergärtnerinnen oder Krankenschwestern bzw. Säuglingspflegerinnen. Bei meinen Interviews konnte ich vereinzelt intensive Zuwendung und Betreuung beobachten: Mutter und Tochter als Heimbewohnerinnen, die bei einem Gläschen Sekt fröhlich neben dem Bett „Mensch ärgere dich nicht" spielten, zwei Freundinnen, wobei die eine der anderen vorlas und eine Dame, welche die blinde Schwester liebevoll versorgte. Eine 90-99jährige fuhr ihre Nachbarin im Rollstuhl spazieren, und zwei sehr aktive über 80jährige waren beim Pfortendienst beteiligt. Vier Damen organisierten regelmäßig einen Bazar, und eine machte auch den Stationsdienst: *„Ich bin innen sehr reich"*, sagte sie, *„ich muß helfen, die Leute füttern und waschen."*

In einem Wohnheim ließe sich die Mithilfe im Tagesablauf gut organisieren. Die Senioren könnten ihr **eigenes „Notbüro"** einrichten, in dem ihre angebotenen Leistungen und Bedarf – im und außer Haus – registriert sind, um angefordert zu werden und eine „Rundum-Betreuung" zu gewährleisten. Eine Frührentnerin schlug eine Patenschaft von Schülern für „vereinsamte Altenheimbewohner" vor, eine andere das „soziale Jahr" für Mädchen und auch Jungen.

Wie oben schon häufiger betont, sollte auch das Expertenwissen der betagten Menschen von Bürgern außerhalb des Wohnheimes angefordert werden können. Somit hat der alte Mensch die Gewißheit, daß er gebraucht wird und noch „zu etwas nütze" ist (vgl. STOSBERG; VEELKEN, Bd. 2).

2.4.4.4.2 Kleine Kinder betreuen

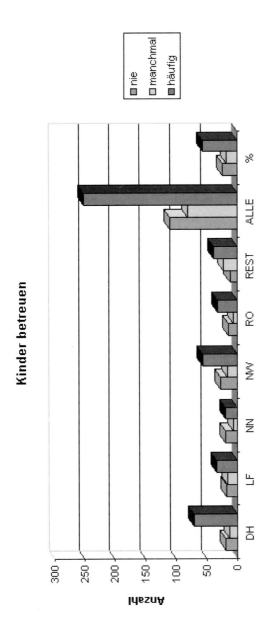

Kinder betreuen	DH	LF	NN	NW	RO	REST	ALLE	%
nie	45	32	28	47	22	21	195	44,2
manchmal	15	20	9	23	13	28	108	24,5
häufig	43	15	8	30	19	23	138	31,3

Abb. 64: Aktivitätsbeteiligung: Kleine Kinder betreuen

Ein Großteil der Senioren ist im Alter froh, nicht mehr viel mit kleinen Kindern zu tun zu haben. Eine Dame äußerte: *„Ich war nicht verheiratet, Gott sei Dank!"*

44,2 % möchten ihre Ruhe haben, Kindern seien ihnen zu laut bzw. sie hätten genug zu tun gehabt mit der Erziehung der eigenen Kinder, manchmal auch Enkelkinder.

Im Heim NN ist die Ablehnung besonders hoch. Von den dort befragten 45 Heimbewohnern haben 32 Personen ein Alter von über 80 Jahren. Sie sind zum Teil stark bewegungseingeschränkt und trauen sich auch aus diesem Grund die Beaufsichtigung und Versorgung von Kindern nicht mehr zu.

Bei der Betreuung von Kindern stellen sich die Senioren meist die eigenen Enkelkinder vor: *„Meine Tochter und meine Enkelkinder sind mein Leben"*, betonte eine Dame. Diese kommen zu Besuch, und die Großeltern müssen sie nicht ständig versorgen.

So geben 24,5 % der Befragten an, *„manchmal"* ein Kind betreuen zu wollen.

Sie können sich auch vorstellen, daß sie als „Leih-Oma" für berufstätige Eltern zur Verfügung stehen, diese die Kinder bringen oder sie zum Kinderbetreuen abgeholt werden.

31,3 % der alten Menschen sind sehr kinderlieb und möchten Babies und (Klein)Kinder *„mehr als dreimal in der Woche"*

um sich haben. *„Ich bin kinderlieb und mag junge Menschen"*, meinte eine 96jährige Dame, *„die Alten mag ich nicht!"* Frauen aus den sozialen Berufen sind verständlicherweise stark vertreten. Aber auch Herren hätten gerne Kinder um sich und erzählten, wie sie sich vor Eintritt in das Heim um Kinder gekümmert hätten: *„Die Kinder nannten mich 'Onkel Panzer'. Sie lernten bei mir Schlittschuhlaufen und Radfahren."* Eine Dame berichtete, daß sie über 20 Jahre hinweg jeden Tag ein Kind betreut hätte; eine andere war nach ihrer Tätigkeit als Säuglingsschwester Privatpflegerin für ein krankes Kind.

Diese Senioren würden es auch begrüßen, **in der Nachbarschaft einen Kindergarten** zu haben, um hier aktiv zu sein. Sie würden mit den Kindern Gesellschaftsspiele spielen, ihnen erzählen und vorlesen und sie auch bei Erkrankungen versorgen.

2.4.4.5 Gartenarbeit – Tiere halten

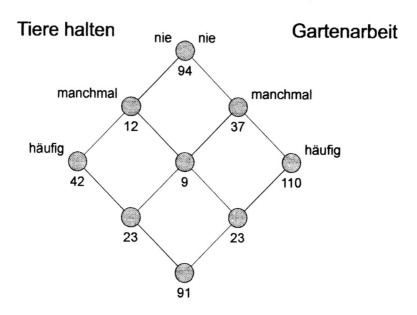

Abb. 65: Liniendiagramm:
Tiere halten/Gartenarbeit

In diesem einfachen Liniendiagramm wurden die

> besondere Vorliebe für **Gartenarbeit** und
> der Wunsch nach einem **Tier**

zusammengefaßt.

Obwohl es im ersten Moment so scheint, daß beide Bereiche nichts miteinander zu tun haben, stand für die Verbindung von Tier und Gartenarbeit die Konzeption einer Altenwohnanlage im Hintergrund. In die Anlage ist ein kleines Tierheim mit Voliere integriert. So ist es möglich, auch „*manchmal*" ein Tier bei sich zu haben, dieses entweder zu besuchen oder einen Hund, eine Katze o.ä. ab und zu mit sich nach Hause zu nehmen.

Die Gartenpflege soll Hobby bleiben. Hochbeete und eigens eingerichtete Wintergärten werden auch ältere Menschen mit Bewegungseinschränkungen ansprechen, hier noch tätig zu sein. In den Interviews wurden die Senioren auch auf besondere Gartengeräte hingewiesen, mit Hilfe derer die Arbeit ohne gesundheitliche Schäden bequem ausgeführt werden kann.

Die Ergebnisse dieser Kombination sind durch ihre Polarität höchst interessant:

> 94 Personen zeigen kein Interesse für beide Bereiche, aber eine ähnliche Zahl,
> 91 Personen von den 441 Befragten würden „*häufig*", d.h. „*3x die Woche bis täglich*", ein Tier um sich haben und wollen sich mit Blumen- und Pflanzenpflege im und außer Haus beschäftigen.

Es finden sich

> 42 Personen, die gerne „*häufig*" ein Tier hätten, aber generell die Gartenarbeit *ablehnen*;
> 12 Personen möchten nur *ab und zu* ein Tier um sich haben und wünschen auch *keine* Gartenarbeit.
> Es gibt nur 9 Personen, die sich bei beiden Bereichen für „*manchmal*" entschieden haben;
> 23 Personen möchten „*manchmal*" Gartenarbeit und „*häufig*" ein Tier,
> 37 Personen „*manchmal*" Gartenarbeit und „*nie*" ein Tier.

An der **rechten Ecke** befinden sich die

> 110 Personen, die „*häufig*" Gartenarbeit wünschen, aber Tiere generell *ablehnen*;
> 23 Personen möchten „*häufig*" Gartenarbeit und nur „*manchmal*" ein Tier.

In dieser Darstellung gibt es sehr extreme Einstellungen, weil sehr unterschiedliche Interessengebiete kombiniert wurden. Die Entscheidung für ein Tier bringt sehr viel Verantwortung mit sich und ist mit Nähe und Zuwendung verbunden. Bei der Entscheidung für Gartenarbeit spielt die körperliche Verfassung eine starke Rolle. Auch empfinden es viele Senioren als angenehm, lediglich das Ergebnis der Gartenpflege zu betrachten, ohne selbst aktiv sein zu müssen.

2.4.4.5.1 Gartenarbeit

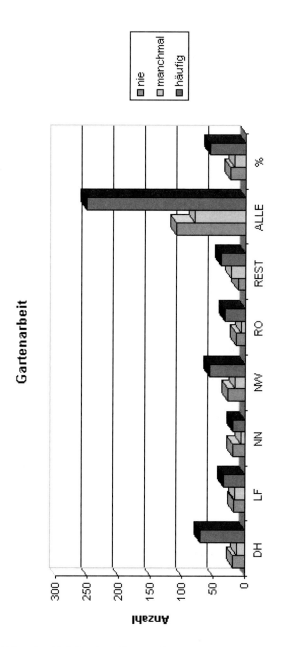

Gartenarbeit	DH	LF	NN	NW	RO	REST	ALLE	%
nie	41	25	15	42	15	10	148	33,6
manchmal	10	10	12	12	4	21	69	15,6
häufig	52	32	18	46	35	41	224	50,8

Abb. 66: Aktivitätsbeteiligung: Gartenarbeit

Wie zu erwarten war, ist die Gartenarbeit ein sehr beliebtes Hobby.

50,8 % der Befragten würden sehr gerne einen Garten haben und ihn pflegen.

Viele Bewohner waren Mitglied im Kleingärtner-Verein bzw. in der Land- oder Forstwirtschaft tätig gewesen und/oder hatten eigene Gärten gehabt. Man erzählte mir begeistert von Schrebergärten, Wein- und Obstgärten und vermißte diese sehr: „...ich brauche Licht, Luft, Wasser und Sonne. Bis zu 200 Zentner Obst habe ich geerntet. So große und schöne Gärten gibt es heute nicht mehr ... über 100 Gießkannen täglich habe ich getragen, da war ich abends müde, da hat mich keiner mehr gesehen ... das kommt nicht wieder...". Viele Senioren gehen bei ihren Spaziergängen noch gerne durch die Gärten und Parkanlagen. Sie konnten es sich nicht vorstellen, daß es auch möglich sei, im Wohnheim eine kleine Anlage zu haben, die sie alleine oder teilweise pflegen könnten (vgl. WANNEMACHER, Bd. 2).

Wegen meist starker Bewegungseinschränkung möchten

15,6 % nur „*manchmal*" im gärtnerischen Bereich aktiv sein.

Ich stellte ihnen Modelle mit Hochbeeten vor, zeigte ihnen Bilder von Pflanzenbeeten und Gewächsanlagen bzw. Blumenanlagen im und um ein Heim. Daraufhin meinten die älteren Menschen, diese Pflege auch „*manchmal*" übernehmen zu können. In den Alten- und Pflegeheimen traf ich Bewohner an, die für den Blumenschmuck auf den Fluren sorgten; es gibt aber nur wenige Wohnheime, die auch im Innenbereich mit einer größeren Grünanlage bzw. einem Wintergarten ausgestattet sind.

Gartenarbeit *lehnen* aber 33,6 % der Befragten generell ab.

Entweder haben sie im Laufe ihres Lebens dort so viel arbeiten müssen, daß sie froh sind, sich jetzt anderen Dingen zuwenden zu können, oder sie können sich besondere Lösungen für ältere Menschen nicht vorstellen. Bei diesen Befragten fanden sich auch wenig oder gar keine Pflanzen im Zimmer. Einem Teil dieser Bewohner bedeuteten andere Hobbies mehr. Andere hatten solche starken Bewegungseinschränkungen, daß Gartenarbeit für sie nicht in Frage kam; wieder andere waren schon so alt, daß sie mit dem Leben bereits abgeschlossen hatten.

2.4.4.5.2 Tiere halten

Der Wunsch nach einem Tier ist für Bewohner in Altenheimen nicht abwegig. Eine Studie in Australien untersuchte die Hundehaltung in einem Seniorenheim: 60 pflegebedürftige Bewohner eines Heimes (Durchschnittsalter 80 Jahre) durften einen Hund betreuen. Nach 6 Monaten waren alle anfänglichen Bedenken gegenüber dem Tier verschwunden. Die Bewohner gaben an, deutlich zufriedener zu sein. Die Studie wies nach, daß sich die alten Menschen auch wesentlich kontaktfreudiger zeigten und daß ihr Lebenswille zunahm. Daß ein Tier ein seelischer Gewinn sein kann, belegt auch eine Untersuchung am Psychologischen Institut der Universität Bonn. Als Begründung für das Zusammenleben mit einem Hund gaben die alten Menschen unter anderem an (Mehrfachnennungen waren möglich):

„ 1. Treue, Anhänglichkeit, Verläßlichkeit 21 %
2. Gesundheit, Bewegung, frische Luft 19 %
3. Freundschaft, Kameradschaft
(häufig von Alleinstehenden genannt) 18 %
4. Geselligkeit, nicht einsam sein,
ein lebendiges Wesen um sich haben 16 %
5. Ablenkung, Abwechslung 15 %
6. Lebensfreude, Aufmunterung 13 %
7. Kommunikation, mit dem Hund reden können,
Verständnis 11 %
8. Spielkamerad 10 %
9. Verantwortlichkeit, eine Aufgabe haben 9 %
10. Zärtlichkeit, schmusen, liebkosen 9 %
11. Schutz, Sicherheit 8 %
12. Ordnung des Tagesablaufs 7 % ... „.

(Hess. Min. f. Jugend, Familie und Gesundheit (Hrsg.), S. 3)

Die „Sandoz Pharmaceuticals Corporation" (USA) ist Sponsor für ein „Human/Animal Bonding program" , „Jeff's Companion Animal Shelter":

„The Shelter was named after Jeff the Dog, the international symbol of companion animals.

GOALS:

– To save the lives of unwanted and abandoned animals by taking them into the shelter and placing them with elderly individuals or couples living in the community.

– To put back into the lives of elderly individuals and couples, love and affection, socialization, a feeling of need and responsibility and a reason to exercise ...

– To coordinate and initiate pet facilitated therapy visits to residents in local nursing homes, hospitals, extended care facilities and private homes."[37]

Erfolgversprechende Resultate hat man mit dem Tier bezüglich Gesprächsbereitschaft, Verantwortungsübernahme, Gedächtnistraining und Berührungskontakt – speziell auch bei Alzheimer-Patienten – erzielt.
Ein Tier, sei es Hund, Katze oder Vogel, hilft über die Einsamkeit hinweg und stabilisiert die Psyche (vgl. OLBRICH, Bd. 2).

Diese Plädoyers für ein Tier – speziell den Hund – sollten aber auch zu denken geben. Mit Blick auf die o.a. Bonner Untersuchung gilt es zu fragen: Was machen wir Mitmenschen bei der Betreuung und Versorgung der alten Menschen falsch, daß schließlich und endlich nur noch ein Tier ihnen Geborgenheit und Kommunikation vermitteln kann?

Interessant sind in dieser Untersuchung die Antworten zu der Frage, ob sich die Bewohner in Alten- und Pflegeheimen in dem eigenen Zimmer bzw. Appartement ein Haustier vorstellen könnten (vgl. Abb. 67):

20% bis 47% hätten *„gerne"* immer ein Tier um sich.

Die meisten älteren Menschen (Mittelwert 35%) haben sich für einen Hund entschieden. Eine Dame strahlt: *„Ja, ein Hund, der sich freut, wenn man heimkommt und man nicht ins leere Zimmer kommt."* In einzelnen Fällen wurde genau die Rasse angegeben: Boxer oder Dackel.

Bei der Möglichkeit,

„manchmal" einen Hund anzunehmen und ihn dann auszuführen (5% bis 14%),

zeigte sich ein Ausdruck der Ungläubigkeit und Unschlüssigkeit: *„Jetzt...jetzt...jetzt?" „Man darf sie ja nicht mitnehmen. Ich mache aber jeden Tag mit dem Pudel 'Lucky' aus der Nachbarschaft die Runde."* Eine Dame, die sich für einen Kanarienvogel entschied, gab noch den Rat: *„Eine Patenschaftspflege für das Tier wäre gut. Ich gehe jeden Tag zur Station 4 und schaue mir dort die Vögel an".*

Strikte Ablehnung zeigten 46%-66%.

„Einen Hund halten, ist egoistisch, weil man die Lebenserwartung eines Hundes berücksichtigen muß", meinte eine Dame. Eine andere äußerte

---

[37] Jeff's Companion Animal Shelter, 1128 Main Road, Westport, MA 02790.
vgl. auch „Bundesverband Deutscher Tierschutz e.V. - Freundeskreis betagter Tierhalter", Dr.-Boschheidgen-Str. 20, 47447 Moers.

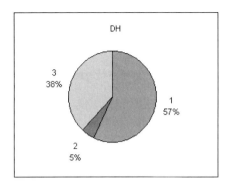
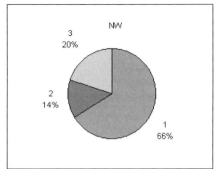
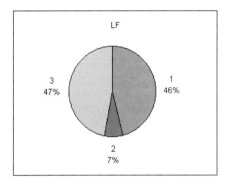
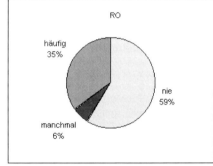
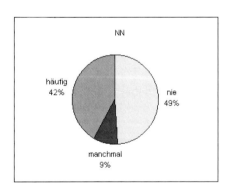
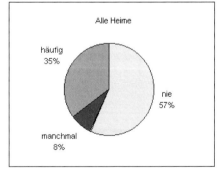

Abb. 67: Kreisdiagramme:
Tiere halten (5 Altenheime und übrige Befragte)

bestimmt: „*Nein, lieber ein Kind*". Für andere wäre die Arbeit zu anstrengend. Häufig kam die Antwort: „*Einen Vogel habe ich selber!*" oder „*ein Tier möchte ich lieber nicht, na und 'nen Vogel haben wir ja all' miteinander!*" Auch spielte ein traumatisches Erlebnis von der Einschläferung eines Tieres, als man in das Altenheim übersiedeln mußte, eine Rolle.

Es wurden alle genauen Tierangaben noch einmal erfaßt:

> 69x Hunde – 54x Katzen (eine bzw. mehrere) – 30x Vögel,
> 6x Hasen – 3x Hühner – 4x Pferde – 2x Fische,
> je 1x Schildkröte, Ziege und Schaf und
> 5x alle Tiere („*Hund, Katze, Hühner, Enten, Hasen*" wünschte sich eine 80-89 alte Bewohnerin).

Vier Senioren waren Mitglied in einem Tierschutzverein oder hatten in ihrem Haus früher eine Vogelzucht betrieben. Diese Heimbewohner wären über viele Tiere glücklich.

3. Folgerungen für die Implementierung

Die Analyse der Daten ergab, daß ein Bewegungskonzept für Bewohner in Alten- und Pflegeheimen nicht von außen vorgegeben werden darf, sondern in seiner inhaltlichen Konzeption die Wünsche, eng verflochten mit der demographischen Variablen, sozialem Status und materiellen Lebensbedingungen des Betroffenen berücksichtigen muß.
Die Datenanalyse wurde in einen zusammenfassenden mehrwertigen Kontext gebracht, der das Profil und die Wunschvorstellungen der jeweiligen Altersgruppe und des Individuums verdeutlicht. „Die wiss. Datenanalyse ist in erster Linie eine Analyse der Beschreibungs- und Zusammenhang-Kategorien. ... Erkenntnisfördernd im Sinne einer besseren Beschreibung und Erklärung ist vor allem die Herausarbeitung der Implikationen zwischen den Kategorien" (SEILER, S. 8). Über die Liniendiagramme konnten insbesondere die Über- und Unterordnungsbeziehungen im Entscheidungsverhalten der älteren Menschen, zumal bei kombinierten Aktivitätsprogrammen, und die Implikationen zwischen den Merkmalen übersichtlich dargestellt werden.

3.1 Bedingungen der Aktivierbarkeit

Überraschenderweise war bei den alten Menschen nur eine **geringe** Abhängigkeit von der in der 'Kindheit-, Jugend- und Erwachsenenzeit entwickelten dispositionalen Zuwendung zum Sport' zu erkennen (vgl. FROGNER, S. 216; vgl. Kap. 2.4.1). Das Entscheidungsverhalten für eine aktive Teilnahme an einem entsprechenden, vielseitigen Angebot hängt mit verschiedenen Faktoren zusammen: innere Stabilität, der intakten psychisch-geistigen Struktur, der Einbindung in ein soziales Netzwerk sowie in ein bezugsgruppenspezifisches Wertesystem (vgl. STOSBERG).
Es wird auch deutlich, daß der Grad der Sportverankerung sich nicht gleichmäßig entwickelt. Abb. 20 weist nach, daß das Sportinteresse in den 6 Gruppen („Heime" und „Übrige") sehr unterschiedlich ist und sogar 51 % der Probanden keinen Sport – so wie sie ihn aus ihrer Schul- und Jugendzeit her kennen – wünschen. Eine Dame meinte: *„Von dem Sport in der Schule hab' ich genug. Ich hatte keine besonderen Beine. Deswegen wollte die Lehrerin nicht, daß ich Seilchen sprang. So'n Sport will ich nicht mehr".*
Allerdings zeigen sich die alten Damen und Herren für weniger sportliche Aktivitäten aufgeschlossen. 63,2 % der Probanden hatten keine Verbindung zu einem Sportverein gehabt, das bedeutet, daß ein Großteil dieser Personen in ihrem Leben erstmals in einem Altenheim mit einem sportlichen Angebot konfrontiert wird. Aus einschlägigen Untersuchungen ist zu

entnehmen, daß es im Laufe des Lebens zu einer Änderung der Motivstruktur im Sinne einer Bedeutungsverschiebung kommt. Die Zuwendung älterer Menschen zu sportlicher Betätigung wird nur durch Aktivierung derjenigen Motive, die im fortgeschrittenen Alter bedeutsam sind, erfolgen können. Dazu gehören nicht mehr vorrangig das Leistungsmotiv oder das Geltungsmotiv. Die Entscheidung, an einer im Verein oder Wohnheim angebotenen (sportlichen) Aktivität teilzunehmen, wird im Kontext von individuellen Präferenzen, Wertvorstellungen und auch aktuellen Beeinflussungsmomenten getroffen (vgl. MASLOW; PFOHL/BRAUN; THOMAE (1983a u. b, 1984). Die Untersuchung rekurriert auf die Life-Span- und Life-Stage-Modelle der Psychologie, welche die im Lebenslauf feststellbaren fließenden und auch reversiblen Veränderungen von Einstellungen und Handlungen auf individuelle Merkmale, einschneidende Lebensvorkommnisse, bestimmte soziale Positionen, Kohorteneffekte, allgemeine historische und gesellschaftliche Ereignisse usw. zurückführen (vgl. u.a. LEHR; KRUSE (1991); STOSBERG; RADEBOLD; OSWALD; FROGNER). Ein Bewegungsangebot wird also besonders von älteren Menschen unterschiedlich angenommen und bewertet.

Die Theorien bilden für den Therapeuten, Übungsleiter, Rehabilitationspädagogen o.ä. die Basis und Orientierung, wie man **überhaupt** die Bewohner in Alten- und Pflegeheimen *für irgendeine Aktivität* gewinnen kann, wenn es auch erst einmal nur das Reden ist! Durch eine sensible Fragetechnik konnte jeder Mensch zum Sprechen gebracht werden, auch derjenige, bei dem das Personal (meist auf Pflegestationen) äußerte: *„Es hat keinen Sinn, der sagt sowieso nichts!"* oder *„Was wollen Sie denn bei dem?"* bis zu der Verwunderung: *„Sie sind die erste, die es länger als fünf Minuten bei dem Herrn ausgehalten hat!"*. Schon allein die Fragen auf dem Bogen weckten Erinnerungen; die passiv nebeneinander sitzenden Senioren kamen ins Erzählen, und der Nachbar wunderte sich, wie man z.B. flott und gerne getanzt hat, daß der Nachbar Turmspringer im Jahr 1935 war oder daß auch andere Mitbewohner sehr eine Katze oder Hund geliebt haben und diese jetzt gerne bei sich hätten.

An dieser Stelle, also bereits während der Anamnese, beginnt die psychomotorische Intervention. Aus dem ersten Kontakt mit dem Interviewer – z.B. mit Hilfe eines Fragebogens bei Eintritt in ein Heim oder eine Reha-Klinik – entwickelt sich die Vorstellung für die Teilnahme an einem Aktivitätsangebot, das den speziellen Neigungen entspricht. Indem gemeinsame Interessen erfaßt und praktisch umgesetzt werden, formiert sich eine Gruppe, in die der einzelne aufgenommen ist und in der er das Gefühl der Ruhe und des Aufgehobenseins erfährt. In der Kleingruppe entwickelt sich dann in der Regel auch die Bereitschaft, an Bewegungsprogrammen teilzunehmen. Behutsam wird der bislang mehr passive ältere Mensch zu Übungen geführt, die auch der Beweglichkeit, Gelenkigkeit, der Stabilisierung von Herz-Kreislauf und der Ausdauer dienen. Dieser methodische Weg scheint sich in Alten- und Pflegeheimen als richtig zu erweisen.

Parallel zu den sportlichen Betätigungen wird die Beweglichkeit für Alltagshandlungen gefördert. Der **Ganzheitsanspruch** der Förderkonzeption berücksichtigt auch das soziale Eingebundensein. Konzeptionen der „Nachbarschaftshilfe" und der Weitergabe von Expertenwissen sind zu entwickeln und die Verbindung zu Kommunen und freien Trägern aufzunehmen (vgl. STOSBERG; VEELKEN; Bd. 2). Aus all diesen Punkten ergeben sich neue Wohnformen, verbunden mit einer speziellen Raum- und Geräteausstattung.

Die Untersuchung verdeutlicht, daß **jeder** ältere Mensch für eine Aktivität zu begeistern ist, wenn man seine Neigungen und Fähigkeiten entdeckt hat. In den Senioreneinrichtungen muß jedoch eine sensible, aufgeschlossenen Fachkraft auf dem Gebiet der Psychomotorik mit Kompetenzen auf den Fachgebieten Psychologie, Psychiatrie, Sonderpädagogische Didaktik und Methodenlehre sowie Bewegung die älteren Menschen betreuen und motivieren.

Eine weitere wesentliche Komponente für die Realisierung von Bewegungsprogrammen ist die Umfeldsituation, d.h. die Ausgestaltung des Raumes, der zu diesen Aktivitäten motiviert und für die entsprechende Atmosphäre sorgt.

3.2 Inhalte und Rahmenbedingungen

In der Untersuchung war es wichtig, nach Aktivitäten zu fragen, die eindeutig definiert und dementsprechend abgrenzbar sind. Wie bereits in Kapitel 1.4 erläutert wurde, hat sich das Verständnis der Verfasserin von Bewegungsaktivitäten dahingehend erweitert, daß sie insbesondere auch Formen einbezieht,

- die dem Menschen Vertrauen in seine eigene Person und seine Fähigkeiten vermitteln;
- die ihm Sicherheit in der Lebensbewältigung in Alltags- und Konfliktsituationen sowie bei plötzlichen Entscheidungen in unvorhergesehenen und neuen Situationen geben und
- die ihm zu Sicherheit in sozialen Kontakten verhelfen.

3.2.1 Aktivierungsprogramme der Psychomotorik

Um die unter 3.2 genannten Ziele zu erreichen, wird zwar auf bekannte Inhalte aus dem Sport zurückgegriffen, diese werden jedoch der psychomotorischen Absicht untergeordnet. Im Sport z.B. werden Bewegungstechniken trainiert, um den jeweiligen Bewegungsablauf zu perfektionieren und die dazu notwendigen Fähigkeiten zu verbessern. Ziel sind besonders gute meßbare Ergebnisse im eigenen Leistungsvergleich sowie oft auch im Vergleich mit anderen. Bewegungstechniken als Sportarten sind also **inter**personell orientiert und haben Selbstzweck. In der Psychomotorik dagegen werden Bewegungstechniken – auch solche, die begrifflich unter Sportarten fallen – nur geübt, um die psychische Verfassung des Menschen zu stärken und die physische Kondition (was wieder der psychischen Stabilisierung zugute kommt) zu verbessern, kurzum seine Persönlichkeit fördern. Die Bewegungsarten und ihre Ausübung sind nur Mittel zum Zweck, sie sind **intra**personell orientiert (vgl. Kap. 2.1.3).

Im Rahmen dieser, die gesamte Psychomotorik umfassenden Definition, können zwei Untergruppen von Bewegungsarten unterschieden werden:

Der dem Leser geläufigeren Gruppe sind solche Bewegungsarten zuzuordnen, die auch als bekannte Sportdisziplinen – aber eben mit anderer Zielsetzung – von älteren Menschen betrieben werden. Dieser Komplex kann als **Psychomotorik im weiteren Sinne** bezeichnet werden. Bei ihm liegt die Unterscheidung zum Sport einmal in der Zielsetzung, zum anderen aber auch in der Art der Ausübung (z.B. mit Pausen, um sich mit dem Partner auszutauschen und Kontakte zu knüpfen; im Sitzen oder mit Unterstützung von Hilfsgeräten).

Für einen Außenstehenden ist es manchmal schwer, die klare Trennung zu erkennen. PHILIPPI-EISENBURGER spricht von Themen, die doppelt bestimmt und in der Person wechselseitig verwoben sind, als

„a) Kompetenzbereiche, die durch Bewegung gefördert werden, und

b) Inhaltsbereiche, durch die diese Bewegungsförderung gestaltet wird... . Sie haben fließende Grenzen, überschneiden sich und sind jeweils im Sinne von 'Akzentuierung' zu verstehen" (PHILIPPI-EISENBURGER 1991, S. 14).

Auch die Kasseler Gruppe sieht den Dualismus, schafft aber keine genaue Abgrenzung, spricht sie doch von dem Projekt „Psychomotorik im Alter" („Altensport") und erläutert: „Mit der Psychomotorik soll ein Ansatz aufgezeigt werden, der weit über ein rein motorisches Training hinausgeht; Psychomotorik in unserem Zusammenhang ist Hilfe und Hilfestellung bei der Bewältigung des Alterungsprozesses" (KAUL/ADOLPH/FRÖHLICH, S. 10).

In der, wie schon betont, interessanten Konzeption, die einer „Psychomotorik im weiteren Sinn" zuzuordnen ist, wird aber dann doch durchgängig die Bezeichnung „Altensport" verwendet. Inhaltlich kommt es zu einer Vermischung von Übungsbereichen, die einmal dem Sport, dann der Psychomotorik zugeordnet werden können.

Bei dem Komplex der **Psychomotorik im engeren Sinne** handelt es sich um die Gruppe derjenigen Aktivitäten, die nicht als Sportarten (der üblichen Kategorie) bekannt sind, z.B. Raumerfahrung, Konzentration und Merkfähigkeit, Entspannung und Atmung, Fingergeschicklichkeit, Bewegungsübungen mit Bettlägerigen, rhythmische Bewegungsformen im Sitzen etc. Dazu gehören auch Aktivitätsformen, die zwar eigentlich kunstgewerblicher Art sind, die aber wegen ihrer Wirkung auf die Wahrnehmungs-, Gedächtnis-, Kreativitäts- oder Sprachförderung sowie die Verbesserung der Kontaktfähigkeit in das Konzept der Psychomotorik im engeren Sinne einbezogen werden müssen. Die Inhalte werden so ausgewählt und modifiziert, daß der alte Mensch sich bewegen muß (kleinräumig und großräumig). Im Sinne des interaktionistischen Ansatzes werden sie dazu benutzt, die Kompetenzen des alternden Menschen zu wecken und zu fördern und ihm Strategien in die Hand zu geben, den Anforderungen des Alltags gewachsen zu sein. Das bedeutet auch, in schwierigen und unvorhergesehenen Situationen Lösungen zur Bewältigung parat zu haben. Diese Ziele und Absichten bestimmen das Curriculum, welches gleichermaßen nicht losgelöst von der Ausgestaltung des Umfeldes und der Auswahl der Geräte gesehen werden kann.

3.2.2 Psychomotorik im weiteren und im engeren Sinne

Die **Psychomotorik im weiteren Sinne** wählt aus dem Komplex der sportlichen Bewegungsformen diejenigen aus, die der Stabilität, Gesundheit und Lebenszufriedenheit des alternden Menschen dienlich sind. Sie geben ihm Sicherheit in Alltagssituationen, unterstützen die körperliche Fitness und steuern und festigen die sozialen Bindungen.
Der Mensch steht immer im Mittelpunkt des Geschehens. Das erfordert vom Leiter eine genaue Beobachtungsgabe, ein Einfühlen in die Situation des alten und hochbetagten Menschen und ein psychogerontologisches Spezialwissen, um das Angebot den Bedürfnissen und der Situation entsprechend didaktisch-methodisch aufzubereiten. Auf methodische Vermittlungsstrategien soll in dieser Arbeit nicht näher eingegangen werden (vgl. KAPUSTIN, S. 115 f.; PHILIPPI-EISENBURGER 1990, S. 129-133; 1991 S. 14-19). Wichtig ist in jedem Fall, daß der Zusammenhang „Alternder Mensch und soziales Umfeld" nicht aus dem Auge verloren wird. Die Auseinandersetzung mit den Inhalten soll sowohl einer Verbesserung der All-

tagsbewältigung als auch dem Wohlbefinden dienen. Um aktiv Einfluß zu nehmen, muß der ältere Mensch in regelmäßigen Abständen über die Absichten des Bewegungsprogramms und dessen gesundheitsfördernde, stabilisierende Wirkung unterrichtet werden. Auch sollen die Senioren beim Aufbau der inhaltlichen und organisatorischen Struktur mitwirken. Deswegen ist es sinnvoll, über Fragebögen die Bedürfnislage zu erfassen und ein Konzept zu erstellen, das auch individuellen Wünschen entgegenkommt. Mit Hilfe eines Programms der Formalen Begriffsanalyse ist es technisch möglich, unterschiedliche Kombinationsvorstellungen zu organisieren (vgl. Kap. 2.4.3).

Das psychomotorische Aktivierungsprogramm für Senioren – speziell der in Alten- und Pflegeheimen – berücksichtigt mit seinen **körperbildenden Übungen**:

- die Beweglichkeit und Gelenkigkeit
- die Geschicklichkeit
- die Anpassungsfähigkeit
- die Gleichgewichtsfähigkeit
- die Reaktion
- die schnelle Umstellungsfähigkeit
- die Ausdauerfähigkeit.

Diese Kompetenzen werden unter anderem auch mit Hilfe von **freizeitorientierten** Sportarten erworben, über:

- Rhythmik und Tanz
- Schwimmen und Wassergymnastik
- zügiges Wandern
- Kraftsport
- Spielformen
- Wintersportarten

sowie die übrigen in Kap. 1.3.1 aufgeführten, die Gesundheit des alternden Menschen nicht schädigenden Sportdisziplinen.

Es soll an dieser Stelle aber noch einmal betont werden, daß auch sportliche Inhalte auszuwählen sind, um dem Menschen Sicherheit in der Bewältigung des Alltags zu geben. In dem Programm bilden aber

- Körperbildung unter Einbeziehung der freizeitorientierten Sportarten,
- Förderung von Kreativität und verbaler sowie nonverbaler Kommunikation,
- Schulung von Gedächtnis und Merkfähigkeit und

- soziale Förderung

eine Einheit.

Die steigende Lebenserwartung zieht sowohl physiologische Alterungsveränderungen als auch pathologische nach sich:

„– Strukturelle und funktionelle Veränderungen der Gewebe und Organe mit Abnahme der Leistungsfähigkeit und Belastbarkeit;

– Tendenz zur Immobilisierung;

– Veränderungen des psychischen Verhaltens mit zunehmenden Anpassungsschwierigkeiten;

– Abnahme der psychosomatischen Impulse;

– Auftreten einer multiplen Pathologie (Multimorbidität)"

(STEINHAGEN-THIESSEN/GEROK/BORCHELT, S. 125; vgl. PROKOP/BACHL, S. 1-42; vgl. OLBRICH/SAMES/SCHRAMM).

Organische Erkrankungen können zu Persönlichkeitsveränderungen führen, welche wiederum die Kontakte zum sozialen Umfeld beeinflussen (vgl. KRUSE in: KAISER (Hrsg.), S. 105-109). Neben den somatischen Aspekten sind immer die psychischen und sozialen zu berücksichtigen. Die (Bewegungs-)Arbeit mit dem alten, insbesondere hochbetagten Menschen verlangt interdisziplinäres Grundwissen auf den Gebieten der Geriatrie, Psychiatrie, Psychologie, Pädagogik, Sonderpädagogik, Sport, Krankengymnastik, Ergotherapie und der breiten Palette therapeutischer Interventionsmethoden. Der Leiter in der psychomotorischen Praxis ist Pädagoge, Therapeut und „Seelsorger" zugleich .

In eigens dafür eingerichteten (Aufbau-)Studiengänge und Zusatzqualifikationen werden die wissenschaftstheoretischen Konzepte diskutiert und überprüft (vgl. VEELKEN, S. 182-185). Es bleibt einem verantwortungsbewußten Kollegen nicht erspart, sich fortdauernd zu informieren und weiterzubilden.

Die **Psychomotorik im engeren Sinne** wendet sich insbesondere dem hilfsbedürftigen Menschen in besonderen Problemlagen zu. Der Psychomotoriker ist in der Bewegungs- und Persönlichkeitsdiagnostik ausgebildet und beobachtet den älteren Menschen in seiner verbalen und nonverbalen Kommunikation. Über den geschulten Blick werden die Bewegungen des Gegenübers decodiert, die Körpersignale interpretiert, und auf Störsymptome wird reagiert. Eine solche Diagnostik erfaßt unter dem Aspekt einer Ganzheitsschau den motorischen, sensorischen, psychisch-emotionalen, kognitiven und sozialen Persönlichkeits- und Verhaltensbereich. Auch Einstellungen und Motivation, insbesondere aber die besonderen Fähigkeiten und Neigungen fließen in das Bild der Gesamtpersönlichkeit ein. Nach einer genauen Analyse der Bedürfnisse des alternden Menschen, seines geistigen und körperlichen Zustandes und seiner Befindlichkeit werden Inhalte angeboten, die präventiv-stabilisierend und rehabilitativ-fördernd wirken. Das Ziel dieser Interventionen ist – wie es auch die Mediziner formulieren – „nicht immer ausschließlich die völlige Wiederherstellung der Gesundheit und des seelischen Wohlbefindens, sondern die Befähigung zu einem Höchstmaß an Selbständigkeit und Gesundheit im Rahmen gegebener Grenzen und Möglichkeiten" (STEINHAGEN-THIESSEN/GEROK/BORCHELT, S. 125).

In den psychomotorischen Aktivierungsprogrammen im engeren Sinne sind gleichermaßen

- das bewußte Körpererleben und der Körperausdruck
- die Entspannungsfähigkeit und das Finden der inneren Ruhe
- die Ordnung der Sinne und deren bewußter Einsatz
- die Problemlösefähigkeit, das Finden von Klassifikationen und Ordnungen
- die Orientierung, Anpassung und das Einfinden in neue Räume
- die Phantasie und Kreativität
- das musisch-rhythmische Erleben
- die Eigeninitiative und der Mut
- die Kommunikation und Sprachfähigkeit und
- die feinmotorische Geschicklichkeit mit schneller Umschaltfähigkeit

aufgenommen (vgl. Kap. 1.2.3.).

Wie schon mehrfach betont, werden Elemente der bekannten sportlichen Disziplinen dazu benutzt, die o.a. Ziele zu erreichen. Die Absicht, dazu beizutragen, den Lebensalltag physisch und psychisch zu bewältigen, steht bei der Auswahl der Inhalte im Vordergrund; so werden z.B. gewählt

- rhythmische Bewegungsformen
  zur Konzentration, besseren Merkfähigkeit und Sinnesschulung,
- Balanceübungen
  zur Verbesserung des Sicherheitsempfindens und der Gleichgewichtsfähigkeit,
- Spielformen
  zum Erkennen von taktischem und strategischem Verhalten oder
- Wassergymnastik
  zur Verbesserung des Gleichgewichtsempfindens, der Wahrnehmungsfähigkeit, der Beweglichkeit und Gelenkigkeit.

In diesem Konzept der Psychomotorik im engeren Sinne steht der ältere Mensch als Individuum, verbunden mit seiner Biographie, seinen Wertvorstellungen und Präferenzen im Mittelpunkt. Aus diesem Grund ist es notwendig, nach den Wünschen der älteren Menschen zu fragen, um das Angebot auf diese Bedürfnisse auszurichten. Akzeptiert er diesen Vorschlag, wird er auch bereit sein, aktiv und mit Freude mitzuwirken. Er wird sich engagieren und selbst Lösungen zur Verbesserung seiner Situation entwickeln. Aus der Fülle der ihm unterbreiteten Aktivitäten wird er sich die auswählen, die ihm persönlich den höchsten Nutzungsgrad und die größte Befriedigung versprechen. In diesem Sinne wird der alte und hochbetagte Mensch auch die letzte Phase seines Lebens so gestalten, daß „Resignation, Lustlosigkeit und Langeweile, Menschenscheu und Niedergeschlagenheit überwunden werden können" (BADRY in: TRAPMANN/HOFMANN/ SCHAEFER-HAGENMAIER/SIEMES, S. 111). Zufriedenheit im Alter und sowohl körperliches als auch psychisches Wohlbehagen werden dabei nicht allein durch die Bewegung ausgelöst, sondern sind in eine Person-Umwelt-Theorie eingebettet, in der sich auch die Psychomotorik wiederfindet. „Bewegungsaktivitäten" und „Entspannungsmaßnahmen nach körperlichen und psychischen Anstrengungen" sind lediglich zwei von sieben Auslösekategorien. Hinzukommen „(3) Ungestörtheit/Ruhe (z.B. Natur genießen, Lesen), (4) besondere Ereignisse (z.B. wichtige Entscheidungen getroffen, Erfolg erzielt), (5) Urlaub (z.B. Meere, Sonne), (6) Partnerschaft (z.B. Zweisamkeit/Erotik), (7) Geselligkeit (z.B. Feiern, Essen)" (FRANK in: ABELE/BECKER (Hrsg.), S. 79).

Die tätige, zunehmend selbstbestimmte Bewältigung der Alltagssituation erfolgt nicht nur aus der Person heraus, sondern bedarf einer anregungsreichen, aber auch fürsorglichen und schutzbietenden Umgebung, in welcher der ältere Mensch sich wohl und sicher fühlen kann. Die Aktivierungsprogramme sind nicht allein inhaltlich zu strukturieren, sondern stehen im Kontext zu räumlichen Arrangements. Indem der Mensch in seinem Raum handelt, entwickelt er eine Vorstellung von sich und seiner Umwelt. Bei diesem aktiven Prozeß sind das Ich und die Umwelt untrennbar verbunden. Über das Agieren schafft sich auch der alte Mensch Ordnungen und findet sich in seiner Welt zurecht. Diese untrennbare Einheit von Aktivierungsprogrammen und Räumen ist wesentlicher Aspekt der Implementierung.

3.2.3 Raumerfordernisse

Alten- und Pflegeheime sind so zu gestalten, daß sich Bewohner, Pflegepersonal und Besucher darin wohl fühlen. Es sollen Räume geschaffen werden, in denen man sich ohne Gefahr frei bewegen kann, in denen man Anregungen erhält, die zum Betrachten und Tun einladen und die dazu einladen, sich ohne Störungen „einfach nur" auszuruhen und zu erholen. Wie lassen sich Räume optimal gestaltet werden, die Stimulanz für die Augen und Ohren bieten, die zum Anfassen und sich Wohlfühlen anregen und das Leben der älteren Menschen bereichern? Welche Atmosphäre muß einen Raum füllen, damit er zum Agieren, zum Erleben und zur Ruhe einlädt?

3.2.3.1 Raumbegriffe

„Die Frage nach dem Wesen des Raumes (wie die nach dem Wesen der Zeit) wurde im Verlauf der Geistesgeschichte in Abhängigkeit von der jeweiligen erkenntnistheoretischen Position in verschiedenster Weise beantwortet"[38] (FISCHER, S. 3567). Was ist der Raum? Wie erlebt der ältere Mensch den Raum?

Der Raum ist nach Kant „nichts anderes als die Form, in der uns alle Erscheinungen der äußeren Sinne gegeben werden. Er haftet nicht an den Gegenständen selbst. Wir sind es, die die Raumvorstellung an die 'Dinge' heranbringen" (STÖRIG, S. 274). Das Lebewesen füllt den Raum mit der eigenen Sinnlichkeit. „Die Sinne liefern uns die Anschauungen, das heißt unmittelbare Vorstellungen einzelner Gegenstände"(FISCHER 1979, S. 3567 f.). Sie liefern uns aber auch über die von den Gegenständen ausgehenden Signale die Empfindungen, z.B. über die Olfaktoren: von dem speziellen Geruch eines Wohnraumes, woran unzweifelhaft erkennbar ist, daß hier Frau X oder Herr Y wohnt.

'Je nach den beteiligten Sinnesorganen kann in Sehräume, Hörräume, Asträume usw. unterschieden werden'; wir haben einen Riechraum und einen Kinesthesieraum. „Die Sinnesräume sind in ihrer Ausdehnung bestimmt durch die augenblickliche Reichweite unserer Sinne" (FISCHER 1979, S. 3568); ihre räumliche Struktur erhalten sie durch die Ordnung, die wir diesen aufgenommenen und gespeicherten Informationen geben.

„Durch Verknüpfung der jetzigen und der früheren Wahrnehmungen entsteht als erstes Produkt des Verstandes auf der nächsten Erkenntnisebene die Erfahrung" (FISCHER 1979, S. 3568). Mit Kopplung der bereits gespei-

---

[38] „Je nachdem wurde der Raum betrachtet als ein empirisches Faktum, d.h. eine Art Behälter des Geschehens (der absolute Raum NEWTONs), oder nur als eine Ordnungsstruktur von Lagebeziehungen gleichzeitig existierender Körper (ordo coexistendi und existendi bei LEIBNIZ), als transzendentale Bestimmung unserer Anschauung (KANT), nur als ein Begriff (Neukantianismus), als ein Existential der menschlichen Befindlichkeit (HEIDEGGER), oder das, was wir Raum nennen, wurde gleichgesetzt mit diesem oder jenem abstrakten formalen System, das als Repräsentationsstruktur für empirische Fakten dienen kann oder als Verallgemeinerung solcher Strukturen gewonnen wurde" (FISCHER, S. 3567 f.).

cherten Informationen über Auge, Ohr, den Geruchs-, Geschmacks- und Tastsinn sowie den gespeicherten Druck- und Zugverhältnissen wird dieser zu einem **Erfahrungsraum**. Handlung und Erfahrung sind als sensumotorischer Interaktionsprozeß nicht voneinander zu trennen. Durch die Bewegung, das Agieren in Räumen, mit oder an Gegenständen erhält man Einsicht in Teilbereiche der Selbst-, Welt- und Fremdwirklichkeit[39]. Durch die aktive Auseinandersetzung mit Dingen und Personen, durch Erkunden und Finden von Strukturen schafft sich der Mensch ein Bild von seiner Welt.

Indem wir uns in den Räumen aufhalten und agieren, entwickelt sich unsere Raumvorstellung, die immer durch die Selbstdeutung und -bewertung subjektiv sein muß, da jeder seine *individuelle Anschauungsform* hat, die wiederum von vielen sozialen Faktoren wie früheres Wohnumfeld, das Wohnen mit Verwandten, Bekannten und Freunden, Erlebnisse in der Kinder-, Jugend- und Erwachsenenzeit u.v.m. beeinflußt wird und ist. Die Gesellschaft gibt ein Reglement vor, das die Eindrücke bewußt und unbewußt zu je einem bestimmten Bild formt und auch Gesetzmäßigkeiten bzw. Verbote aussprechen und hinterfragen läßt.

Indem wir uns mitteilen, wird der Raum intersubjektiv. Die Sinneseindrücke werden in Begriffsbildern geordnet und in abstrakt-sprachliche Kategorien gefaßt, so daß jetzt von einem **Vorstellungsraum** gesprochen werden kann, in dem neben die Selbstdeutung die Weltdeutung tritt und sich eine Person auch Unvorhergesehenem, Fremdem gegenübergestellt sieht.

Je nach bewußter oder unbewußter Zielvorstellung der Person konstituiert sie zunächst den subjektiven Wahrnehmungsraum, der weiter zu **Erfahrungs-** oder **Anschauungsräumen** führt. „Der Anschauungsraum ist der Raum unserer Vorstellungen von der erfahrbaren Welt. Er erfaßt die über die unmittelbare Wahrnehmung der Einzelobjekte und auch die über unsere Erfahrung hinausgehende Vorstellung von der möglichen räumlichen Anordnung bzw. der möglichen räumlichen Struktur von Gegenständen der Erfahrungswelt. Im Anschluß an die Kantsche Unterscheidung von empirischer, reiner und intellektueller Anschauung vollzieht sich damit der Aufbau des Anschauungsraumes über mindestens drei Ebenen: ausgehend von der Wahrnehmungsebene der Raumanschauung über die Vorstellungsebene bis hin zur begrifflichen Ebene des Anschauungsraumes" (FISCHER, S. 3568).

---

[39] LITT teilt die Erschließung der Welt in Erfahrungskreise auf:
Den innersten Kreis: die „Eigenerfahrung"; dieser ist von den"Erfahrungskreis anderer" und dem der „Welt- und Selbstdeutung" umschlossen. Die beiden letzten Kreise sind der „Erfahrungskreis des Ichs", der von dem äußersten Kreis des „Fremdwirklichen" umgeben ist (vgl. RÖHRS, S. 18).

In diesen unterschiedlich gestalteten Räumen muß der Mensch handeln. Es ist eine Auseinandersetzung mit dem Ich (dem eigenen Raum) und der Welt (dem Fremdraum), welche nie Selbstzweck, sondern von Sinnhaftigkeit geprägt ist.

Auf dieser Verhaltensebene kommt es zu emotionalen Koppelungen: der Mensch zeigt Gefühle der Zuneigung, Abneigung, von Verständnis oder Distanz und drückt diese auch durch Mimik und Gestik bzw. seinen Körpertonus aus. Wir wissen inzwischen – besonders aus den Arbeiten der Psychiatrie und der speziellen sonderpädagogischen Diagnostik – daß bei diesem Erleben die „Stellung der Person in bezug zu der sie umgebenden Wirklichkeit der Umwelt" (VAYER, S. 19), erfaßt mit den Begriffen des „Körperschemas" und des „Körperimagos", von grundlegender Bedeutung ist. „Auch der eigene Leib ist als Raum im Raum zu verstehen und bewußt erfahrbar, vor allem in solchen Situationen, in denen er auf irgendeine Weise tangiert, beengt, verletzt oder bedroht wird" (JOANS, S. 150; vgl. PLÜGGE, S. 562; vgl. MERTENS, 1987, S. 535-542). „Stolpert man über eine Schwelle oder stößt sich den Kopf an einem Balken, so wird man sich der Ausdehnung seines eigenen Leibraumes auf sehr eindrucksvolle Art geradezu 'schlagartig' bewußt. Diesbezüglich Widerstand zu erfahren, bedeutet, sich selbst als räumlich begrenzt zu erleben" (JOANS, S. 150). Der Mensch organisiert seine Empfindungen in Beziehung zu diesem eigenen Leibraum im Hinblick auf die Umweltgegebenheiten. „Diese Organisation ist ein augenblicklicher Zustand, sie ist die Gegenwart, aber sie ist ebenfalls das Ergebnis der Vergangenheit, und sie deutet die Zukunft an" (JOANS, ebda).

Auch aus der sonderpädagogischen Praxis ist bekannt, daß Menschen, die keine Beziehung zu ihrem Körper haben und die den Körper nicht in Beziehung zum Raum setzen können, in der Regel auch Probleme in der Raumorientierung (rechts-links; oben-unten; vorne-hinten) haben. Häufig treten hier Behinderungen und sogar Störungen im Sprech-, Schreib- und Malakt (vgl. LOTZMANN u.a.) sowie in den koordinativen Bewegungen auf, die eine Orientierung im Raum verlangen (z.B. sich erinnern, an welchen Platz man seine Gegenstände gelegt hat; sich in den Gängen, Fluren, der Wohnanlage eines Heimes zurechtfinden). (Bewegungs-)Programme für Menschen im höheren Lebensalter zur Verbesserung der Orientierungsfähigkeit werden in Zukunft an Bedeutung gewinnen (vgl. OPPOLZER, MEUSEL, Bd. 2).

3.2.3.2 Handlungs- und Erfahrungsräume

Um die **passenden** Räume für Aktivitäten bereitzustellen, muß nach den Motiven – KURZ spricht von der „Sinnorientierung" – für das Sporttreiben und Bewegen des Menschen gefragt werden.

Um diese Grundmotive, Vorstellungen und Wünsche erfüllen zu können und zu einem befriedigenden Handlungsergebnis zu gelangen, bedarf es bestimmter Handlungsbedingungen (Situationen, Gegenstände) (vgl. ROHMANN, S. 49 f.). Gerade der alte, beeinträchtigte Mensch benötigt einen nach seinen Bedürfnissen gestalteten Raum, um sich störfrei zu bewegen. Der gesunde Erwachsene dagegen ist von Natur aus aktiv genug, um sich durch die Bewegung selbst Raum zu verschaffen.

„Bewegung umgreift Raum, Raum ermöglicht Bewegung. Wer über ein bestimmtes Bewegungsrepertoire verfügt, der verfügt damit auch über die genau definierte Möglichkeit der Raumnutzung. ... Der Vielfalt der Bewegungsmöglichkeiten entspricht eine reichgegliederte, vielfältige Umwelt" (DIETRICH, S. 186).

Durch die Handlung, das aktive Erkunden, durch Zuordnen und den Vergleich mit bereits gemachten Erfahrungen, also die bewußte Auseinandersetzung mit unserem Umfeld – mit dem, was in unserem Körper geschieht –, entwickelt der Mensch seine Anschauung, macht sich einen Handlungsplan und gibt ihm Struktur. Dieses Handeln wird immer emotional begleitet, d.h. in Beziehung zum eigenen Körper erlebt. In diesem Prozeß der „Einverleibung" ist darauf zu achten, daß die Signale aus der Umwelt mit innerer Ruhe und Konzentration aufgenommen werden können. Ein Großteil der Störsymptome wie Hektik, Unruhe, Nichtbeachtung des Mitmenschen, sich steigernd zu psychischen und organischen Folgeerkrankungen, wären bei kontrollierter Sinneswahrnehmung zu vermeiden. Hat auch der alte Mensch Zugang zu seinem Körper, nimmt er ihn an und hat er ein positives Selbstbild aufgebaut, wird er auch das Leben in einem Alten- und Pflegeheim zu seiner Zufriedenheit regeln und steuern können.

3.2.3.3 Schon- und Erlebnisräume

Der Mensch in dem Alten- und Pflegeheim hat das besondere Bedürfnis und Recht auf **Schonräume**. Sie zeichnen sich durch angenehme Farb-, Form-, Geruchs- und Tonqualität aus. Eigentlich ist der Begriff „Schonraum" eine metaphorische Redeweise. Schonräume sind der Aufenthaltsort für mein Ich und geben Geborgenheit und Wärme. Es ist ein Umfeld, das mir gehört und in dem ich keine Maske brauche. Es sind emotionale Felder, in denen der alte Mensch getragen und nicht gedrängt oder gezogen wird. Speziell ausgewählte Farben, Gerüche, Melodien, Materialien, die miteinander auch harmonieren müssen, lösen angenehme Erlebnisse aus (vgl. FRÖHLICH, S. 35-42; HULSEGGE/VERHEUL – die Snoezelen-Räume).

Um Individualität bewahren zu können, müssen **Erlebnis- und Schonräume** in Wohnheimen so gestaltet werden, daß sie eine behagliche Atmosphäre ausstrahlen und die alten Menschen die nötige Ruhe für die eigenen Interessen und Aktivitäten finden können.

Es kann vermehrt durch die Beeinflussung äußerer Rahmenbedingungen eine Aura geschaffen werden, in der man sich aufgehoben fühlt, man sein eigenes Ich bewahren kann und auch geistige Anregung erhält. Hierzu gehören u.a. ein nach Gesetzen der Farbpsychologie getünchter Raum, die angemessene Temperatur und Beleuchtung, komfortables Mobiliar (vgl. HILLRINGHAUS, Bd. 2) und auch entsprechendes, motivierendes Übungsmaterial in unterschiedlichen Farb- und Formkombinationen, welches über die Sinne: Haut, Auge, Ohr erlebt wird, eine Ordnung findet. Bei entsprechender Musik oder mit einfachen Utensilien wie Seifenblasen, Murmeln oder nur einer Kiste kann mit höchster Intensität gearbeitet werden (vgl. MEUSEL,W./MERTENS). Weiße Räume ohne Inventar rufen zur Ruhe und Konzentration auf. Auch Dunkelräume z.B. schärfen die Sinne, sie schulen das Auge und die Konzentration (vgl. die von der Blindenstudienanstalt Marburg organisierte Ausstellung: „Dialog im Dunkeln"; HOFELE[40]).

Räume von angenehmer Geruchsqualität laden zum Verweilen ein und steuern sogar die Länge des Aufenthaltes von Besuchern. Gerüche sind eng mit den Gefühlen, Stimmungen und Erlebnissen verknüpft, da solche Eindrücke im Stammhirn gespeichert werden. Bestimmte Düfte lösen oft unbewußt Empfindungen aus, so daß man sich z.B. plötzlich an ein vermeintlich vergessenes Ereignis aus der Jugendzeit erinnert. Der honigsüße Duft einer blühenden Linde, das blumig-schwere Aroma von Flieder oder Gartenjasmin, Oleander oder Orangenblumen bzw. der herb-frische Duft von Magnolien und Schneeball lassen das Ereignis um diese Pflanze wach werden, und der alte Mensch wird verweilen, sich erinnern oder von diesem Erlebnis berichten. Auch wenn Küchen- bzw. Heilkräuter wie Basilikum, Thymian, Rosmarin, Salbei oder Zitronenmelisse in einem kleinen Garten oder in Fluren eines Altenheimes aufgestellt werden, verbreiten diese ein Aroma, welches in dem älteren Menschen Gefühle auslöst, so daß seine Gedanken zurückschweifen bzw. er mit einem Nachbarn in ein Gespräch über diesen Duft eintreten wird.

Auf starkes Interesse stößt zur Zeit auch das „Snoezelen" (Räume zum „Snuffelen" und „Doezelen"), eine Konzeption aus den Niederlanden. Eigentlich waren diese akustischen, optischen, taktilen, olfaktorischen Räu-

---

[40] In seinem Beitrag: „Der Dunkelraum und seine Fördermöglichkeiten in Kindergärten und Schule", Z. Pr.d.Psychomotorik, H.3., 1992, S. 140-142, schildert Uwe HOFELE praxisnah die vielseitigen Fördermöglichkeiten in einem Dunkelraum. Er setzt Overhead- und Diaprojektor, einen Leuchttisch und Utensilien wie Leinentuch, Schwarzlicht, Taschenlampe, Ventilator und ergänzend Musik ein, um die optische Wahrnehmung zu schulen (vgl. HOFELE,U.: Der Dunkelraum als Abenteuerspielplatz der Sinne, 1992).

me bzw. Materialien für Schwerstbehinderte gedacht. Inzwischen erleben, erfreuen, genießen und entspannen sich in ihnen Menschen aller Altersstufen (vgl. HULSEGGE, VERHEUL). In Neu- und Umbauten für geistige behinderte Erwachsene und Senioren und verwirrte alte Menschen sind solche Snoezelenräume vermehrt fester Bestandteil. Auch KÜKELHAUS möchte, daß in einer Wanderausstellung die Besucher die Welt mit allen Sinnen erfahren. Jährlich lassen 30.000 Menschen in dem „Erfahrungsfeld der Sinne" die Seh-, Hör- Tast- Kinesthesie-Materialien auf sich wirken. In unseren Förderkonzepten für demente und stark bewegungsbeeinträchtigte Senioren haben wir uns an diese Konzeption angelehnt (vgl. KÜKELHAUS; vgl. DOOSE, Bd. 2)[41].

Ebenso kann ein „Sinnesparcours" oder „Sinnesgarten" dem alten Menschen helfen, sich selbst und seine Welt zu erschließen (vgl. MERTENS in: GÜNZEL/KÖPPE). Ein solches Wahrnehmungserlebnis soll – wenn möglich – in die Natur eingebettet sein. Hier können die Eindrücke noch vielseitiger gewonnen werden, und der alte Mensch erfreut sich „kleinster Dinge" wie einer Vogelstimme, der Rinde eines Baumes, des feuchten Grases u.v.m. Ist der kleine Garten so geplant, daß Alt und Jung ihn gemeinsam erleben, – als weitere wesentliche Förderkomponente – wird der Kontakt zwischen den Generationen angebahnt und gefestigt.

3.2.4 Geräteerfordernisse

Der Blick in die Materialausstattung im Bereich Bewegung und Sport in Alten- und Pflegeheimen zeigt ein erschreckendes Bild. Es sind kaum Geräte zu finden, die

- die Senioren ansprechen und sie für Bewegung motivieren,

- die Bewegung unterstützen und Hilfen zur Verbesserung der Bewegung geben,

- auf die Bedürfnisse der Senioren abgestimmt, nicht gesundheitsgefährdend, aber auch nicht kindisch sind und welche die geistigen Kompetenzen wachhalten und fördern,

- die Phantasie und Kreativität anregen und auch kontaktfördernd wirken.

---

[41] Auch HUNDERTWASSER hat uns mit seinen lebhaft gestalteten, keramikgeschmückten KunstHäusern Anreize zum Sehen und Erleben - man bezeichnet sie auch als „Freiräume zur Selbstverwirklichung" - gegeben. Er spricht von einem „ersten Bollwerk gegen eine falsche Ordnung der geraden Linien" und sorgt bereits in der Eingangshalle dafür, daß der Besucher auf dem unebenen Fußboden ins Stolpern gerät. Die Wege sind, wie der Künstler es sagt, „eine Melodie für die Füße".

Die Stiftung Rehabilitation in Heidelberg hat eine Informations-Sammlung „Technische Hilfen für Behinderte"[42] herausgegeben und zeigt die breite Palette der Geh- und Mobilitätshilfen sowie Fahrgeräte/Rollstühle auf. Die meisten Angebote sind jedoch vorwiegend auf das Training und die Wiederherstellung von Funktionen im krankengymnastischen und ergotherapeutischen Bereich ausgerichtet. Explizit wird in den Heften der ältere Mensch nicht genannt, jedoch wird der beeinträchtigte Mensch im höheren Lebensalter alle diese Hilfen dankbar annehmen (vgl. KRUSE 1992, 668 ff.). Gesonderte Broschüren geben wichtige Hilfen für die Einrichtung von behindertengerechten Wohnungen und Heimen. Man stößt inzwischen ab und zu auf Desginer, welche sich mit speziell auf die Bedürfnisse von Senioren ausgerichtetem Mobiliar und der innenarchitektonischen Planung beschäftigen (vgl. HILLRINGHAUS; DOOSE, Bd. 2).

Vor einigen Jahren erschien der Katalog „Pro'Senior"[43]. Da der Unternehmung das psychomotorische Gedankengut sehr vertraut ist, hat sie ihr Angebot in

    Gesellschaftsspiele – Unterhaltung – Wahrnehmung
    Puzzles – Sprache
    Bewegungsgeräte – Übungsgeräte – Praktische Hilfsmittel
    Snoezelen – Musik für Meditation und Healing
    Bücher – Videos

untergliedert. Die Geräte sind ansprechend und vielseitig. Aus der praktischen Arbeit mit entwicklungsverzögerten und behinderten Kindern wurden geeignete Materialien für bewegungs- und sinnesbeeinträchtigte ältere Menschen aufgelistet mit Ausrichtung auf die Bedürfnisse der alternden Menschen. Es werden interessante Möglichkeiten zum Wecken von Erinnerungen und eines Gedächtnistrainings über Bild- und Tonmaterialien aufgezeigt. Die kontaktfördernde Wirkung des Spiels zwischen den Generationen wird durch die Materialsammlung verdeutlicht.

Bei der Durchsicht der vorhandenen Spiel- und Sportgeräte für Alten- und Pflegeheime ergeben sich vielfältige Anwendungsmöglichkeiten. Es erscheint sinnvoll, vorerst die Entwicklungs-, Übungs- bzw. Förderaspekte aufzulisten, um diesen dann die breite Palette an Spielmaterialien und -geräten zuzuordnen:

---

[42] Die insgesamt elf Hefte sind zu erhalten bei dem DLZ: „Dienstleistungszentrum für Schwerbehinderte GmbH", Postf. 101409, Heidelberg. Auch die Firma Thomashilfen, Walkmühlenstraße, Bremervörde, hat sich auf solche Reha-Hilfen spezialisiert.

[43] Firma Karl H. Schäfer GmbH, Großer Kamp 6-8, Lage-Heiden.

- Förderung und Training von Gedächtnis und Konzentration
- Förderung der Phantasie und Kreativität
- Sprachanbahnung
- Strategieplanung
- Förderung und Training der Sensomotorik
- Förderung sozialer Kontakte
- Training der Motorik
- Förderung von Ruhe und Entspannung.

Auf dem Markt existieren sowohl viele Spielkarteien als auch Geräte für Einzel-, Partner- und Gruppenspiele, für das freie Spiel und das Regelspiel. In Seminaren haben wir es unternommen, diese für den Adressatenkreis der Senioren zu sichten und Spiele, Spielideen und Geräte den oben genannten Förderaspekten unterzuordnen. In Band 2 sind die Ergebnisse beschrieben und mit einer Geräte- und Materialaufstellung aufgelistet.

Für die Ausstattung von Wohnheimen oder speziellen Spielzimmern in Gemeinschaftshäusern, Club- oder Kureinrichtungen, Volkshochschulen u.ä. ist es ratsam, die Spiele Förderaspekten zuzuordnen. Speziell dafür ausgebildete Spielberater – auch Fachkräfte in der Psychomotorik – können die Senioren anleiten. Selbstverständlich bedarf die innenarchitektonische Gestaltung eines solchen Spielzimmers (mehrerer Zimmer) fachkundiger Beratung. Manche Spiele benötigen Ruhezonen, andere kleine Ekken und Nischen für das Spiel zu zweit, dann wieder ist eine große Freifläche angebracht oder ein großer Tisch. Bisher hat man sich m.W. über eine ansprechende, den Spielideen angepaßte räumliche Ausgestaltung von Spielzimmern wenig Gedanken gemacht (eine Ausnahme bilden wohl Spielcasinos). Hier öffnet sich für verschiedene Berufszweige noch ein breites Betätigungsfeld.

3.3 Wohnen im Alter

Die Überlegungen zur Entwicklung des Raumbegriffes sollen aufzeigen, daß auch der alte Mensch im Kontext zu seinem Wohnumfeld gesehen werden muß. Räume, die nicht im Hinblick auf die darin stattfindende Aktivität geplant und gestaltet sind, werden leer sein und nicht zum Bewegen und Handeln einladen. In einer klinikähnlichen Atmosphäre wird sich der Altenheimbewohner immer als Patient ohne Eigenständigkeit fühlen.

In der Regel sind die Wohnanlagen für ältere Menschen erschreckend nüchtern geplant. In den Köpfen der Architekten und Heimleiter haben sich die drei „S" (Sitzen-Satt-Sauber) festgesetzt. Eine Heimbewohnerin erklärt deutlich: *„Seit man hier drin ist, stumpft man ganz ab"*, und eine andere ergänzt, *„wie's kommt, wird's gefressen. Im Laufe der Zeit lernt man vie-*

les". Solche Gefühle und Einstellungen werden in nicht unerheblichem Maße auch durch die äußere Umgebung geprägt. In den Fluren, Eingangshallen, Gemeinschaftsräumen und Zimmern der Altenwohnheime herrscht in der Regel eine nüchterne und kahle Atmosphäre vor. Ab und zu hängt ein Kalenderbild an der Wand, auch einige Bastelarbeiten der Senioren, evtl. ein paar Fotos oder auch Gemälde aus dem Nachlaß der verstorbenen Bewohner. Blumentöpfe sind am Fenster aufgereiht, und in den Fluren sind einige Sitzgelegenheiten gleichmäßig verteilt. Zum Advent und zu Weihnachten zieren Sterne die Fensterscheibe oder Wände, zu Ostern einige Eier. So wundert es nicht, daß wenige Wochen nach Eintritt in ein Alten- bzw. Pflegeheim Auffälligkeiten und Störungen, sich äußernd in Aggressivität und Orientierungslosigkeit bzw. in Passivität und völliger Teilnahmelosigkeit, zunehmen.

Architekten und Wohnraumplaner können aber durch einen auf die Bedürfnisse der alten Menschen ausgerichteten Lebensraum Voraussetzungen für ein Wohlfühlen und Aufgehobensein schaffen. Die eigenen Zimmer, Aufenthaltsräume, Gymnastik- und Schwimmstätten müssen „wohnlich" sein, sagt KOCH, „sie müssen Stätten der Gesundheit, Lebenslust, der Daseinsfreude und des Wohlbefindens sein und nicht Stätten der Depressivität, Behinderung, Traurigkeit und Beklemmung oder der lähmenden Unsicherheit und Kälte ..." (KOCH 1984, S. 39).

3.3.1 Wohnmodelle für ältere Menschen

Die geschichtliche Entwicklung der Heimprojekte lädt zum Nachdenken über solche Wohnformen ein. Dieses „kasernierte Wohnen" entstammt aus den Klosterbauten. Heute noch finden sich – vor allem in Bayern – viele Klöster, die ein Altenwohnheim in sich bergen. Für viele alte Menschen ist die Eingliederung in die Familie nicht mehr möglich, die räumlichen Verhältnisse werden immer begrenzter, und der alte, zumeist auch schon gebrechliche Mensch ist in der eigenen Wohnung nicht mehr unterzubringen. GROMEMEYER beschreibt die zukünftige Situation dramatisch und kündigt den „Bruch des Generationenbündnisses" an. „Eine Idee ist am Ende: Die Familie ist tot. Sie war ein Dach über den Generationen. Unter ihnen haben Kinder, Erwachsene, Alte lange Zeit gemeinsam gesessen. Unter dem Dach herrschten nicht immer Friede und Harmonie, aber es bot Schutz. Nun ist das Dach zerstört" (GROMEMEYER, S. 7; vgl. STOSBERG, Bd. 2).

Da jeder Mensch berechtigterweise extrem lange selbständig sein möchte, entscheidet er sich – notgedrungen – auch erst, wenn er wirklich nicht mehr physisch in der Lage ist, sein Leben selbständig zu meistern, für den Eintritt in ein Altersheim. Obwohl die Altenwohnheime in ihrer Konzeption auch auf rüstige Senioren ausgerichtet sind, ist das für „die weit überwiegende Zahl der Altenheimbewohner Fiktion. Sie wählen diese Wohnform wegen körperlicher/psychischer Beeinträchtigungen leichterer Art und aus Furcht, im Notfall alleine gelassen zu sein, bzw. den Kindern zur Last zu fallen" (DIECK in: OSWALD/HERRMANN/KANOWSKI/LEHR/THOMAE (Hrsg.), S. 546). Das Durchschnittseintrittsalter liegt bei 85 Jahren. Man muß mit einem Anteil von 7,2 % der Senioren über 75 Jahren ausgehen, die krank und pflegebedürftig sind (die Socialdata-Studie im Ersten Altenbericht spezifiziert korrekterweise den Begriff der „Pflegebedürftigkeit". Die Daten stammen aber leider von 1980; vgl. BUNDESMIN. f. FAMILIE und SENIOREN (Hrsg.), 1993, S. 151). Vier von fünf pflegebedürftigen, meist verwirrten Menschen werden von ihren nächsten Angehörigen, meist Tochter oder Schwiegertochter, zu Hause gepflegt (vgl. KURATORIUM DT.ALTERSHILFE, S. 6). Die restlichen pflegebedürftigen Senioren wohnen in einem der 7300 Heime der westlichen Bundesrepublik[44], wobei die Tendenz ansteigend ist.

Sehr aufschlußreich war eine gerade veröffentlichte Umfrage der Zeitschrift „Altenpflege", in der das Pflegepersonal von Altenheimen gefragt wurde: „Möchten Sie in dem Heim, in dem Sie arbeiten, Ihren Lebensabend verbringen?". „80 % der 130 Befragten würden sich gar nicht für ihr Heim entscheiden oder dies nur als letzte Möglichkeit in Betracht ziehen" (Z. Grauer Panther, H. 8, 1994, S. 5). Wie kommt es sowohl bei dem Personal als auch den Bewohnern zu einer solch starken Ablehnung? In der Regel herrscht in einem Alten- und Pflegeheim die Reglementierung vor: der Tag ist voll durchstrukturiert, von frühem Gewecktwerden bis zum Zubettgehen bereits am späten Nachmittag. Je älter der Mensch wird, desto schwerer fällt es ihm, nach einer Heimordnung zu leben. Aufgrund großer Personalprobleme, eines unzureichenden Personalschlüssels, schlechter Arbeitsbedingungen und Bezahlung sowie häufig auch mangelhafter Qualifikation ist für Individualität des (hoch-)betagten Menschen wenig Raum. Neben der persönlichen Selbständigkeit verliert der Heimbewohner auch die wirtschaftliche Eigenständigkeit. Bei monatlichen Pflegekosten von 2.500 bis über 5.000 DM ist das Vermögen bald aufgebraucht. Die anschließende Sozialhilfeabhängigkeit ist mit einem Pesönlichkeitsverlust verbunden: *Ich bekomme Geld vom Staat, ich muß mit meinem Leben, so wie es ist, zufrieden sein.*"
Eine Heimeinweisung schließt zudem die Auflösung des eigenen Haushaltes ein. Auch wenn sich der ältere Mensch physisch besser fühlen würde, einen Weg zurück gibt es in der Regel nicht. Meist liegen die Altenheime

---

[44] STÖRZBACH, Referat in der Enquete-Kommission „Demographischer Wandel" über die „Soziodemographische Entwicklung bis zum Jahr 2030. Wiesbaden 1993. Die Anzahl der Heime im Osten Deutschlands ist 1994 noch nicht statistisch erfaßt.

weit von den bisherigen sozialen Bindungen, den Verwandten, Freunden und Bekannten entfernt. Das bedeutet – gerade in dieser schwierigen Situation – für den Heimbewohner den Verlust der familiären, sozialen und psychisch-emotionalen Kontakte. Der Heimeintritt erfolgt meist als Katastrophenintervention und trägt oft wesentlich zur Verwirrung und Desorientierung bei (vgl. HUMMEL in: HIRSCH/KRAUSS, S. 189). So erklärt sich das erschreckende Faktum einer durchschnittlichen Verweildauer – von der Einweisung bis zum Ableben – von zwei Jahren[45]. Es ist aber Verpflichtung der Gesellschaft, dem alten Menschen das Gefühl des Gewünscht-Seins und Getragen-Seins in einem Wohnverbund zu vermitteln.

So ist es notwendig, für die ältere Generation Wohnformen zu finden, die sensibel und milieutherapeutisch gestaltet sind. Dabei stehen nicht Alten- und Pflegeheime im Mittelpunkt, sondern *altengerechte Wohnformen unterschiedlichen Charakters*. Dafür stehen eine Reihe von Konzeptionen zur Wahl:

1. *Appartements für zwei Bewohner*

   Die sich schon im Pensionsalter befindlichen Partner leben in einer angemieteten Wohnung. Die sozialen Kontakte an das allgemeine sozio-ökologische Umfeld werden durch Freunde, Bekannte oder ein ambulantes Pflegeteam geknüpft, die die älteren Menschen betreuen. Die kleine, täglich anfallenden Arbeiten können noch weitgehend selbständig ausgeführt werden, wobei eine Unterstützung durch Haushaltshilfen möglich ist.

   Die Wohnungseinrichtung enthält bereits viele technische Hilfsmittel, die die Bewältigung des Lebensalltags erleichtern (in den Naßzellen, der Küche, am Arbeitsplatz und im Schlafraum). Der Markt für diese Rehabilitationshilfen ist sehr groß und zeigt immer wieder neue technische Erfindungen.

   Der Einkauf kann über eine Ladenkette geregelt werden, die die Waren ins Haus bringt. Der Einkauf über ein Computernetz (Tele-Shopping) wird auch in Deutschland am Ende dieses Jahrzehntes problemlos von der Wohnung aus möglich sein.

---

[45] In ihrer Diplomarbeit berichtet HENSELMANS von einem Heim „mit 72 Pflegebetten und 42 Wohnheimplätzen. 1989 starben 30 (=34,2% der Bewohner) und 1990 10 Bewohner (11,4%). Die durchschnittliche Verweildauer vom Heimeintritt bis zum Tod betrug bei den Verstorbenen 1989 5,36 Monate und 1990 2,76 Monate. Als ich 9 Verstorbene mit einer Verweildauer unter 30 Tagen unberücksichtigt ließ, blieben für die Jahre 1989 und 1990 immer noch 4,6 Monate stehen" (HENSELMANS, S. 11). Auch DER SPIEGEL nennt in einem Artikel 1988 die Lebenserwartung in einem Pflegeheim von max. 20 Monaten.

Diese Zahl deckt sich auch mit meinen Erfahrungen. Im Jahr 1993 lebten nur noch 10% der Heimbewohner eines Alten- und Pflegeheimes, die 1991 von mir befragt worden sind.

Die Bundesregierung fördert diese Kleinwohnungen, wenn die Versorgung der dort lebenden alten Menschen über ambulante Pflegedienste sichergestellt ist. Diese wird wiederum über Pflegesätze finanziert.

2. *Betreutes Wohnen*

In einer Wohnung (Eigentumswohnung) schließen sich mehrere Partner zu kleinen Gruppen (ca. 4-6 Personen) zusammen. „Die Basis ist eine freie wechselseitige Anziehung, eine gemeinsame Interessenlage und in der Regel auch das Zusammenlegen ökonomischer Ressourcen" (DIECK in: OSWALD/HERRMANN/KANOWSKI/LEHR/THOMAE (Hrsg.), S. 545).
Die Räume sind alten- bzw. behindertengerecht eingerichtet. Die Wohngruppe ist Gewähr für physische und emotionale Stabilität. Vor allem in Krisensituationen ist ein Mitbewohner in der Nähe. Familiäre Bindungen werden in der Regel von allen Bewohnern der Gruppe auch zu den Angehörigen der Wohngemeinschaft aufgebaut. Über eine nahegelegene Sozialstation kann man bei Bedarf zusätzlich betreut werden. Ökonomische Überlegungen lassen es als sinnvoll erscheinen, daß sich 9-12 solcher Wohngemeinschaften in einem Stadtviertel um eine Sozialstation gruppieren. Auch Pflegefälle sind dadurch in die Wohngruppe integriert. Man benötigt weder einen vom Vormundschaftsgericht benannten Betreuer/Pfleger, noch wird man zu einem Sozialfall, auch werden hohe Pflegekosten vermieden.
Ein solches System kann nicht alle Probleme, vor allem nicht die des stark dementen Älteren, lösen. Es ist aber bekannt, daß sich debile Menschen in der eigenen Wohnung ruhiger und stabiler verhalten als in einem Altenwohnheim.

3. *Altenwohnanlage für eine Kleingruppe*

Große Wohnanlagen im *Stil von Krankenanstalten* für 100 und mehr ältere Menschen haben in der Regel sowohl für Bewohner als auch Besucher abschreckenden Charakter. Die die psychologischen Probleme des alten Menschen wenig berücksichtigende architektonische Konzeption sowie der Verlust persönlichen Mobiliars und sozialer Bindungen am ehemalige Wohnort u.v.m. führen zur Orientierungslosigkeit und Selbstaufgabe.
Ideal wären Heime für maximal 35 Personen, die sich in einen individuellen Wohnbereich und in Gemeinschaftszonen untergliedern. Die Räume und Flure sollen über eine klare farbliche Gestaltung, Pflanzen, Bilder, große Lichtzeilen und Schalter schnelle Orientie-

rung bieten. In der Gemeinschaftszone fordern Multifunktionsräume zu gemeinsamen Gesprächen, zum Spiel, Kaffee trinken, Tanzen und Musizieren auf. Unter solchen räumlichen Bedingungen wird Kommunikation angeregt; der Mensch ist nicht allein, er kann in diesen Wohnanlagen immer einen Ansprechpartner finden.

Bislang gibt es wenig Wohnprojekte mit Modellcharakter. In der Studie zur Wohnungs- und Vermögenspolitik der Landesbausparkassen werden einige deutsche und europäische Konzepte vorgestellt.[46] Es sollen vier, nicht in der LSB-Studie aufgeführte, in ihrer Struktur sehr unterschiedliche Projekte beispielhaft beschrieben werden:

Das *„Heim am Kappellberg"* in Fellbach ist eine Wohnanlage für 200 Senioren des Wohlfahrtsverbandes Baden-Württemberg. Dadurch, daß Wohnheim, Alten- und Pflegeheim, Tages- und Kurzzeitpflege unter einem Dach vereint sind, brauchen die alten Menschen bei einer Verschlechterung ihres Allgemeinzustandes nicht umzuziehen. Die notwendige Betreuung und Pflege sind in ihrem Wohnbereich gewährleistet. Das Personal sorgt dafür, daß die betagten Menschen nicht in der meist üblichen Form lediglich versorgt werden, sondern das Heim als „Heimat" empfunden wird. Um diese heimatliche Verbundenheit zu wahren, wird darauf geachtet, daß die Bewohner aus dem Ort bzw. der Umgebung stammen. Das Heim ist als offenes Haus Anziehungspunkt für die umliegende Bevölkerung. Diese besucht das Café – mit wechselnden Vernissagen – , Konzerte, Vorträge und Theatervorführungen im großen Vortragssaal und das Schwimmbad. Somit sind die alten Heimbewohner in das Gemeindeleben integriert.

Das Aktivangebot im Haus ist vielseitig und reicht von der „Rundherum-Fit-Gruppe", Spazierengehen, Schwimmen bis zu Vortrags- und Musikveranstaltungen und gemeinsamem Kaffeetrinken. Bemerkenswerte Erfolge hat man mit Kurzurlauben, auch für psychisch kranke, verwirrte Menschen gemacht.

---

[46] vgl. die in der LSB-Schriftenreihe „Altersgerechtes Wohnen", S. 66-161 und in Bd. 15, S. 77-83 beschriebenen Wohnanlagen.

Landes-Bausparkasse Hannover LBS (Hrsg.):

– Altersgerechtes Wohnen. Antworten auf die demografische Herausforderung. Bonn 1993

– Diskrepanz zwischen Zukunftsplänen und Angebot. Konsequenzen für die Schaffung altengerechter Wohnformen. Bd. 15, Bonn 1992.

Eine Übersicht und Vergleich verschiedener Wohnformen werden in dem Beitrag von SCHMID-FURSTOSS gegeben.

Vgl. SCHMID-FURSTOSS, U.: Wohn- und Lebensformen alter Menschen. In: HOWE, J. u.a. (Hrsg.): Lehrbuch der psychologischen und sozialen Alternswissenschaft. Asanger-V., Heidelberg 1991, S. 95-111.

Die Bewohner gestalten neben ihrem eigenen Wohnbereich auch die Flure und Gemeinschaftsräume. Durch das Engagement und die Flexibilität der Mitarbeiter, die sich auf das Verhalten der Heimbewohner übertragen, herrscht in dem Haus eine entspannte, fröhliche und offene Atmosphäre.

Eine gut durchdachte Wohnform ist auch das „*Betreute Wohnen*", ein Gemeinschaftsprojekt der Wohnungsbaugesellschaft (WBG) der Stadt Nürnberg und der Christlichen Arbeitsgemeinschaft (CAG e.V.) Nürnberg (vgl. Kap. 2.3.2). Die Modellanlage wurde in drei Teilabschnitten errichtet, wobei jetzt auch das Pflegeheim mit 100 Plätzen fertiggestellt ist. In dem Komplex der Miet- und Eigentumswohnungen (87 seniorengerechte Eigentumswohnungen – ein Einzelappartement hat 45 qm, die Doppelappartements 55 qm) haben 230 Senioren Platz. Das Mindesteinzugsalter liegt bei 60 Jahren.

Der Mietpreis für die 150 öffentlich geförderten Sozialwohnungen beträgt DM 700,—. Im Mietpreis sind die Hausverwaltungskosten von DM 30,— enthalten.

Die Wohnanlage liegt an einem kleinen See im Kern des seit 30 Jahren gewachsenen Nürnberger Stadtteils Langwasser. Bei der Errichtung dieses neuen Wohngebietes hat man auf rollstuhlgerechte Straßen und Wege geachtet, d.h. man kann auch, ohne eine Schwelle zu überwinden, über die Fußgängerzone direkt in das große Franken-Einkaufszentrum fahren. Inzwischen leben bislang 20 Rollstuhlfahrer in dieser Anlage. Diese enthält Läden, zwei Arztpraxen und eine Reihe von Gemeinschaftseinrichtungen wie Gemeinschaftsräume, Sitzecken und Werkräume. Die Bewohner können auf verschiedene Hilfsangebote des Projektes „*Betreutes Wohnen*" zurückgreifen, welches von einer Diplom-Psychologin mit Zusatzstudium Psychogerontologie betreut wird. Die Notrufanlage ist rund um die Uhr besetzt, der Pflegedienst kann angefordert werden, es gibt einen täglichen Mittagstisch. Der soziale Dienst wird weiter ausgebaut.

Der Häuserkomplex wurde von dem Architekten HENNING interessant gestaltet. In den Quadern mit Innenhof befinden sich jeweils in den gegenüberliegenden Blöcken die Wohnungen der alten Menschen bzw. auf den anderen Seiten die der jungen Familien. Die Integration zwischen Jung und Alt wurde durch diese Wohnform realisiert. Man ist gerade dabei, Erfahrungen mit diesem Integrationsobjekt zu sammeln und diese auszuwerten.

Interessant erscheint auch das „*KLEEBLATT*"-*Modell*, ein Verbund von kleinen Pflegeheimen im Landkreis Ludwigsburg. „Zu jedem Haus gehören neben einer Pflegeabteilung mit rund 24 Plätzen auch altengerechte, betreute Wohnungen. Dort können ältere Menschen selbständig leben, bei Bedarf können sie aber auch Dienstleistungen aus dem *KLEEBLATT* in

Anspruch nehmen" (KLEEBLATT Pflegeheime, S. 3). Die Ein- und Zweibettzimmer mit Naßzelle und Balkon bzw. Terrasse sind behindertengerecht eingerichtet und haben eine eigene Klingel. Multifunktionsräume und Küche sollen von allen Bewohnern genutzt werden. Die Wohnungen stehen vor allem älteren Menschen aus dem Wohnort zur Verfügung, so daß die sozialen Kontakte bestehen bleiben. In dem Haus sind Bewegungs-, Physiotherapeuten, Logopäden und die medizinische Versorgung mit gesonderten Räumlichkeiten angesiedelt. Der Pflegesatz (geltend für 1994) mit täglich DM 104,04 pro Person im Doppelzimmer (Höchstsatz bis zu DM 165,00) und DM 119,31 im Einzelzimmer (Höchstsatz DM 180) wird detailliert begründet. Er ist aber für den Durchschnittssenior in unserer Gesellschaft nicht erschwinglich.

In dem Dorf Günne (Sauerland) hat ein Landwirt-Ehepaar den eigenen *Bauernhof* zu einem Alten- und Pflegeheim mit 35 Bewohnern umfunktioniert. In der landwirtschaftlichen Atmosphäre haben die alten Menschen eine Heimat und den Lebenssinn gefunden.

Der Landwirt arbeitet als Heimleiter, seine Frau als Pflegerin, der Sohn – ein ausgebildeter Krankenpfleger – leitet das Pflegepersonal (12 Personen) an. Das besondere ist, daß sich die alten Menschen um 600 Tiere: Hühner, Enten, Gänse, Kaninchen, Katzen, Hunde, Vögel, Pferde und ein Kapuzineräffchen kümmern. In einer 60 Quadratmeter großen Voliere entstand eine Wellensittichzucht, alte Pferde von einem Reiterhof verbringen hier ihren Lebensabend. Umliegende Bewohner und auch der Zoo lassen ihre Tiere auf dem Gut gesund pflegen. Die Zoologin weist auf Untersuchungen aus den USA und Großbritannien hin, in denen belegt wird, „daß schon 'das Streicheln von Tieren zu einem Blutdruckabfall' führe; die Menschen werden ruhiger und weniger krankheitsanfällig. Außerdem seien Tiere 'hervorragend gegen Ängste, Depressionen und Einsamkeitsgefühle'."

Einige der alten Menschen waren vor ihrer Zeit auf dem Bauernhof in der Psychiatrie untergebracht. Auf dem Bauernhof gehen sie ihren Neigungen nach: der gelernte Metzger mästet und schlachtet Enten, Gänse und Kaninchen, ein anderer Bewohner pflegt die Pferde, ein ehemaliger Psychiatrie-Patient sitzt im Garten und paßt auf, daß kein Fuchs oder Marder das Federvieh reißt. Die Heimaufsicht der Kreisverwaltung Soest bestätigt, daß „nicht nur die Tiere, sondern auch der familiäre Charakter des Heimes" dafür sorgen, „daß die alten Menschen sich dort wohl fühlen". Der Heimleiter bemerkt:"Viele aktive Menschen verlieren ihren Lebenssinn, wenn sie ins Heim kommen. Unsere Leute hier sind mobiler, weniger anfällig für Krankheiten, und sie leben länger".[47]

---
[47] vgl. Bericht in DER ZEIT v. 11.2.1994: „Der Tag ist ausgefüllt. - Ein Pflegeheim besonderer Art: Tiere als Therapie für alte und psychisch kranke Menschen". Vgl. auch Kap. 2.4.4.5.2 und OLBRICH, Bd. 2.

Ein zweites, ähnliches Konzept existiert im *Odenwald*. Die Heimleitung hat sich ein fundiertes gerontopsychologisches Wissen angeeignet und sorgt für eine familiäre Heimatmosphäre. Die Gemeinde Modautal hat dem Ehepaar ein Gelände von 25 000 qm zur Verfügung gestellt, auf welchem die 41 Bewohner eine didaktisch gut strukturierte Konzeption der „Pflanzen-Therapie", „Tier-Therapie" und „Arbeits-Therapie" erfahren. Die zum Teil hochbetagten Menschen (Altersstruktur der Heimbewohner 53-97 Jahre) haben Kontakt zu Ponys, Pferden, Schafen, Ziegen und Hasen. Anregungen und Gesprächsstoff bieten die Tiere in der Voliere und in einem Biotop, ebenso werden gemeinsame Kutschfahrten unternommen.

Die alten Menschen pflegen mit Unterstützung des Personals den Nutz- und Kräutergarten, unterhalten eine Rosenzucht und einen Stein- sowie Riechgarten. Im Gelände sind Wege zum Rollstuhltraining angelegt worden. Die aktive Mitarbeit der älteren Menschen kennt kaum Grenzen. Über 90jährige helfen bei der Heuernte, füttern die Tiere und stellen aus der Wolle der eigenen Schafe Fliesdecken her, die auch verkauft werden.

Dieses Heim betreut vor allem „Problemfälle" von psychisch kranken, dementen und auch geistig behinderten alten Menschen. Qualifizierte Kräfte (AltenpflegerIn, Krankenpfleger/Krankenschwester, Hauswirtschafterin, Krankengymnastin und Ergotherapeutin) und Zivildienstleistende sorgen für ein ausgewogenes ganzheitliches Freizeit-, Therapie- und Rehabilitationsangebot (der Personalschlüssel liegt bei 1:2,5). Die durchschnittliche Verweildauer der Bewohner liegt weit über den oft zitierten zwei Jahren; eine Dame wohnt bereits 12 Jahre in diesem weiträumigen Wohngelände.[48]

Die Prognose für die nächsten 20 Jahre zeigt, daß neue, kleinere Wohnanlagen geplant und gebaut werden müssen, die sich an den oben exemplarisch beschriebenen Modellen orientieren. Es lassen sich Konzepte entwickeln, bei denen Privatunternehmen das Management übernehmen. Es ist möglich, die Gebäudereinigung und Pflege der Anlage an private Träger zu übertragen, wobei kostengünstig gewirtschaftet werden kann, wenn sich mehrere solcher Wohnanlagen zusammenschließen. Das gleiche gilt für die Inanspruchnahme der Pflegedienste. Auch hier kann eine eigene Sozialstation in räumlicher Nähe für die Betreuung der alten Menschen in mehreren Wohnanlagen verantwortlich sein.

Das Motto „Selbständigkeit im Alter" hat die moderne Computer- und Kommunikationstechnik aufgegriffen. Sie entwickelt immer mehr technische Hilfsmittel, die trotz mangelnder Mobilität den Kontakt zur Außenwelt garantieren und dadurch die Abhängigkeit reduzieren. Daneben dienen die u.a. elektronischen Geräte auch der „Umsetzung und Erweiterung von

---

[48] Seniorenheim SONNENHÜGEL im Modautal.

Fähigkeiten und Fertigkeiten ..., die die Kompensation einzelner Funktionen und Tätigkeiten fördern und damit zur Aufrechterhaltung der Selbständigkeit im Alter beitragen" (KRUSE 1992, S. 668).

In England wurde ein Pflegemanagement-System unter dem Namen „*Pipernetz*" entwickelt, das den Kontakt zu dem älteren Menschen über eine Rufzentrale herstellt. Hier sind alle persönlichen Daten und Dienstleistungswünsche des Betreibers erfaßt. Über das leicht zu bedienende Computertelefon (auch am Körper tragbar) kann der Kunde das Betreuungspaket in Anspruch nehmen: Putz- und Pflegedienst, Einkauf, Arztbesuch u.v.m. Dieses System wird z.Zt. auch im Raum Aachen erprobt und wird sich wohl in Zukunft auch als Hilfe bei den Projekten des „Betreuten Wohnens" bewähren.

Zunehmend wird auch das „*Teleshopping*" mit Hilfe des Fernsehens angenommen. Die Branche benötigt mehr Fernsehkanäle und Übertragungstechniken, so daß in den nächsten Jahren Deutschland mit einem flächendeckend „interaktiven Einkaufsnetz" vesorgt ist. Vor allem für Behinderte und alte Menschen wird dieser elektronische TV-Bestelldienst Erleichterung und Hilfe sein.

In den Vereinigten Staaten haben sich bereits 8500 Mitglieder (auch über 90jährige) einem „*SeniorNet*" angeschlossen. Mit Hilfe des Computers wird der Kontakt zur Außenwelt geknüpft. Mehr als 50 Gesprächskreise zu unterschiedlichen Themen – Politik, Familie, Kochen, Garten, Religion, Sex – laufen über dieses Netz, und nach vielen Jahren Ehe wagen Verwitwete den Flirt über den Computer. Hier handelt es sich um eine technische Hilfe, die für diesen Adressatenkreis einen Zuwachs an Lebensqualität garantiert.

3.3.2 Vorschläge für die Gestaltung von Räumen

Eine Planung einer Muster-Wohnanlage mit den dazu gehörigen Bewegungs-, Sport-, Spiel-, Tanz- und Ruheräumen, den Räumen für das Handwerk, das Kochen u.a.m. kann nur unter dem Gedanken eines Gesamtkonzeptes gesehen werden. Es ist nötig, aufzuzeigen, daß der Mensch – auch wenn er sich mit Gleichgesinnten zusammenschließt – bis ins hohe Alter seine Eigenständigkeit bewahren kann. Es „gibt einige allgemeingültige Grundvoraussetzungen wie Gesundheit, ökonomische Sicherheit, eine zufriedenstellende Wohnsituation und soziale Integration" (LEHR in: BALTES/ KOHLI/SAMES, S. 2), die „erfolgreiches Altern" sichern. Der Grad des Wohlbefindens ist abhängig von der „Zufriedenheit mit der gegenwärtigen Lebenssituation ... und des 'Gefühls, gebraucht zu werden, nützlich zu sein' (the 'feeling of usefulness', HAVIGHURST, 1963)". Mit Nachdruck wird in den

Veröffentlichungen „auf die innere Komponente des Erlebens, the *'subjective well-being'* und die *'äußere Komponente der gegebenen Lebensbedingungen'* hingewiesen (LEHR, ebda; vgl. BECKER in: ABELE/BECKER (Hrsg.), S. 36.). Der alte Mensch benötigt den Lebensraum, in dem er sich entfalten und seinen Neigungen nachgehen kann. Blickt man in die Zukunft, wären nicht nur Wohnanlagen, sondern auch spezielle Zentren zu errichten, in denen die oben aufgelisteten Aktivitäten angeboten werden.

Für die Raumgestaltung der Bewegungserziehung und des Sports bedeutet das:

In Alten- und Pflegeheimen bzw. Wohnanlagen für Senioren müssen mehrere Bereiche für Aktivitäten zur Verfügung stehen:

In der Innenanlage verschiedene Ebenen und Zonen:

1. *Ein Bewegungsraum I*
   – eine Fläche für den gymnastisch-tänzerischen Bereich, für Pantomime und Tanztheater
   (mit Spiegeln, Stangen und Lichtarrangements)

2. *Ein Bewegungsraum II*
   – ein Bereich für Sport und Spiel
   („veränderbare" Spielfelder für Große und Kleine Spiele)

3. *Ein Bewegungsraum III*
   – ein Bereich zur ruhigen Körpererfahrung
   (schalldichter Raum mit Matten, Musikanlage und Verdunkelung)
   (ein Airtramp – mit Musikanlage)

4. *Ein Vortragsraum mit Bühne*
   – eine Bühne für Vorführungen
   (Musik- und Lichtanlage – mit einem weißen Vorhang für Schattenspiele, aber auch rundum schwarzen Wänden für Schwarzlicht-Szenen)

5. *Eine Cafeteria bzw. ein Bistro mit angegliederter Küche*
   – ein „Treff" zum Kommunizieren
   (gemütliche Sitzzonen und Getränkeshop).

In der Außenanlage verschiedene Ebenen und Zonen:

(immer wieder von Ruhezonen bzw. Bänken abgegrenzt)

1. *ebene, glatte, feste Wege*
   – für ein beschwerdefreies Gehen, (ein Gehtraining, zum Fahren mit Rollwagen bzw. Rollstühlen)

2. zwei ebene *Spielfelder* – *Wiese und fester Untergrund* –
   - für das Bewegungs-, Sport- und Spielangebot
   („veränderbare" Spielfelder für Kleine und Große Spiele)
3. eine *„Arena"*
   - für Tanztee, Theatervorführungen,
   Pantomime und Tanztheater
4. ein *Gartengelände* zum Spazierengehen und Verweilen
   - mit Hoch- und Terrassenbeeten
   (mit der Möglichkeit der Betrachtung von Blumen und
   Pflanzen aus der Nähe (mit Vergrößerungsglas) und der
   Pflege des Geländes ohne körperliche Beschwerden)
   - mit Wasserläufen bzw. -becken.

Ein *Schwimm- und Bewegungsbad*

muß verschiedene Ebenen und Zonen – eingeschlossen die angenehme Beleuchtung und Grünbepflanzung – haben:

1. ein *Becken mit verstellbarem Boden*,
   (für Gymnastik und Tanz)
2. ein *Becken zum Strecken-/Ausdauerschwimmen*
3. ein *Warmbecken zum Ausruhen und Entspannen*
   (Whirlpool regulierbar – mit Musikbeschallung)
4. *großräumige Duschen*
   - mit Sitzflächen und Arm- sowie Beinwasserbecken
   (zum bequemen Duschen, für Kneippbäder und
   Massageduschen, zur Sensorischen Integrations-Therapie)
5. *Ruheräume* mit Liegen
   - mit Möglichkeit der Musikbeschallung
   (zum Ausruhen und Entspannen, aber auch Erzählen).

(Vgl. FRANKFURTER ARBEITSGRUPPE; MAIER in: FRANKE, S. 86-97; DIETTRICH/KLEIN in FRANKE, S. 98-124; KOCH in FRANKE, 1983, S. 110-124; KOCH, 1984, S. 34-49).

Solche außen- und innenarchitektonischen Forderungen dürfen nicht Utopie bleiben. Sie stützen sich auf neurologische, psychologische und pädagogische Erkenntnisse und liefern die wissenschaftliche Basis für solche Handlungs-, Erlebnis- und Schon-Räume, die zu lebenslanger Aktivität anregen. Sie sind gleichermaßen Kontaktstätten und beugen der Isolation und Vereinsamung vor.

3.3.3 Architektonische Planung einer Muster-Wohnanlage

Die oben angeführten Aussagen zur Ausgestaltung von Räumen sollen in einem Modell-Projekt für eine Gemeinde realisiert werden. In die Konzeption sind die Ergebnisse der Befragung mit eingeflossen. Eine solche Anlage ist nicht am grünen Tisch geplant, sondern bezieht die Motive und Einstellungen von 441 Senioren im Alter von 65 bis 101 Jahren ein.

Auch wenn bei einem Angebot auf die individuellen Wünsche und die Besonderheiten in einem Wohnheim Rücksicht genommen werden soll, muß für die Gestaltung einer Muster-Wohnanlage die prozentuale Verteilung der Interessen herangezogen werden. Aus diesem Grunde sind die Ergebnisse aus dem Fragebogen noch einmal aufgelistet:

	n=441 nie	gelegentlich	häufig
Gymnastik	23,8 %	29,7 %	46,5 %
Kraft-Training	61,2 %	21,8 %	17,0 %
Fahrrad Fahren/-Ergometer Treten	33,3 %	15,4 %	51,3 %
Tanzen	24,7 %	18,4 %	56,9 %
Theater-Spielen	66,7 %	18,1 %	15,2 %
Entspannungsübungen	34,0 %	36,7 %	29,3 %
Wandern	17,7 %	18,4 %	63,9 %
Schwimmen	39,5 %	21,0 %	39,5 %
Kleine Spiele	43,6 %	34,2 %	22,2 %
Kleine Regelspiele	57,8 %	18,4 %	23,8 %

	n=441 nie	gelegentlich	häufig
Gartenarbeit	33,6 %	15,6 %	50,8 %
Kleine Kinder Betreuen	44,2 %	24,5 %	31,3 %
Soziale Hilfeleistungen	37,4 %	30,2 %	32,4 %
Handarbeiten/Werken	26,8 %	17,9 %	55,3 %
Malen	70,8 %	14,0 %	15,2 %
Gesellschaftsspiele	29,0 %	31,5 %	39,5 %
Singen/Musizieren	37,0 %	17,9 %	45,1 %
Vorträge Anhören	22,7 %	39,2 %	38,1 %
Lesen	22,9 %	27,4 %	49,7 %
Kochen	29,5 %	22,7 %	47,8 %
Tiere Halten	54,6 %	10,0 %	35,4 %

Abb. 68: Prozentuale Verteilung aller Aktivitätenwünsche

In den Abb. 69 und 70 sind die beiden positiven Aussagen zur Akzeptanz einer Aktivität („gelegentlich" bzw. „häufig") in „Ja" zusammengefaßt und werden nach Priorität geordnet noch einmal in den Säulendiagrammen dargestellt:

	Ja	Nein
Theater-Spielen (TS)	33,3	66,7
Krafttraining (Kt)	38,8	61,2
Kleine Regelspiele (KRs)	42,2	57,8
Kleine Spiele (KS)	56,4	43,6
Schwimmen (S)	60,5	39,5
Entspannungs-Übungen (EÜ)	66,0	34,0
Fahrrad Fahren/-Ergometer Treten (FF)	66,7	33,3
Tanzen (Ta)	75,3	24,7
Gymnastik (G)	76,2	23,8
Wandern (W)	82,3	17,7

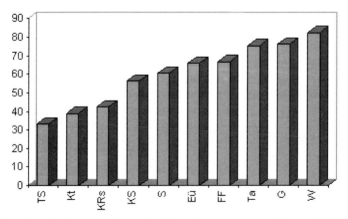

Abb. 69: Entscheidungsverhalten bei den Bewegungs- und Sportaktivitäten

	Ja	Nein
Malen (M)	29,2	70,8
Tiere Halten (THa)	45,4	54,6
Kleine Kinder Betreuen (KKB)	55,8	44,2
Soziale Hilfeleistungen (SH)	62,6	37,4
Singen/Musizieren (S/M)	63,0	37,0
Gartenarbeit (Ga)	66,4	33,6
Kochen (K)	70,5	29,5
Gesellschaftsspiele (Gs)	71,0	29,0
Handarbeiten/Werken (H/W)	73,2	26,8
Lesen (L)	77,1	22,9
Vorträge hören (Vh)	77,3	22,7

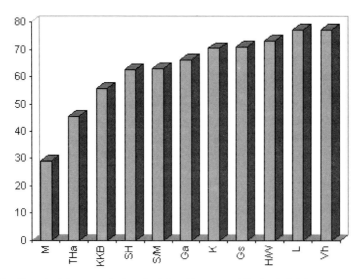

Abb. 70: Entscheidungsverhalten bei den Haus- und Freizeitaktivitäten

Diese Daten bilden die Grundlage für die architektonische Konzeption einer Wohnanlage für Senioren und werden daher immer wieder vergleichend herangezogen. Es ist daran gedacht, daß auf dem Gelände junge und alte Menschen integriert sind, und ich deshalb auch von einem „Lebensraum für Alt und Jung" sprechen möchte. In dem Wohn-, Arbeits- und Freizeitprojekt sind Kindergarten (4 Gruppen), der Wohnbereich mit zwei

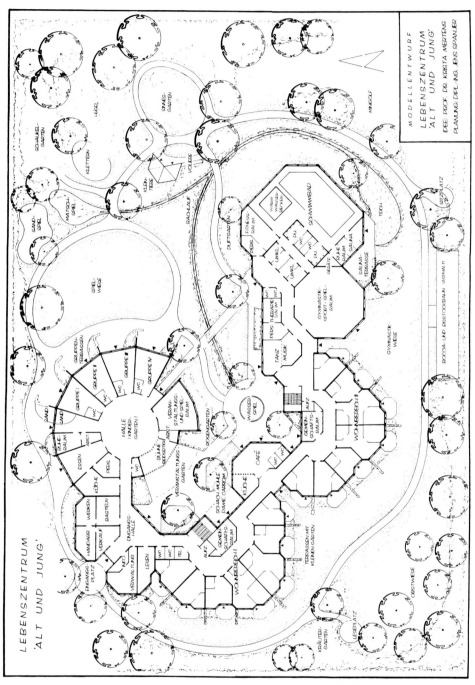

Abb. 71: Architektonisches Konzept eines Lebenszentrums für Alt und Jung

Komplexen für je 7 ältere, allein oder in Partnerschaft lebende Menschen sowie mit einem medizinisch-physiotherapeutischen Komplex, wünschenswert wären Praxen für Physio- und Ergotherapeuten sowie Allgemeinmediziner und Kinderarzt, vereint. Die Wohnbereich I und II können mit einer oder zwei Etagen aufgestockt werden und enthalten auch Plätze für Kurz- und Langzeitpflege. Die Wohnungen lassen sich problemlos in Appartements für Singles umwandeln. Bei einer zweistöckigen Wohnanlage stehen damit 28, bei einer dreistöckigen 42 Wohnungen für ca. 60 Personen zur Verfügung.

Der Haupteingang befindet sich im Nordwesten der Anlage. Dem Eingangsfoyer sind ein Informationsschalter und ein kleiner Verkaufsladen – für Besucher, Bewohner, Eltern der Kinder, Fortbildungsteilnehmer u.a. -, Verwaltung und Räumlichkeiten zum (gemeinsamen) Lesen oder Vorlesen, Handarbeiten, Basteln und Werken zugeordnet. 49,7 % der alten Menschen lesen *„sehr gerne"* und 27,4 % *„manchmal"*. Ein gut ausgeleuchtetes Zimmer mit Ecken und Nischen und gemütlichen Sitzmöbeln sowie einem entsprechend umzugestaltenden Bereich für das Vorlesen (vor kleinen Gruppen) ist hier einzurichten. Der Leseraum und die diesem gegenüberliegenden Räume zur kreativen Gestaltung sollen nicht in abgelegene Hausabschnitte verlegt werden, um das Interesse bei allen Menschen, Bewohnern, Besuchern und Kindern zu wecken und evtl. wenig Motivierte für eine Teilnahme zu gewinnen. Hier treffen sich nach Wunsch auch Kindergartenkinder und Senioren zu gemeinsamen Aktivitäten.

Berücksichtigt man, daß im Jahr 2000 ca. 22 % der Bevölkerung über 60 Jahre alt sein wird, so ist zu überlegen, ob in dieser Wohnanlage nicht neben den üblichen Volkshochschulkursen noch eine Senioren-Volkshochschule Platz finden kann.

Vom Eingangsbereich gelangt man entweder in den Kindergarten, in die Wohnbereiche der Senioren oder direkt in den begrünten Innenhof. Dieser geschützte, nach Osten hin geöffnete Innenraum bzw. „Veranstaltungsgarten" bildet das Zentrum der Anlage und trennt den Bereich der Senioren von dem der Kinder.

Das Zentrum dieses Lebensraumes bildet ein Brunnen mit einem Wasserspiel. Eine Bühne mit Veranstaltungsgarten sind für Vorführungen und gemeinsames Spiel im Freiraum gedacht. An diesem erholsamen Ort kann man Freunde und Bekannte treffen und dort auch seine Feste begehen. Da nur 15,2% der Senioren *„häufig"* Theater-Spielen möchten und 18,1% *„gelegentlich"*, sollte die Bühne mehr von den Kindern oder auch zur besseren Auslastung und von Theatergruppe aus der Gemeinde u.a. genutzt werden. Das gemeinsame darstellerische Spiel – in einer Besetzung: Senioren, Kinder und Spieler von außerhalb des Wohnheimes – ist eine Form der Integration, die angestrebt werden sollte. Die Bühne öffnet sich nicht nur zum Innenhof hin, sondern mit der Gegenfront (Schiebetür) zur angrenzenden Halle des Kindergartens, so daß der Raum in mehrfacher Weise – besonders in kalten und regnerischen Jahreszeiten – genutzt werden kann. Gegenüber der Bühne befindet sich ein Café mit integrierter Küche. Diese ist von den Cafégästen einsehbar und sorgt somit für rege Kommunikation. Hier haben die älteren Menschen Gelegenheit, ihren reichen Schatz an Erfahrungen auszutauschen und evtl. auch Produkte zu kochen und zu backen, die in einem Laden am Informationsschalter vertrieben werden können (Marmelade, eingelegte Gurken, Brot, Kuchen – für das Café – , Trockenfrüchte u.a.m). Senioren kochen und backen mit den Kindern und bereiten gemeinsam die Feste vor. Wie die Untersuchung zeigt, bedauern viele ältere Menschen, daß sie nun nicht mehr kochen können. 47,8 % würden noch *„sehr gerne"* am Herd stehen, 22,7 % *„manchmal"*. In diesen Räumlichkeiten werden sich viele ältere Menschen heimisch fühlen und gerne (wieder) aktiv sein.

Der Veranstaltungsgarten enthält auch einen Treffpunkt für Tischspiele, Schach, Dame, Carrom und Mühle. Dieser Teil kann im Idealfall mit Hilfe eines verschiebbaren/aufrollbaren transparenten Daches vor schlechter Witterung schützen, so daß sich Alt und Jung nicht zurückzuziehen brauchen.

Das repräsentative Wasserspiel zwischen Café und Veranstaltungsgarten wird in einen Bachlauf übergeleitet, der um das Schwimmbad herum in einen Teich im süd-östlichen Randbezirk der Wohnanlage mündet. Dieser nimmt einen zweiten kleineren Wasserlauf auf, der dem Matschspielbereich des Kindergartens entspringt. Durch das Wasser entsteht eine symbolhafte Verbindung zwischen Kindergarten, dem allgemein nutzbaren Innhof und dem Seniorenwohnbereich. Wasserspiel und Bachlauf sowie angelagerter Rosen- und Durftgarten werden für die älteren Menschen, die Kinder und auch Besucher besondere Sinneserfahrungen wecken und an Erlebnisse erinnern, was sicherlich die Kommunikation auf allen Seiten anregen wird.

Der in dem Gesamtkomplex „Lebenszentrum" integrierte Kindergarten hebt sich durch die gewählte runde Form von der übrigen Architektur ab. Dieses Rondell gliedert sich harmonisch in die halbrunden Formen der Seniorenwohnungen und das Achteck des Gymnastik-Sport-Spiel-Raumes ein. Die vier Gruppenräume der Kindergartenkinder sind nach Osten ausgerichtet, so daß die Vormittagssonne genutzt werden kann. Im Gegensatz dazu liegen die Appartements der Senioren Richtung Süden und Westen, so daß die Wohnungen mit den davorgelagerten Wiesen und Gärten von der Nachmittags- und Abendsonne profitieren. Die Blumen-, Gemüse- und Obstgärten werden von den Senioren selbst bebaut und gepflegt. 50,8 % der älteren Menschen möchten sich noch *„sehr gerne"*, 15,6 % *„gelegent-*

lich" im Garten betätigen. Im Gartengelände sind Kräuter- und Riechbeete angelegt. Diese haben eine besonders stimulierende Funktion (vgl. Kap. 3.2.3.). Die älteren Menschen werden über diese Küchen- und Gewürzpflanzen ins Gespräch kommen und auch den sie besuchenden Kindern ihre Erfahrungen mitteilen. Gleiches ist mit dem im Zentrum der Anlage befindlichen Duftpfad und Sinnesgarten beabsichtigt. Hier treffen sich Jung und Alt und knüpfen über diese Sinneserlebnisse und Erfahrungen Kontakte.

Für die Anordnung der Gärten dicht am Seniorenwohnbereich sprechen auch soziale Überlegungen: die älteren Menschen finden im Süden und Westen (Rosen)Gärten und Obst- bzw. Liegewiesen vor, die ihnen ungestörte Ruhe und Erholung bieten. Verlassen sie ihre Wohnungen Richtung Norden bzw. Nordosten betreten sie den allgemein genutzten Bereich. Über die transparente Wand können sie einen Blick auf den Innen-/Veranstaltungsgarten bzw. das Café werfen und auch den Kindergartenbereich beobachten.

Das Rondell des Kindergartens ermöglicht freies Bewegen, Spiel und Begegnung und sollte mit Glas überdacht sein. Es ist von einer Küche, dem Eßraum, Ruhe-, Geräte- bzw. Materialraum im Norden, den vier Gruppenräumen im Osten mit den Sanitäranlagen und den geschlossenen Veranstaltungs- und Spieleraum (mit Mehrfachnutzung) umlagert. Der überdachte Sandspielplatz im Inneren geht in das Außengelände Richtung Norden über und hält somit die Verbindung zu dem Gebäude.

Die Bereiche Kindergarten und Senioren-Wohnanlage sind nicht durch Barrieren, sondern durch ihre räumliche Lage und ihre Nutzungsänderung voneinander getrennt. Wie dem Seniorenwohnbereich Gärten mit privatem Charakter zugeordnet sind, beansprucht der Kindergarten den der jeweiligen Gruppe angegliederten Außenraum, die Spielwiese, Sand-Matsch-Spielplätze, Schaukelgarten und den Hügel zum Klettern, Rutschen oder Rodeln für sich. Da es in diesem Abschnitt häufig recht laut zugehen wird, ist dieser in der äußersten nord-östlichen Zone angesiedelt. Der Außenspielbereich liegt somit dem Ruhebereich der Senioren genau gegenüber, so daß Störungen weitgehend ausgeschlossen sind.

Das gemeinsame Interesse an Tieren wird die beiden Generationen, eingeschlossen die Besucher von außen, in diesem Bezirk wieder zusammenführen. Da 54,6 % der Senioren kein Tier mehr wünschen, steht dieser Gebäudekomplex im entsprechenden Abstand zu dem Wohnbereich. Die Tierlaute sind entweder überhaupt nicht oder nur schwach zu hören. Neben den sich für Tiere begeisternden Senioren werden wohl hier die Kinder gerne verweilen, die Tiere betrachten und streicheln. Es ist aber auch wahrscheinlich, daß die meisten Senioren Interesse an der Voliere und Freude am Betrachten der Vögel haben. 35,4 % der Senioren hätten gerne "*immer*" ein Tier um sich, 10,0 % "*manchmal*". Aus diesem Grunde ist die Möglichkeit einzuräumen, das eigene Tier bei einem Wechsel in das Altenwohnheim innerhalb des Geländes unterzubringen. Die Tiere können jederzeit geholt und ausgeführt werden. Das Miteinanderagieren und die Übernahme von Verantwortung spielen in diesem Lebenszentrum eine besondere Rolle. Zwar sollte der Personalschlüssel eine Betreuungsperson für die Tieranlage vorsehen, es ist jedoch denkbar, daß ein Senior, unterstützt von ausgewählten Kindern, dieses Amt übernimmt.

Für gemeinsames und – je nach Absicht – getrenntes Spiel und Erleben bieten sich der Sinnesgarten, der Minigolfplatz, die Boccia- bzw. Asphalt- oder Eisstockschießbahn und Gymnastikwiese an. Je nach Bedürfnislage beteiligen sich die Bewohner an den Aktivitäten, können Kontakte knüpfen oder ziehen sich lediglich als Betrachter zurück. Versteht man diese Anlage als integratives Konzept, so muß auch dieser Aktivitätsbereich – mit entsprechender Kontrolle – für Besucher geöffnet und mitgenutzt werden. Ein solches Zentrum wäre z.B. ein Anziehungspunkt für Mitglieder einer Gemeinde und Besucher der weiteren Umgebung. Der Umgang mit Pflanzen und Tieren und ein Austausch der Erfahrungen erweitern die Wahrnehmungsfähigkeit und bietet Erlebnisqualitäten für alle Menschen. Der Sinnesgarten enthält Wege von unterschiedlicher Materialbeschaffenheit (Kies, Sand, Rindenmulch, Rasen, Asphalt, Kopfsteinpflaster usw.). Auf ihnen wird das Gleichgewichtsempfinden trainiert und die Sicherheit geschult. Besonders strukturiertes Material (Bäume, Beton, herabfließendes Wasser, Pflanzen) regt zum Befühlen an. Pflanzen und auch Plastiken können aus verschiedenen Perspektiven und bei unterschiedlicher Lichteinstrahlung betrachtet werden und bieten optische "Angelpunkte". Wind- und Glockenspiele, große Klangstäbe und Gongs stimulieren den akustischen Sinn. Es ist daran gedacht, daß dieser Sinnesgarten von den künstlerisch interessierten Senioren (55,3 % handarbeiten und werken "*sehr gerne*", 17,9 % "*gelegentlich*"; 14,9 % malen "*sehr gerne*", 14,3 % "*gelegenlich*") gemeinsam mit den Kindern – in Anlehnung an die Gedanken von KÜKELHAUS, HUNDERTWASSER und an das "Snoezelen" – gestaltet wird. Er soll in bestimmten Abständen etwas Neues bieten, also umgebaut und verändert werden.

In dem südöstlichen Bereich dieses Lebenszentrums sind ein Schwimmbad mit zentralen Umkleide- und Sanitäranlagen, Sauna, Ruhe- und Fitnessraum angesiedelt. Die Konzeption sieht einen Fitnessraum vor, da sich immerhin 17,0 % der Senioren "*häufig*" und 21,8 % "*gelegentlich*" für ein Krafttraining entscheiden. Nach der Untersuchung würden 51,3 % der älteren Menschen gerne "*häufig*" Fahrrad fahren bzw. Fahrrad-Ergometer treten und 15,4 % "*gelegentlich*" (1-2x pro Woche). Ein Therapie- (evtl. auch zur Meditation) und (schalldichter) Tanz-Musik-Raum begrenzen den äußeren Innenhof und formieren sich in dem Bewegungskomplex zu einer Einheit. Das Schwimmbad berücksichtigt die Wünsche beider Adressaten nach Spiel, Entspannung, Wassergymnastik und Ausdauerschwimmen. Dem Schwimmbad sind Sauna und Ruheraum angegliedert und sollten mit entsprechender zeitlicher Eingrenzung auch für den Publikumsverkehr (Vereine oder private Träger) geöffnet werden. Ohne die Anwohner zu stören, kann man vom Außengelände direkt in die Halle gelangen. Gleiches trifft für den Gymnastik-Sport-Spiel-Raum zu, der auch über einen Eingang im Süden zu erreichen ist. Die Kinder aus dem Kindergarten erreichen schnell diesen Bewegungsraum, entweder überdacht, indem sie den Senioren-Wohnbereich über lichte Flure mit den Fenstern zum Innenhof passieren, oder – ohne Kontakt zu den älteren Menschen – über das im Osten angelagerte freie Spielgelände. Beide Möglichkeiten werden bewußt angestrebt, einmal um den Kontakt zur anderen Generation herzustellen, zum anderen, um Senioren und Kindern das Recht auf Abgrenzung zu gewähren.

Es ist sinnvoll, in dem Gelände auch Wohnungen für Personal (Hausmeister, Altenpfleger, Sozialpädagoge, Rehabilitationspädagoge, Psychomotoriker/Motopäde) bereitzustellen.

Die hier vorgestellte Anlage ist ein humanistisches Modellprojekt und für die Bundesrepublik sicher noch ungewöhnlich. Andere Wohnverhältnisse für Senioren sind z.B. in den Niederlanden anzutreffen. Hier haben sich inzwischen etwa 12 % der Senioren entschieden, in einem Heim zu leben. Sie fühlen sich vor allem deshalb dort so wohl, weil die Einrichtungen sehr wohnlich und familienähnlich gestaltet und mehrere der hier beschriebenen Aspekte berücksichtigt sind.

Diese „Modell-Wohnanlage" geht auf die Wünsche der Menschen im höheren Lebensalter ein und berücksichtigt deren individuelle Entscheidungen. Sie läßt viel Spielraum für Entfaltung, Lernen, soziale Kontakte und Ruhe. Der alte Mensch kann sich zurückziehen, sich alleine beschäftigen oder „nur" zusehen und zuhören. Die Nachbarschaftshilfe ist in dieser Konzeption selbstverständlich. Hilfsbedürftige alte Menschen sind integriert und Kinder am Alltagsgeschehen beteiligt. 31,3 % der Senioren möchten sich noch *„sehr gerne"* um Kinder kümmern, 24,5 % *„ab und zu"*. Alle Aktivitäten können die an Kindern interessierten älteren Menschen in diesem Konzept mit ihnen gemeinsam durchführen, z.B. Spielen, Werken, Schwimmen, Vorlesen, Unterhalten oder die Pflanzen im Garten erläutern. Die räumliche Konzeption sorgt auch dafür, daß der hilfsbedürftige Mensch nicht ausgeklammert ist. 32,4 % der Senioren möchten *„gerne"* Nachbarschaftshilfe leisten. Hierunter fallen aber auch Telefondienste (Telefonseelsorge) und die Weitergabe von Expertenwissen. Neben dem Vorlesen, Helfen beim Ankleiden und Essen und dem Ausfüllen von Formularen ist hier auch die Unterrichtung in den speziellen Techniken und Fertigkeiten gemeint: Gemeinsames Musizieren und Singen – in Verbindung mit Interessenten aus der Gemeinde – , Musikunterricht, Kurse im künsterlischen Bereich oder im Kochen, medizinisch-homöopathisch orientierte Vorträge und vieles andere bereichern den Alltag, geben dem Menschen im höheren Lebensalter (wieder) einen Sinn, lassen ihn zufrieden altern, kurzum: geben mehr Lebensqualität.

Die konzipierte Anlage ist ein Projekt der gesamten Gemeinde. Gelände und Einrichtungen können nach genauer Planung und Absprache gemeinsam genutzt werden, andere Bauprojekte können sich anschließen. Dieses Modell ist keine Utopie. Es sollte aber Wohnungen für jede Einkommensgruppe enthalten. Für diese oder ähnliche Projekte müssen neue Rechtsformen (z.B. im Sinne von Anlageformen oder Public Privat Partnerships) gefunden werden, um solche Immobilien finanzieren zu können, in denen auch Menschen mit geringerem Einkommen eine Chance haben, einzuziehen. Die Altersgruppen ab 40 Jahren haben zu einem bedeutenden Teil Grundvermögen erworben. Mit Eintritt in das Rentenalter ist die Sparquote überdurchschnittlich. Es gibt also viele Ruheständler mit großen finanziellen Ressourcen. Daß Bedarf und Interesse sowie die finanzielle Grundlage bei vielen Senioren vorhanden sind, sehen inzwischen auch Landesbausparkassen und spezielle Consulting-Unternehmen[48] (vgl. Kap. 1.1; LSB, Bd. 15, S. 113).

Das in Kap. 3.3.3 beschriebene Wohnmodell integriert die Wünsche der Senioren (vgl. LBS, 1993, S. 26-45) nach einem

- gemeinschaftsorientierten, aber trotzdem individuellen Wohnen im Nachbarschaftsverbund, was der gängigen Wohnpraxis im Lebensalltag entspricht,

---

[48] vgl. LBS (Hrsg.):
- Ältere Menschen. Wohn- und Lebensbedingungen und ihre Änderungsbereitschaft. Bd. 13. Bonn 1990;
- Diskrepanz zwischen Zukunftsplänen und Angebot. Konsequenzen für die Schaffung altengerechter Wohnformen. Bd. 15. Bonn 1992;
- Studien zur Wohnungs- und Vermögenspolitik. Altersgerechtes Wohnen. Antworten auf demografische Herausforderung. Bonn 1993;
- vgl. Initiative des Senioren-Schutz-Bundes „Graue Panther" in Erlangen zum „Bürgernahen und Stadtteilbezogenen Schutz- und Betreuungssystem für Erlangen", Erlangen 1990;
- vgl. Round-Table-Gespräch zum Thema: Alten- und Seniorenwohnheime. Organisiert von der MCF MANAGEMENT-CIRCLE GmbH, Frankfurt/M 1993;
- vgl. American Association of Homes for the Aging (Hrsg.): Development Planning And Capital Financing For Non-Profit, Long-Term Care Facilities - Program für Retirement Housing Professionals (RHP), Washington, 901 E Street NW, AAHA news, 1993.

- selbst organisierten Wohnverbund, der auf Hilfeleistungen von externen Organisationen zurückgreift, so daß Gartenanlagen und Wohnungen gesäubert werden, für die Sicherheit der Bewohner gesorgt ist und ambulante Dienste gerufen werden können,

- Dienstleistungsangebot, welches Versorgung und Betreuung im Krankheitsfall garantiert, was im Bedarfsfall über Nachbarschaftshilfe (einbezogen sind die Kinder) oder ambulante Dienste/Pflegekräfte sowie Küche/Waschküche im Haus geleistet werden kann,

- Aktivitäts- und Fortbildungsangebot im Freizeit-, Kultur- und Sportbereich, welches auf die individuellen Präferenzen ausgerichtet ist,

- zentralen Standort, der lange Wege vermeidet, aber die Verbindung zum Wohnort hält, der Ruhe und Geborgenheit bietet.

Für das Wohnen im Alter gibt es bislang, bis auf die in Kap. 3.3.1 aufgeführten, wenig attraktive Alternativen. 95 % von 800 befragten Haushalten nannten als mögliche Wohnform im Alter das Altenwohnheim bzw. Altenstift. 38 % verwiesen auf altengerechte Wohnungen ohne Service, 26 % mit Service, und 37 % nannten das Wohnen bei Kindern (Mehrfachnennungen waren möglich; vgl. LBS 1993, S. 27).

Es zeichnet sich in der Bundesrepublik ein Trend zu gemeinschaftlichem Wohnen im Alter und kleinen Altenwohnprojekten ab. Eine ansteigende Gruppe von Menschen im mittleren und höheren Lebensalter gibt die meist zu großen Wohnungen auf und möchte sich ein kleineres Wohneigentum – auch als Gemeinschaftsprojekt mit Gleichaltrigen – zulegen. Überlegungen zu einem Wohnungswechsel sind allerdings rechtzeitig und nicht erst ab dem Alter von 70- oder gar 80 Jahren anzustellen. Bei Eintritt in das Rentenalter sollte sich jeder Mensch klar sein, in welcher Wohn- und Sozialform er die letzte Phase seines Lebens verbringen möchte.

Gleichermaßen sollte von den Kommunen die Chance nicht verpaßt werden, humane, seniorenfreundliche Wohnanlagen zu bauen, die zeitlich befristete Verfügungsrechte für das Alter garantieren. „Nicht die hygienisch auf das feinste versorgte 'Altensiedlung' oder gar 'Altenstädte' lösen die Probleme. In solchen Einrichtungen wären die Alten nur unter sich und in Wirklichkeit aus der Gesellschaft ausgestoßen"(GEDICKE, S. 233).

Das hier vorgestellte *architektonische* Modell der Wohnanlage für Senioren (und Kindern) ist als idealtypischer Vorschlag aufzufassen, d.h. die Kostenaspekte wurden beim Entwurf vernachlässigt. Bei der betroffenen Generation hat sich inzwischen eine Zielgruppe herauskristallisiert, für die das Kostenniveau und damit eine solche Finanzierung durchaus realistisch ist. Indessen ist eine solche Anlage auch Teil der Gemeinde; das Gelände sowie das Freizeit- und Aktivitätsangebot können von allen Bürgern mitgenutzt werden. Das macht bereits der Standort des Kindergartens in diesem Gelände deutlich. In jedem Fall ist aber durchaus eine Wohnanlage in kleinerer Ausführung (falls z.B. die Gemeinde bereits ein „seniorengerechtes" Schwimmbad besitzt oder ein Kindergarten, Café bzw. Park an das Gelände angrenzt), die sich an den Grundsätzen der Konzeption orientiert, möglich.

4. Resümee und Perspektiven

Der reale Untersuchungsbereich der Studie umfaßte die genannten 5 Alten- und Pflegeheime, in denen 1992/93 insgesamt 909 Bewohner ihr Zuhause hatten. 441 Männer und Frauen (41 % davon) konnten in einem strukturierten Interview befragt werden. Damit ist sowohl vom numerischen Umfang als auch vom relativen Anteil der Stichprobe her eine ausreichende Signifikanz gewährleistet.

Tatsächlich wurden noch ca. 30 % der Heimbewohner zusätzlich angesprochen. Diese waren aber zum Interview nicht bereit oder nicht in der Lage. Die weiteren ca. 20 % hatten zum Zeitpunkt der Befragung entweder Besuch, waren auf Reisen oder befanden sich im Krankenhaus. Dieser Umstand könnte zum einen als Einschränkung der Aussagekraft der Resultate gewertet werden. Andererseits umfaßt aber diese übrige Gruppe vorwiegend diejenigen Personen, die durch Krankheit, starke Demenz und sehr hohes Alter für traditionelle Aktivierungsprogramme nicht mehr in Betracht kommen. Wenn man dies berücksichtigt, wird die Signifikanz der Ergebnisse eher erhöht.

Im ganzen hat die Untersuchung gezeigt, daß das Lebensalter als solches für die Verfassung des einzelnen Menschen wenig aussagekräftig ist. Das bedeutet, daß eine Ausgrenzung des Menschen mit dem höheren Lebensalter – speziell bei Eintritt in das Renten- bzw. Pensionsalter – nicht erfolgen und dieser sich nicht in die „Altenecke" drängen lassen darf.

Auch mit hohem Alter kann der Mensch noch voll „funktionsfähig" sein, deswegen sollte die *Orientierung an dem funktionalen Alter* für unsere Gesellschaft – wie es auch in einigen „primitiven" Kulturen geschieht – die Grundregel sein. Andererseits sind aber auch diejenigen betagten Menschen, welche aus rein körperlichen Gründen einen Sonderstatus haben, nicht aus dem gesellschaftlichen Leben auszugrenzen. Ein stark bewegungsbeeinträchtigter 88jähriger Herr meinte, *„wenn ich hier rauskönnt', würd' ich alles machen"*. Aufgrund ihrer körperlichen Beeinträchtigungen und Gebrechen ist ihr Aktionsradius eingeschränkt, sie besitzen aber *intellektuelle Reserven*, durch die sie Leistungseinbußen ausgleichen können. Die „kristalline" Intelligenz bleibt in der Regel bis in das hohe Alter erhalten.

Die demographische Entwicklung in unserer Gesellschaft ist eine Herausforderung für unsere Gesellschaft und bietet insbesondere den Wissenschaftlern der Psychogerontologie und Rehabilitationswissenschaften ein breites Forschungsfeld. Wenig Forschungsprojekte sind aus der Sportwissenschaft bekannt, vor allem nicht über Menschen in Alten- und Pflegeheimen. Hypothetisch wurden zwar Aussagen getroffen, die m.E. bislang nicht an einer größeren Versuchsgruppen überprüft worden sind. Der Kontakt mit vielen Senioren läßt zwar deren Motivation bzw. Entscheidungsverhalten für ein Aktivierungsangebot abschätzen, die in einer wissenschaftlichen Untersuchung in Thesen gefaßt werden müssen (vgl. Kap. 2.1.2).

Die Untersuchung ergab folgende Resultate:

<u>These 1</u>: *Das bisherige Bewegungsangebot in Alten- und Pflegeheimen läßt kaum eine Wahlmöglichkeit zu. Es trifft meist nicht die Bedürfnisse der alten Menschen.*

In allen Heimen ist ein Bewegungsangebot vorgegeben, was sich – bis auf ein Altenwohnheim und eine Vereinsgruppe – an den Vorstellungen der Heimleitung bzw. der Übungsleiterin orientiert. Alle Häuser haben sich für ein Gymnastikangebot (manchmal in Verbindung mit rhythmischen Elementen) entschlossen. In zwei Heimen hatten die Senioren Gelegenheit, schwimmen zu gehen (im Haus und außer Haus). Die noch rüstigen Senioren gingen regelmäßig spazieren oder wanderten. Das trifft besonders für die Klientel zu, welche noch in eigener Wochnung lebt.

Die 18 Damen und 5 Herren aus dem „Verein DA" fallen mit ihrem breitgefächerten Interesse aus dem Rahmen, da hier der enge Kontakt zu einer Fachkraft der Psychomotorik und den Studierenden besteht. Sie praktizieren neben der Gymnastik regelmäßig den Tanz, Entspannungsübungen, Kleine Spiele und Kleine Regelspiele. Auch üben sie sich im Jonglieren, der Pantomime und dem Theater-Spielen.

Das vorgegebene, auch eng begrenzte und traditionsorientiert zusammengestellte Bewegungsangebot scheint nicht die volle Akzeptanz der Teilnehmer zu finden: 23,8 % der Senioren möchten „nie" Gymnastik machen, und 24,7% lehnen das Tanzen ab. Wenn man aber beachtet, daß 51 % aller Senioren die Frage *„Treiben Sie heute noch Sport?"* mit *„nein"* beantworten, sie bei einer differenzierten Auflistung von sportlichen Aktivitäten dann doch Interesse an Gymnastik (zuzüglich Schwimmen und Wandern) haben, ist der Stimmungswandel bei den „Anti-Sportlern" erfreulich.

Würde man allen Senioren ein Kombinationsangebot von Gymnastik, Tanzen und Schwimmen vorstellen, so wollten sich von 100 Probanden nur 5% nicht betätigen. Das Entscheidungsverhalten für diesen Dreierblock wurde bei 100 Bewohnern eines Altenheimes noch einmal genauer untersucht (vgl. Abb. 17):

30 % sind aktiv und wünschen alle drei Disziplinen,
das Schwimmen allein möchten dann nur noch 4 %, das Tanzen allein 10 % und 12 % nur Gymnastik.
Kombinationswünsche zwischen Schwimmen und Gymnastik haben

5 %, zwischen Schwimmen und Tanzen 13 % und Tanzen und Gymnastik 21 %. Die restlichen 5 % wünschen überhaupt nicht tätig zu sein. Alleine (10 Personen) oder in unterschiedlichen Kombinationen möchten insgesamt 74 Heimbewohner ein Tanzangebot und 68 wünschen Gymnastikübungen.

Aus diesem Wahlverhalten ist zu entnehmen, daß das Angebot an Gymnastik, Schwimmen und Wandern die Bedürfnisse der meisten Heimbewohner erfaßt. Diese Aktivitäten stehen auch an der Spitze der Interessensskala. Es ist aber auch eine Tatsache, daß man sich kaum Gedanken gemacht hat, welche Aktivitäten man anbieten könnte, um auf einer breiteren Basis präventiv und rehabilitativ einzuwirken. Würde man den Senioren bei einem Aufnahmegespräch eine Liste mit Aktivitätsangeboten – wie auf dem 3seitigen Fragebogen oder dem Projekt „Sport für betagte Bürger" in Mönchengladbach geschehen – vorlegen, so würden sich die Präferenzen verteilen (vgl. Abb. 68-79):
Die These 1 untergliedert sich in zwei Behauptungen. Es ist richtig, daß das Bewegungsangebot in den Alten- und Pflegeheimen kaum Wahlmöglichkeiten zuläßt.
Der zweite Teil der Hypothese muß korrekterweise mit „falsch" beantwortet werden. Mit einem Gymnastik- und Wanderangebot sind die Bedürfnisse der alten Menschen erfaßt. Dem älteren Menschen ist allerdings ein solches Angebot am geläufigsten, bzw. er hat nicht über mehr Variationen nachgedacht.

These 2: *Da das bisherige Bewegungsangebot in Alten- und Pflegeheimen kaum Wahlmöglichkeiten zuläßt und nicht auf deren Bedürfnisse abgestimmt ist, haben die meisten Bewohner kein Interesse an der Ausübung bestimmter Sportdisziplinen.*

Es wird schwierig, hier jetzt wissenschaftlich genau zu antworten. These 1 mußte mit Einschränkung teilweise verworfen werden. Das Sportangebot trifft die Bedürfnisse der Senioren, allerdings ist deren Interesse noch breiter gestreut. Im Erhebungsbogen wurde auf Blatt 1 die Frage gestellt: „Treiben Sie *heute* noch Sport?" Durchschnittlich 51 % aller 441 Befragten antworteten mit „Nein". Von den übrigen 49 % wünschten 18,6 % 1x pro Woche und 16 % täglich sportliche Übungen (vgl. Abb. 18 und 19).
In dem Kontakt mit den Senioren wurden diesen objektiv, ohne suggestiv zu beeinflussen, die Wirkungsweisen von Bewegung, Spiel, Sport, Tanz, Schwimmen usw. auf das physische und psychische Befinden erläutert. Hierauf änderten die meisten alten Menschen ihre Einstellung mit der Tendenz, *„man könne es ja mal versuchen"*. Es gab aber weiterhin deutliche Ablehnung:

- Das Theater-Spielen lehnten die meisten Senioren ab (66,7 %). Auf der Negativskala folgten dann Krafttraining (61,2 %), Kleine Regelspiele (57,8 %), Kleine Spiele (43,6 %), Schwimmen (39,5 %), Entspannungsübungen (34,0 %), Fahrrad fahren (33,3 %), Tanzen (24,7 %), Gymnastik (23,8 %) und Wandern (17,7 %) (vgl. Abb. 69).

Die Durchschnittswerte für die einzelnen Aktivitäten liefern nur grobe Anhaltspunkte. Sobald in einem Heim oder Verein die Wahlmöglichkeit zwischen mehreren Aktivitäten besteht – und das sollte die Regel sein -, wandelt sich das Bild zum Positiven. Bei solchen „Aktivitätspaketen" spricht man logischerweise einen größeren Adressatenkreis an, d.h. es ist wahrscheinlich eine Konstellation dabei, die auf das individuelle Interesse stößt. Durch die Methode der Formalen Begriffsanalyse konnte nicht nur die Entscheidung für eine Aktivität erfaßt werden, sondern für die Kombination von zwei bis sechs sportlichen Disziplinen. Die *Ablehnung* ist somit im Gesamt stark reduziert. Es entscheiden sich **gegen** die

- Kombination: Tanzen – Wandern – Fahrrad fahren: von 441 Personen 10,4 %,
- Kombination: Gymnastik – Krafttraining – Entspannung: von 441 Personen 21,9 %,
- Kombination: Krafttraining – Gymnastik: von 100 Personen 27 %,
- Kombination: Kleine Spiele – Kleine Regelspiele – Theater: von 441 Personen 36,3 %,
- Kombination: Schwimmen – Tanzen – Gymnastik: von 100 Personen 5 %,
- Kombination: Schwimmen – Tanzen – Gymnastik – Wandern – Entspannung – Fahrrad fahren: von 100 Personen 2 %.

Die Hypothese 2 hat sich damit bestätigt. Für z.B. das Theater-Spielen (welches hier auch zu Sportdisziplinen gezählt wurde), Krafttraining und Kleine Regelspiele zeigen mehr als 50 % der Befragten kein Interesse, sobald aber ein größeres Wahlangebot im Haus/Verein existiert, sinkt die Ablehnung bis in die Nähe des Nullpunktes.

These 3: *Die älteren Menschen, welche früher in einem Sportverein aktiv waren, werden heute eher bereit sein, wieder Sport zu treiben, als die ohne (frühere) Mitgliedschaft in einem Sportverein..*

36,7 % aller Befragten waren/sind Mitglied in einem Sportverein (Abb. 24). Von diesen sind auch im hohen Alter noch 55 % sportlich aktiv. Allerdings zeigt der Datensatz, daß 44,8 % der Senioren, die sich heute sportlich betätigen, nie Mitglied in einem Verein waren. Die Untersuchung der Vierfeldertafel mit dem Chi-Quadrat-Test ergab einen – zwar nicht sehr hohen – signifikanten Zusammenhang zwischen einer früheren Vereinszugehörigkeit und der sportlichen Aktivität im Alter (Abb. 27).

Das Ergebnis *entkräftet* die in dieser Arbeit und auch in der sportwissenschaftlichen Literatur häufig formulierte These, daß die aktive Betätigung in einem Sportverein zu einem gesteigerten Sportinteresse im hohen Alter führen würde. Die Parameterschätzung gibt zwar eine Wahrscheinlichkeit von 49,9 % (+5,1 %) an, jedoch ist dieses Ergebnis nicht so hoch ausgefallen, wie erwartet wurde.

Strenggenommen muß die hier formulierte *These*, die den Vergleich zwischen Mitgliedern und Nichtmitgliedern sucht, *verworfen* werden. 28,3 % der Nichtmitglieder sind heute gerne sportlich aktiv, während dies von den (ehemals) Mitgliedern im Sportverein lediglich 20,2 % sind.

<u>These 4</u>: *Es werden sich die Senioren, welche früher im Sportverein waren, eher für die allgemein bekannten Sportdisziplinen wie Gymnastik, Wandern, Fahrrad fahren und Schwimmen interessieren.*

Die Überprüfung dieser Hypothese wurde jeweils mit dem Chi-Quadrat-Test und dem linearen Modell der kategoriellen Datenanalyse durchgeführt.

- <u>Gymnastik</u>: 27,3 % der alten Menschen machen Gymnastikübungen und waren/sind Mitglied in einem Sportverein, 7,3 % der heute Interessierten hatten keine Mitgliedschaft. Aber 45,8 % der Aktiven sind nie Mitglied gewesen und betätigen sich dennoch. 19,5 % der Nichtmitglieder wollen auch hier ihre Ruhe haben. Der Test ergab *keinen statistisch signifikanten Einfluß* (Abb. 36).

- <u>Wandern</u>: 30,6 % der (ehemaligen) Vereinsmitglieder wandern im Alter gerne, 4,1 % lehnen dies ab. Die Auswertung ergab *einen statistisch signifikanten Einfluß* zwischen Wanderhäufigkeit und Vereinsmitgliedschaft (Abb. 27). Man sollte allerdings nicht übersehen, daß auch 49,3 % der Nichtmitglieder gerne wandern (es wurde aber lediglich untersucht, ob die Sportvereinsmitglieder bis ins hohe Alter weiter aktiv sind).

- <u>Fahrrad fahren</u>: 24,1 % der Senioren, die heute Fahrrad fahren, waren Mitglied in einem Sportverein. 10,6 % der Mitglieder lehnen im Alter das Fahrrad fahren ab. Demgegenüber stehen 40,4 % der Aktiven ohne frühere Mitgliedschaft, die heute Fahrrad fahren und 25 %, die nicht im Verein waren, aber auch nicht Fahrrad fahren wollen. Die Datenanalyse ergab *keinen statistisch signifikanten Einfluß* (Abb. 33).

Schwimmen: 23 % der (ehemaligen) Vereinsmitglieder möchten jetzt noch gerne schwimmen, allerdings lehnen 11,7 % der Mitglieder im hohen Alter das Schwimmen ab. Aber 34,2 % der heute Aktiven waren nicht Mitglied in einem Sportverein. Es besteht ein *statistisch signifikanter Einfluß* (Abb. 47).

Die Wahrscheinlichkeit, daß der Mensch im höheren Lebensalter weiterhin sportlich aktiv ist – hier in den o.a. vier Sportdisziplinen – wird nicht so deutlich, wie vor der Untersuchung vermutet wurde. In zwei Fällen hat sich eine Wahrscheinlichkeit zu einem geringen Prozentsatz bewahrheitet:

beim Schwimmen von 59,3 % + 7,1 (Abb. 47)und
beim Wandern von 49,9 % + 5,1 (Abb. 27).

Thesen 5: *Einige Bewegungsarten bzw. Sportdisziplinen werden wegen zu großer Gefahren oder aus Rollenklischeevorstellungen heraus nicht gewählt: Fahrrad fahren, Krafttraining, Schwimmen, Kleine Spiele, Tanzen, Singen/Musizieren, Entspannungsübungen.*

Es wurde vermutet, daß die älteren Menschen das Fahrrad fahren auf Grund der Angst vor Verletzungen vermeiden. Dieser Aussage stimmen auch 33,3 % aller Befragten zu. Aber 51,3 % würden gerne „häufig" radeln und 15,4 % 1-2x pro Woche (Abb. 32). Ein Teil dieser positiv eingestellten Senioren würden allerdings nicht mehr auf der Straße fahren, sondern wünschen sich einen „Schonraum", d.h. einen ansprechend gestalteten Fahrrad-Ergometer-Raum, in dem sie mit Hilfe eines Video-Films suggeriert bekommen, auf einer Straße in einer schönen Landschaft zu radeln. Dem *Fahrrad fahren auf verkehrsberuhigten Straßen wenden sich – auch unter Berücksichtigung der Variation Fahrrad-Ergometer-Treten – noch ca. 50 % der befragten Senioren zu.* Einige schlugen vor, mit einem noch rüstigen Partner oder jungen Leuten Tandem zu fahren. Bietet man den Senioren die Kombination Fahrrad fahren/Wandern/Tanzen an, würden auch hier 48,2 % nie Fahrrad fahren und lieber eine bzw. beide andere(n) Disziplinen wählen. Diese Dreierkonstellation lehnen 6,4 % aller Senioren ab, d.h. die Gegner des Fahrrades weichen auf Wandern und/oder Tanzen aus.

Die Hypothese, daß Krafttraining von den Menschen im höheren Lebensalter nicht mehr gewählt wird, ist in dieser Eindeutigkeit nicht haltbar. Es steht zwar in der Skala der Ablehnung mit 66,7 % an der Spitze – nur Malen liegt mit 70,8 % noch höher -, dennoch würden es 17 % der Befragten „*häufig*" und 21,8 % „*manchmal*" ausüben wollen. Bei den letzteren wird die Notwendigkeit eines solchen Trainings zur besseren Bewältigung von schwerer körperlicher Arbeit (Treppen steigen, Tasche tragen oder Umsteigen in den Rollstuhl) erkannt.

Die Hypothese, daß nur wenig Interesse für das Schwimmen vorhanden sei, stützt sich auf Motive der Angst, Ästhetik und Bequemlichkeit bzw. Kraftlosigkeit. Diesem stimmen die Senioren aber nur zu einem Drittel zu. 39,5 % möchte vor allem nicht (mehr) schwimmen, weil sie die Technik nicht gelernt haben bzw. nur unzureichend beherrschen. Aus diesem Grunde fühlen sie sich unsicher. Ein Großteil dieser Gruppe würde es aber probieren (21% *„manchmal"*), wenn eine geschulte Fachkraft immer beim Schwimmen dabei wäre, ihnen durch ihre Anwesenheit Sicherheit bieten und beim Aus- und Ankleiden helfen könnte. Unter diesem Aspekt und auch unter der Bedingung, interessantere Übungen gezeigt zu bekommen – nicht nur Schwimmen, sondern auch Wassergymnastik – würden *21 % „manchmal"* und *39,5 % auch „häufig"* kommen (Abb. 46). Die große Zustimmung hängt auch mit einem lebenslangen Interesse für das Schwimmen zusammen. Hier besteht ein signifikanter Zusammenhang zu der früheren Aktivität in einem Sport-/Schwimmverein (Abb. 47). Die detaillierte Auswertung der FBA weist nach, daß sich bei den Heimbewohnern die beiden Extreme: *„nie schwimmen"* – *„häufig schwimmen"* herauskristallisieren (Abb. 48). Vor allem bei den >80jährigen würden noch 31 % und sogar bei den >90jährigen noch 10 % gerne ins Schwimmbad gehen. Die Skepsis gegenüber dem Schwimmen teilen nach der Berechnung der Durchschnittswerte 39,5 % der Bewohner, weniger als erwartet wurde. Stehen 100 Senioren z.B. neben dem Schwimmen noch 5 weitere Sportangebote wie Wandern, Entspannungsübungen, Fahrrad fahren, Tanzen und Gymnastik zur Wahl, würden sich 48 % nicht das Schwimmen, sondern andere Kombinationen, aussuchen (vgl. Abb. 49). *Eine gewisse Skepsis ist doch vorhanden, die Hypothese kann nach dieser differenzierten Betrachtungsweise m.E. nicht eindeutig verworfen werden.*

Die *Kleinen Spiele* (unkomplizierte, freudvolle, anregende und unterhaltende *Bewegungs-Spiele* ohne amtlichen Wettkampfcharakter) und die Kleinen Regelspiele (Doppel- oder Mannschaftsspiele mit festgelegten, leicht veränderbaren Regeln)(vgl. Kap. 2.1.4) lehnen fast 50 % der Befragten ab. In die Übungsstunden sind Elemente der Kleine Spielen immer integriert, das bedeutet größere Vertrautheit und eine Ablehnung von nur 43,6 % (Abb. 44) gegenüber den Kleinen Regelspielen von 57,8 % (Abb. 43). Das gleiche Wahlverhalten zeigt sich auch bei einem Kombinationsangebot, in dem noch die dritte Aktivität des Theater-Spielens hinzugenommen wurde (Abb. 42). Hier handelt es sich um drei Bewegungsformen, von denen vermutet wurde, daß sie alle nicht gut angenommen werden. Es bleibt auch in dieser Dreierkombination bei der Ablehnung der einzelnen Aktivitäten von um die 50%: Kleine Regelspiele 57,8 %, Kleine Spiele 43,6 %. Stellt man den alten Menschen eine solche Kombination vor, so würden 26,6 % lieber gar nichts tun wollen. Es ist also nicht ratsam, allein ein solches Aktivitätsangebot zur Wahl zu stellen. *Die Hypothese ist in dieser Eindeutigkeit widerlegt und trifft im großen und ganzen nur für die Kleinen Regelspiele zu.* Es darf nicht übersehen werden, daß immerhin 22,2 % der 441 Befragten die Kleinen Spiele *„sehr gerne"* spielen würden und 34,2 % diese *„ab und zu"*. Die Kleinen Regelspiele wünschen 23,8 % der Senioren *„sehr gerne"* und 18,4 % *„manchmal"*. Das positive Votum geben vorwiegend die noch rüstigen alten Menschen ab, die noch Handball, Volleyball, Fußball, Tennis, Hockey oder Bowling betreiben (vgl. Kap. 2.4.2).

Die Hypothese, daß Tanzen und Singen bei den älteren, alleinstehenden Menschen (aus moralischen Gründen) weniger gewählt wird, hat sich nicht bestätigt. Das Tanzen steht auf der Beliebtheitsskala der Bewegungs- und Sportaktivitäten an dritter Stelle und wird von 56,9 % aller Interviewten *„häufig"* und von 18,4 % *„manchmal"* gewünscht. Lediglich 24,7 % lehnen das Tanzen generell ab. Singen würden gerne noch 63% der Bewohner.

Den Senioren mußte erst die Möglichkeit eröffnet werden, auch bei Bewegungsbeeinträchtigungen noch Tänze im Sitzen ausführen zu können. Eine solche Variation kannten sie nicht, stimmten unter diesen Bedingungen aber gerne zu. Würde man die älteren Menschen vor die Frage stellen, lediglich zwischen den drei Bewegungsformen Wandern, Fahrrad fahren und Tanzen zu wählen, dann würden nur 17,9% *„nie tanzen"* wollen, da ihnen die beiden anderen Sportdisziplinen noch weniger zusagen. Es gibt aber auch 6,8 % der Bewohner, die ganz das Interesse für diese drei doch im großen und ganzen beliebten Aktivitäten verloren haben bzw. noch nie den Wunsch hatten, sich auf diesem Feld zu betätigen (Abb. 29). Dieser Prozentsatz deckt sich ungefähr mit dem aller 441 Probanden, denen Sport und Bewegung generell zuwider ist.

Im Laufe der Befragung ergab sich die Notwendigkeit, Singen und Musizieren unter eine Rubrik zu fassen. Viele ältere Menschen sahen darin eine Verbindung und hatten auch ein Instrument spielen gelernt. 45,1 % möchten *„sehr gerne"* singen und/oder musizieren, 17,9% *„gelegentlich"*. Auch bei traurigen Ereignissen erkannten sie die Wirkung der Musik als Hilfe zur Bewältigung ihrer Probleme und Steigerung der Lebensqualität an. Es war zu beobachten, daß die vorwiegend betagten Menschen, die das Singen ablehnten (37%), entweder Probleme mit ihren Stimmbändern oder aber mit ihrem Leben bereits abgeschlossen hatten. M.E. wird es in dieser Gruppe kaum möglich sein, eine Akzeptanz auch für das rein rezeptive Musikhören zu wecken.

Vor der Untersuchung wurde vermutet, daß *die erst in den letzten Jahren für Senioren „entdeckten" Aktivitäten wie Entspannungsübungen und Theater-Spielen von diesen selten gewählt werden. Für das Theaterspiel trifft diese Hypothese weitgehend zu.* 66,7 % würden sich in diesem künstlerisch-kreativen Bereich „*nie*" betätigen wollen, aber immerhin gibt es doch 15,2 % der Befragten, die hier „*häufig*" aktiv sind, und 18,1 % „*manchmal*". Es gilt zu beachten, daß bei dieser Fragestellung die eigene Aktivität erfaßt werden sollte. Viele Senioren würden zwar gerne ins Theater gehen, aber nicht selbst spielen. Die Prioritäten sind in den einzelnen Heimen auch gleichmäßig verteilt, und es besteht generell Interesse an einer kleinen Theater-/Laienspielgruppe, die durch Aktive außerhalb des Heimes bzw. in Zusammenarbeit mit anderen Heimen als feste Truppe Bestand hat.

Bei den *Entspannungsübungen* zeigt sich eine Verteilung von ca. je einem Drittel für häufiges, seltenes und kein Interesse (Abb. 39). Erstaunlich war das Votum der 65 Damen und 10 Herren im Alter von 80-90 Jahren, die in diesem Bereich „*manchmal*", und der 46 Damen sowie 8 Herren, die „*häufig*" aktiv sein wollten. Bei den >90jährigen wünschten 24 Personen Entspannungsübungen „*manchmal*" und 15 „*häufig*". Stellt man die älteren Menschen vor die Wahl, sich zwischen den Aktivitäten Gymnastik, Krafttraining und Entspannung entscheiden zu müssen, würde das Entspannungstraining eine Aufwertung erfahren und mit 74,3 % „*gerne*" gewählt werden. *Hier hat sich die Hypothese nicht bestätigt.*

These 6: *Viele Bewohner werden sich nicht sportlich betätigen wollen. Weichen Sie deshalb auf mehr passive Aktivitäten wie Vorträge anhören/Zuhören oder Lesen aus und wünschen sich mehr im Garten zu betätigen?*

Die These 2 ist bestätigt worden: 51 % aller Befragten möchten heute nicht mehr sportlich aktiv sein. Es ist zu erwarten, daß diese Gruppe auf mehr gesamtkulturelle Angebote zurückgreift. Aus diesem Grunde wurde die Kombination von Theater-Spielen, Singen/Musizieren und Vorträge anhören zusammengestellt (Abb. 51). In diese Konstellation würden sich aber 22,7 % auch nicht für Vorträge entscheiden. 42 Personen, das sind knapp 10 %, wünschen keine dieser Aktivitäten. Dieses Entscheidungsverhalten – und damit auch die *Hypothese* – bestätigt sich auch bei der statistischen Durchschnittsberechnung. *„Vorträge anhören" steht bei den Haus- und Freizeitaktivitäten mit 77,3 % an der Spitze der Skala* (vgl. Abb. 70), d.h. viele ältere Menschen würden auf ein solches, sie physisch weniger forderndes Angebot zurückgreifen.

Gartenarbeit ist in dieser Gruppe der meist schon betagten und damit auch bewegungsbeeinträchtigten Menschen doch nicht so aktuell, wie vor der

Untersuchung vermutet wurde. Immerhin möchten sich 50,8 % der Senioren „*häufig*" und 15,6 % „*manchmal*" im Garten oder mit Topfpflanzen auf dem Balkon und im Zimmer beschäftigen (Abb. 66). Das Interesse liegt zwar über der 50%-Marke, diese Aktivität nimmt jedoch im Verbund mit den in der Liste aufgeführten übrigen Haus- und Freizeitaktivitäten lediglich einen Mittelplatz ein. *Die Hypothese ist zwar richtig*, jedoch würden die befragten Senioren noch lieber Kochen, Gesellschaftsspiele spielen, Handarbeiten/Werken, lesen und Vorträge anhören (vgl. Abb. 70). Falls in den einzelnen Alters- und Pflegeheimen alternative Wohnformen mit Wintergärten, Hochbeeten und gemütlichen, von Pflanzen umgebenen Sitzekken verwirklicht würden, wäre das Interesse sicher größer. Die äußeren Rahmenbedingungen haben zur Einschränkung des Wahlverhaltens geführt, welches natürlich mit der eigenen subjektiven Einschätzung der Leistungsfähigkeit verbunden ist. An diesem Beispiel wird diese enge Verflechtung von Raumplanung und Aktivierung deutlich.

<u>These 7</u>: *Es besteht der starke Wunsch nach dem Kontakt mit einem Tier.*

Immer mehr findet man Annoncen, die darauf verweisen, daß der alte Mensch bei Übersiedlung in ein Heim sein *Haustier* mitnehmen kann. Man hat erkannt, daß bei den älteren Menschen ein starkes Bedürfnis nach einem Haustier vorhanden ist, und er möchte sich auch nach Heimeintritt nicht von diesem trennen. 35,4 % aller Befragten hätten gerne ständig ein Tier um sich, wobei vor allem Hunde und Katzen ähnlich häufig gewünscht werden. Es haben sich aber auch 54,6 % generell gegen die Wohngemeinschaft mit einem Tier entschieden. In den einzelnen Heimen gibt es beträchtliche Unterschiede; die Ablehnung liegt zwischen 46 und 66 %. Viele Ältere meinten, die Verantwortung für die Pflege eines Tieres nicht übernehmen zu können, da ihre persönliche Lebenserwartung begrenzt sei. Dann wüßten sie nicht, wohin sie mit dem Tier sollten. Sie hatten aber auch keine Konzeption bedacht, in der es möglich wäre, ihr eigenes Haustier im Verbund mit anderen Tieren innerhalb des Geländes zu halten und zu versorgen. Als die Verfasserin ihre Konzeption vorstellte, waren sie von dieser Idee der Angliederung eines „Tierheimes" sehr angetan. Dieses Projekt wurde aber erst nach der Befragung der Senioren erläutert und beeinflußte somit nicht deren momentane Einstellung, die die Realsituation auch erfaßt. *Von einem „starken" Wunsch nach einem Tier kann man nur bei einem Drittel der Probanden sprechen; somit wird die Hypothese in dieser Betonung verworfen.*

<u>Thesen 8</u>: *Die Beziehung zu und die Sorge und Hilfe um einen Menschen rangieren weit hinten, da man sich selbst in dieser Situation befindet – diese Aussage bezieht sich auf die Hilfe-*

*leistungen für hilfsbedürftige Mitbewohner und kleine Kinder.
Auch würde man gerne kochen, aber „alleine lohnt es sich nicht".
Gesellschaftsspiele werden kaum gewählt, da man sich hierfür einen Partner oder eine Gruppe suchen muß.*

Dieser Komplex bezieht sich auf die ökopsychologische Alltagssituation des alten und betagten Menschen. Bei dem ersten Teil konnten die älteren Menschen sicher aus moralischen Gründen nicht so frei antworten, obwohl ich mein Verständnis für ihre häufig schwierige Situation deutlich machte. Vor allem bei den Heimbewohnern war mit *Sozialer Hilfeleistung* der Dienst an dem Mitbewohner gemeint. 32,4 % bekundeten überzeugend, daß sie hier täglich helfen würden. Bei diesem Personenkreis handelte es sich in der Regel um Frauen aus sozial-pflegerischen Berufen, vor allem Krankenschwestern, Kindergärtnerinnen und Fürsorgerinnen. Ein Wohnheim liegt auch in den Händen der Diakonie, ein zweites betont seinen christlichen Charakter. 37,4 % der Befragten verneinten diese Fragestellung. Diese Senioren waren so behindert, schwach und alt, z.T. auch leicht verwirrt, daß ihnen eine solche Betätigung nicht mehr zugemutet werden kann, sie auch bei gutem Willen überfordert gewesen wären. Sie haben ihre persönliche Situation richtig eingeschätzt. So kann man in diesem Personenkreis der Bewohner von Alten- und Pflegeheimen generell davon ausgehen, daß mindestens 30 % – *es ist zu berücksichtigen, daß von allen Heimbewohnern nur die rüstigen, das sind 42,6 %, erfaßt wurden* (Abb. 23) – zu sozialen Hilfeleistungen vor allem physisch, aber auch psychisch nicht mehr in der Lage sind. Wenn auch 62,6 % der Befragten noch „manchmal" bzw. „häufig" helfen möchten, muß die *Hypothese unter dem Aspekt, daß es sich hier um die weitgehend rüstigen Probanden gehandelt hat, bestätigt werden.*

Ähnlich stellt sich das Entscheidungsverhalten für die *Betreuung von kleinen Kindern* dar. 44,2 % würden hier „nie" tätig sein wollen bzw. können, allerdings wünschen sich 31,3 % den „häufigen" Kontakt zu Kindern. Hier handelt es sich einmal um die eigenen Enkelkinder, dann auch um die Frauen mit den Berufen einer Kindergärtnerin bzw. Erzieherin, Kinderkrankenschwester, Hebamme oder Lehrerin. Von diesen und der Gruppe der Abwehrenden meinten aber auch einige, daß sie im Laufe ihres Lebens so viele Kinder um sich gehabt hätten, daß sie sich nur noch „manchmal" (24,5 %) um ein Kind kümmern wollten (Abb. 64).

Da diese beiden Bereiche zusammengefaßt werden können, wurde diese Kombination mit der FBA noch einmal untersucht (Abb. 62). Gibt man den Senioren ein Wahlangebot, würden sich 116 Personen, das sind 26,3 %, „keines von beiden", weder soziale Hilfeleistungen noch Kinder betreuen, aussuchen. 59 Personen, das sind 13,4 %, würden „*häufig*", 11,1 % „*manchmal*" in beiden Bereichen tätig sein wollen. Die differenziert gewichteten Prioritäten für die Hilfeleistungen sind aus der Abb. 62 zu entnehmen. Es gilt also doch die Aussage, daß *noch über 50 % der Probanden kleine Kinder versorgen können und wollen, somit hat sich die Hypothese nicht bestätigt.*

Bei der Formulierung der Hypothese für das *Kochen* hat sich die Autorin an den Antworten von vielen Senioren orientiert, die ihr vor der Befragung häufig begegnet sind. Es ist bekannt, daß bei diesem Adressatenkreis ein riesiges Repertoire an Spezialkenntnissen vorhanden ist. Eine Reihe der Damen waren früher Köchin gewesen und hatten Großfamilien zu versorgen gehabt. Als Haushälterin oder Hausfrau und Mutter verfügen sie über einen breiten Erfahrungsschatz, der dann im hohen Alter nicht mehr genutzt wird.

47,8 % der Befragten würde auch heute noch gerne „*häufig*" bis „*täglich*" kochen (Abb. 61). Nur 29,5 % lehnen das Kochen, z.T. mit interessanten Bemerkungen wie „*... das ist ein heikles Thema, ein sehr heikles Thema ...*" ab. Sie hatten im Laufe ihrer Biographie noch nie Spaß an dieser Betätigung gehabt und sind froh, das Essen vorgesetzt zu bekommen.

Auch bei einer Konstellation von Lesen und Kochen (Abb. 59), was im täglichen Ablauf wohl die Regel ist, entscheiden sich 103 Personen, das sind 23,4 %, für beides. 7 % würden aber auch diese im Alltag „normalen" Verrichtungen nicht mehr ausführen wollen. Bei der letzteren Gruppe handelt es sich wieder um den/einen Teil des Personenkreises, der generell für alle Aktivitäten keine Interesse zeigt, der mit dem Leben schon abgeschlossen hat. 98 Personen (22,2 %) würden aber lieber kochen und lehnen das Lesen generell ab, 22 % würden gerne kochen, aber nur „*manchmal*" lesen. Diese 44,2 % sind meist die Damen, welche sich mit großem Eifer und Zeitaufwand dem Kochen widmen und dies dem Lesen vorziehen (z.T. auch wegen Beeinträchtigungen des Sehens). Es wird deutlich, daß vor allem auch in den Heimen (besonders in DH und NW) *ein großes Interesse am Kochen* besteht. *Die Hypothese hat sich damit bestätigt*. Die Heimleitung sollte unter Berücksichtigung aller Sicherheitsvorkehrungen solche Aktivitäten zulassen. Sich hinter der Aussage zu verstecken, daß die alten Menschen versäumen würden, den Herd abzustellen, oder daß das Kochgut auf dem Herd vergessen würde und Brandgefahr bestünde, ist heute durch die Fülle der technischen Hilfsmittel nicht mehr akzeptabel.

Bei den Besuchen in verschiedenen Alten- und Pflegeheimen konnte kaum eine gemeinsame Aktivität beobachtet werden. Es gab zwar Aufenthaltsräume mit meist im Schrank versteckten *Gesellschaftsspielen*, jedoch

konnte bis auf eine Ausnahme kein gemeinsames Spiel beobachtet werden. Die Gruppe noch in eigener Wohnung lebender Senioren traf sich regelmäßig zum Bridge-, Canasta- und Schachspiel, ansonsten zeigte sich wenig Interesse. Den Senioren, vor allem Heimbewohnern, fällt es schwer, einen Partner für das gemeinsame Spiel anzusprechen bzw. sich in einer Gruppe zu organisieren. Es war wichtig zu erfahren, wie groß das Interesse für die Fülle an auch für Senioren interessanten Gesellschaftsspielen ist. Das Resultat der Umfrage ist sehr erstaunlich. 71 % aller Befragten würden „*gerne*" Gesellschaftsspiele auswählen, davon 39,5 % „*häufig*". Lediglich 29 % *lehnen* diese Art des Spielens generell *ab*.
Ein Teil der Damen und Herren, welche eine Vorliebe für Kartenspiel und Schach haben, gaben an, alleine für sich bis spät in die Nacht Rommé-Karten zu legen oder Schach zu spielen. Ich traf auch Mutter und Tochter an (beide Heimbewohnerinnen), die gemeinsam auf ihrem Zimmer mit einem Gläschen Sekt „Mensch ärgere dich nicht" spielten. An diesen Beobachtungen wird deutlich, daß weder einzelne Senioren noch das Personal die Initiative bzw. Zeit hat, eine Spielgruppe zu gründen und zu betreuen. Es müssen erst die Rahmenbedingungen geschaffen werden, um diese Wunschvorstellung auch realisieren zu können. Die Wohnanlagen müssen gut einsehbare, aber trotzdem lärmgeschützte Gesellschaftsräume aufweisen, in denen sich die Bewohner zum gemeinsamen Spiel versammeln und zurückziehen können. In die Arbeitsbeschreibung des Personals gehört auch die „Anleitung und Betreuung von Spielgruppen". Die Hypothese muß auf dem Hintergrund der Beobachtung in den Heimen gesehen werden. In allen Häusern hat sich – bis auf die oben genannte Situation „Mutter und Tochter" – zu keiner Zeit eine Gruppe für Gesellschaftsspiele zusammengefunden. 71 % aller Befragten wünschen sich jedoch diese Aktivität. *Somit wurde diese Hypothese bestätigt.*

Die Entscheidungen für die in den Fragebögen aufgeführten Aktivitäten zeigen deutlich **individuelle** Prioritäten und können nicht zu Pauschalannahmen für Präferenzen im Alterssport führen. Die Gruppe ist m.E. jedoch repräsentativ, da sie wohl die volle Bandbreite der Lebenssituation der Menschen in Alten- und Pflegeheimen erfaßt hat. Das Ergebnis verdeutlicht, daß immer die individuelle Lebensgeschichte und die momentane Verfassung des alten Menschen bei seinem Entscheidungsverhalten eine Rolle spielen und seine Wahl auf diesem Hintergrund getroffen wurde. Dieser Mensch kann sich am nächsten Tag schon wieder ganz anders entscheiden, wenn z.B. sein Gesundheitszustand sich ändert, er Probleme mit seinem Zimmernachbarn hat oder der lang ersehnte Besuch nicht gekommen ist.
Die Untersuchung belegt, daß in jedem Heim ein **differenziertes** psychomotorisches Aktivierungsprogramm angeboten werden muß und dieses

die Wünsche und Interessen der einzelnen Bewohner zu berücksichtigen hat. **Psychomotorische Aktivierung ist Therapie und Rehabilitation, sie ist Prävention und Förderung**: Will man den alten Menschen aus seiner Isolation und Depression herausholen, muß an seine Lebensgeschichte angeknüpft und das Programm auf seine vorhandenen Kapazitäten abgestimmt werden. Auf diese Weise bleiben die körperliche **und** seelische Gesundheit, die Zufriedenheit und das Selbstbewußtsein lange erhalten.

Zwei Drittel aller Bewohner wünschen Aktivitäten – ein Drittel ein- bis zweimal pro Woche, das andere Drittel drei- bis siebenmal pro Woche – wobei im Bewegungsbereich

beim Wandern mit	82,3 %,
bei der Gymnastik mit	76,2 % und
beim Tanzen mit	75,3%

die Schwerpunkte liegen (Abb. 69).

Das Interesse für die ruhigen Aktivitäten, die auch der Psychomotorik im engeren Sinne zugeordnet sind, ist ähnlich hoch:

Vorträge anhören mit	77,3 %,
Lesen mit	77,1 %,
Handarbeiten/Werken mit	73,2 %
Gesellschaftsspiele mit	71,0 % und
Kochen mit	70,5 %

(Abb. 70).

Die Untersuchung hat erbracht, daß 51 % der befragten älteren Menschen aus Alten- und Pflegeheimen sich nicht mehr sportlich betätigen wollen und sich eher den Bildungs- und Erlebnisaktivitäten zuwenden. Treffend erläuterte mir eine über 90jährige Dame: *„Ich finde, man sollte sich mit anderem beschäftigen. Wir werden hier gut konserviert ... Ich will im Altersheim ein anderes Angebot aufgreifen. ... Ich denke nicht daran, Sport zu machen, ich will mir nicht die Knochen brechen".* Eine andere hochbetagte Seniorin meinte: *„Sport ist für mich schädlich. Ich habe zweimal das Bein gebrochen, einmal einen Halswirbel, einmal den Oberschenkel, ich haben zwei künstliche Hüften, da vergeht einem jeder Sport. Im Sportverein bin ich umgefallen. Ich hab' genug Sport beim Putzen".*
Durch die Interviews erfolgte aber, wie bereits erwähnt, eine gewisse Information und Aufklärung, so daß wiederum eine Reihe der Senioren äußerten, doch die eine oder andere Aktivität einmal versuchen zu können. Typisch dafür ist die Aussage einer 90-99jährigen ehemaligen Krankenschwester, die mir mit Skepsis gegenübertrat und fragte: *„Sie wollen mich*

doch nicht noch zu etwas bringen! Man siecht so dahin ...". Somit konnte allein durch die Untersuchung eine Sensibilität erreicht und das Interesse geweckt werden.

Wenn sich also bei dem aufgelisteten sportlichen, kognitiven, sozialen oder musisch-künstlerischen Angebot jeweils um die 30% **gegen** diese genannte Betätigungsart entscheiden, ist es – bis auf eine Ausnahme – niemals die **gleiche** Gruppe. Es gibt in der Untersuchung eine einzige, noch nicht einmal sehr behinderte Dame, die generell für alles Ablehnung zeigt. Das bedeutet, daß fast jeder ältere Mensch zu aktivieren ist, wenn man an seine individuellen Neigungen anknüpft. Die Senioren haben sich in ihrem Beruf und ihren Hobbies, wie z.B. als Restaurator, als Experte in Holz- und Metalltechniken, in der Naturheilkunde, Wetter-, Pflanzen- oder Landschaftskunde, in der Tierpflege, in den Handwerkskünsten wie Spinnen, Weben, Klöppeln, Stricken oder Sticken u.v.m., ein Expertenwissen angeeignet, welches festgehalten und an die jüngere Generation weitergegeben werden muß. *Die verschütteten Kapazitäten und Reserven sind zu wecken und zu aktivieren*. Die lange Lebenserfahrung und berufliche Qualifikation bilden einen Aktivposten, der nicht brachliegen darf. Fachbetriebe und wieder auflebende Handwerkskünste können von diesem Wissen profitieren. Es entwickelt sich durch den Austausch eine „Alterskultur", in der die vorhandenen Potentiale „ausgegraben" werden. Der zweite Förderschwerpunkt liegt auf der *Kommunikation*sebene und ist in die Aktivierungskonzepte integriert: Generationen bleiben durch eine solche Struktur der „Gildeorganisationen" im Gespräch, sie diskutieren miteinander und lernen voneinander.

Den Anforderungen nach einem in diesem Sinne breit gefächerten Angebot zu genügen, sind die Alten- und Pflegeheime in ihrer gegenwärtigen Struktur – sowohl von der qualitativen als auch materiellen Seite her – überfordert:

- Die Heimleitung nimmt vorwiegend Organisationsaufgaben wahr; diese und das Pflegepersonal achten auf die Versorgung und Pflege der Heimbewohner und sind für deren Aktivierung in der Regel nicht ausgebildet;

- die Materialausstattung weist bezüglich der Umsetzung von Aktivierungskonzepten beträchtliche Defizite auf;

- die finanziellen Kapazitäten sind im Hinblick auf Aktivierungskonzepte der alten und hochbetagten Menschen anders zu verteilen.

Wirtschaftliche Aspekte können hier nicht näher behandelt werden, diese müssen aber bei der Diskussion um die Pflegeversicherung oder ähnlicher

Konzepte ins Auge gefaßt werden. Nichts wäre schlimmer, als wenn man die Versicherung auf die Mindestversorgung der alten und hochbetagten Menschen im Heim ausrichten würde.

In den Heimen geht es auch nicht allein um Versorgung. Ein Haus muß mit Leben gefüllt werden. Sind die alten Menschen beteiligt und deren Wünsche berücksichtigt, dann haben die Räume Atmosphäre. Tiere, Kinder, Gärten, Spielecken bringen Leben in den tristen Alltag (Hypothesen 6.2, 7, 8.2, 8.4). Das Expertenwissen der betagten Menschen muß nach außen getragen werden, und die Bewohner müssen in einen Wohnbezirk bzw. die Gemeinde integriert werden. Die Studie hat gezeigt, daß die alten Leute, wenn sie unter schlechten Bedingungen leben, resignieren. Eine alte Dame äußerte: *„Wissen Sie, heut' ist Sonntag. Ach, das ist egal. Sonntag ist wie jeder Tag".* Ungefähr ein Drittel der Bewohner traf ich in einer desolaten Gemütsverfassung an; sie sehnten den baldigen Tod herbei:

> *„Es war einmal, es ist vorbei. Wenn man so alt ist wie ich, möchte man seine Ruhe haben. Ich bin krank, ich möchte bald sterben, es geht nicht mehr, ich kann nicht mehr!"* (80-89 J.)
>
> *„Es ist ein einsames Leben. Das war alles einmal. Können Sie mir nicht etwas zum Sterben geben?"* (80-89 Jahre)
>
> *„Ich bin 99 Jahre, leider, und wollt' schon lange von der Erde weg...".*
>
> *„... in dem Alter würd' man gerne sterben. Mutter und Großmutter sind 96 Jahre geworden, dann hab' ich noch lange Zeit – leider ... Ich bin mutterseelenallein im Zimmer".* (91 J.)

Daß ein alter Mensch jahrelang in einer solchen seelischen Verfassung verbleibt, widerspricht dem humanitären Prinzip der Erhaltung und Unantastbarkeit der Würde des Menschen. Es ist unsere Aufgabe, die Menschen aus dieser Depression durch entsprechende, ganzheitlich konzipierte Aktivierungsprogramme herauszuholen.

Die angemessene, individuelle Versorgung der alten Menschen ist schon von der Historie her nicht in erster Linie eine staatliche Aufgabe, sondern die der Wohlfahrtsverbände, Kirchen und auch privaten Träger, welche hier an die Stelle der Familie treten. Darüber hinaus richten sich meine Hinweise nicht nur an die Politiker, sondern auch an die Kommunalverwaltungen, die nach dem Subsidiaritätsprinzip arbeiten sollten. Einschränkend muß darauf hingewiesen werden, daß man nicht glauben darf, aus den Befragungsergebnissen für alle Zukunft gültige Handlungskonsequenzen ableiten zu können. Dennoch sollten sie zum sofortigen reagierenden sozialpolitischen Handeln Anlaß geben. Dabei muß man sich allerdings darüber klar sein, daß in dem Übergang von der ausgewerteten Beobachtung zur Handlung ein eigenes Entscheidungsfeld liegt, in das vieles einfließt, wie politische Intentionen, Gesamtsituationsbewertung, finanzielle Möglichkeiten u.a.m., was von dem Datensatz unabhängig ist.

Sollen die alten Menschen einen zufriedenstellenden Lebensabend verbringen, so müssen aber auch Städte und Gemeinden Kapazitäten für kompetente Fachkräfte im Aktivierungs- und Betreuungsbereich und für einen flächendeckenden Ausbau von Altenwohnprojekten und Altenheimen mit hoher Wohn- und Lebensqualität bereitstellen. Es geht dabei darum, das noch zu lebende Leben des alten Menschen human zu gestalten und den Rahmen zu schaffen für eine positive Lebenseinstellung.

Literaturverzeichnis

ABELE, A.; BREHM, W.; GALL, TH.: Sportliche Aktivität und Wohlbefinden. In: ABELE, A.; BECKER, P. (Hrsg.): Wohlbefinden. Theorie – Empirie – Diagnostik. Juventa-V., Weinheim, München 1991, S. 279-296.

AJZEN, I. u. FISHBEIN, M.: Einstellungs- und normative Variablen als Prädiktoren für spezifische Verhaltensweisen. In: STROEBE, W. (Hrsg.). Sozialpsychologie. Bd. 1, Darmstadt 1978.

AJZEN, I.; FISHBEIN, M.: Understanding Attitudes And Predicting Social Behavior. New Jersey 1980.

AJZEN, I.: The Theory of Planned Behavior. Organizational Behavior and Human Decision Processes, 50 (1991), S. 179-211.

ALFERMANN, D.; SCHEID, V. (Hrsg.): Psychologische Aspekte von Sport und Bewegung in Prävention und Rehabilitation. bps-V., Köln 1994.

BADRY, E.: „Altenbildung" oder „Lebenslanges Lernen". In: TRAPMANN/HOFMANN/SCHAEFER-HAGENMAIER/SIEMES (Hrsg.), a.a.O., S. 96-124.

BALTES, P.B.; BALTES, M.M.: Gerontologie: Begriff, Herausforderung und Brennpunkte. In: BALTES/MITTELSTRASS, a.a.O., S. 1-34.

BALTES, M.M.; GUTZMANN, H.: Brennpunkt Gerontopsychiatrie. Vincentz-V., Hannover 1990.

BALTES, M.M.; KOHLI, M.; SAMES, K. (Hrsg.): Erfolgreiches Altern. Huber-V., Bern/Stuttgart/Toronto/Seattle (1989) 1992.

BALTES, P.B.; MITTELSTRASS (Hrsg.): Zukunft des Alterns und gesellschaftliche Entwicklung. Forschungsbericht 5 der Akademie der Wissenschaften zu Berlin. Gruyter-V., Berlin, New York 1992.

BARTEL, H.: Statistik II. UTB, Fischer-V., Stuttgart 1972.

BAUMANN, H.(Hrsg.): Älter werden – Fit bleiben (I). Czwalina-V., Ahrensburg 1988.

BAUMANN, H. (Hrsg.): Älter werden – Fit bleiben (II). Erlangen 1990.

BAUMANN, H. (Hrsg.): Altern und körperliches Training. Huber-V., Bern, Göttingen, Toronto 1992.

BAUMANN, H.; LEYE, M. (Hrsg.): Psychomotorisches Training im Alter. SIMA-Projekt, Hogrefe-V., Göttingen, Bern, Toronto, Seattel 1995.

BECKER, P.: Theoretische Grundlagen. In: ABELE, A.; BECKER, P. (Hrsg.): Wohlbefinden. Theorie – Empirie – Diagnostik. Juventa-V., Weinheim, München 1991, S. 13-49.

BERNHARD, W.: Alter und Altern aus Sicht der Anthropologie. In: MÜLLER, N. u.a. (Hrsg.): Alter und Leistung. Schors-V, Hochheim/M 1979, S. 73-97.

BEUKER, F.: Wer Sport treibt, lebt gesünder. In: FRANKE, E.: Sport und Gesundheit. Rowohlt-V., Reinbek 1986, S. 41-52.

BEYER, E. (Red.): Wörterbuch der Sportwissenschaft. Hofmann-V., Schorndorf 1992^2.

BIENER, K.: Sport und Fitneß im Alter. In: Z. SportPraxis 2 (1992), S. 50 f.

BIRREN, J.E.u.BUTLER, R.N. et al: Human aging: a biological and behavioral study. In: Inst. of Mental Health. Bethesda, Maryland 1963. In: NIEDERFRANKE, A.: Körperliche und geistige Aktivität im Alter. – Motivation und Barrieren. Vortrag f. das 9. Neutrauchburger Wochenendseminar. 30.4./1.5.1988. Isny-Neutrauchburg.

BOUR, H.: Die Ernährung im Alter. In: MARTIN/JUNOD (Hrsg.), a.a.O., S. 607-639.

BRINCKMANN, A.; RODER, A. (Hg.): Freizeitsport mit Senioren. Rowohlt-V., Reinbek 1985.

BRODTMANN, D.; DIETRICH, K.; JOST, E.; LANDAU, G.; SCHERLER, K.; TREBELS, A.H.: Sportpädagogik – Rückzug ins Denken oder Anleitung zum Handeln. In: Z. Sportpädagogik, 1.Jg. (1977), H. 1, S. 8-37.

BUNDESMINISTERIUM für FAMILIE und SENIOREN: Erster Altenbericht. Die Lebenssituation älterer Menschen in Deutschland. Bonn 1993.

BURMEISTER, P.: Programm zur Formalen Begriffsanalyse einwertiger Kontexte (unter Mithilfe von A. Rust und P. Scheich). Arbeitspapier. TH Darmstadt 1987.

CLAAR, A.: Einsatzmöglichkeiten der Formalen Begriffsanalyse bei der Untersuchung von Entwicklungsverläufen. Erw. Fassung eines Vortrages auf der 9. Tagung Entwicklungspsychologie in München, 18.-21.9.1989.

COTTA, H.: Sport treiben! Gesund bleiben! Ein medizinisches Handbuch. Piper-V., München, Zürich 1988.

DETTBARN-REGGENTIN, J.; REGGENTIN, H. (Hrsg.): Neue Wege in der Bildung Älterer. Bd. 1. Lambertus-V., Freiburg 1992.

DEUTSCHER SPORTBUND (Hrsg.): Die Zukunft des Sports. Materialien zum Kongreß „Menschen im Sport 2000". Hofmann-V., Schorndorf 1986.

DEUTSCHER SPORTBUND (Hrsg.): Bestandserhebung 1995. Frankfurt/M 1995.

DEUTSCHER TURNERBUND (Hrsg.): Lehrplan Deutscher Turner-Bund. Bd. 2. Seniorenturnen. BLV-Verl.gesellschaft, München 1983.

DEUTSCHE VERKEHRSWACHT (Hrsg.): MARTIN, H.P.: Immer mehr ältere Menschen erkennen: Das Radeln ist des Seniors Lust. Bonn 1989.

DIECK, M.: Wohnen. In: OSWALD/HERRMANN/KANOWSKI/LEHR/THOMAE (Hrsg.): Gerontologie. Kohlhammer-V., Stuttgart, Berlin, Köln, Mainz 1984, S. 541-549.

DIETRICH, K.: Raumarrangements in Sportinszenierungen. In: DIETRICH, K.; HEINEMANN, K. (Hrsg.). Der nicht-sportliche Sport. Hofmann-V., Schorndorf 1989, S. 186-210.

DIETTRICH, M.; KLEIN, M.: Freizeit von Kindern – ein Ringen um Frei-Raum und Frei-Zeit. In: FRANKE, E. (Hg.): Sport und Freizeit. Rowohlt-V., Reinbek 1983, S. 98-109.

DINKELBACH, W.: Entscheidungstheorie. In: GROCHLA, W.; WITTMANN, W. (Hrsg.): Handwörterbuch der Betriebswirtschaft (HWB). Poeschel-V., Stuttgart 1974^4, Sp. 1290-1302.

DÖRNING, H.; HAGEDORN, M.: SIEBER,E.; STARISCHKA, S.: Wellness im Altern durch Bewegung und Entspannung?! SFT-V., Erlensee 1991.

EGGERT, D.; KIPHARD, E.J.: Die Bedeutung der Motorik für die Entwicklung normaler und behinderter Kinder. Hofmann-V., Schorndorf 1973.

EGGERT, D.: DMB – Diagnostisches Inventar auditiver Alltagshandlungen. V. modernes lernen, Dortmund 1992.

EHNI, H.W.: Zur „Identitätskrise" der Grundschule. In: Z. Sportwissenschaft, 7.Jg. (1977), H. 4, S. 319-340.

ESSER, M.: Beweg-Gründe. Psychomotorik nach Bernard Aucouturier. Reinhardt-V., München/Basel 1992.

FARRENKOPF, H.: Sport als Beitrag zur Erhaltung und Förderung sozialer Kompetenz im Alter. (Dipl.Arbeit) FH Darmstadt, Fb Sozialpäd., Darmstadt 1988.

FISHBEIN, M. u. AJZEN, I.: Belief, Attitude, Intention, And Behavior: An Introduction To Theory And Research. Reading,M.A., Addison-Wesley 1975.

FISHBEIN, M. u. AJZEN, I.: Attitudes And Voting Behavior: An Application Of The Theory Of Reasoned Action. In: STEPHESON, G.M. u. DAVIS, J.M. (Eds.): Progress In Applied Social Psychology. Wiley, London 1981, S. 253-313.

FISHBEIN, M.; MIDDLESTADT, S.E.; HITCHCOCK, P.J.: Using Information To Change Sexually Transmitted Disease-Related Behaviors: An Analysis Based On Theory Of Reasoned Action. In: WASSERHEIT, J.N.; ARAL, S.O.; HOLMES, K.K. (Hrsg.): Research Issues In Human Behavior And Sexually Transmitted Diseases In The AIDS Era. Washington 1991.

FISCHER, L.W.: Enzyklopädie Naturwissenschaft und Technik. Bd. 4. V. Moderne Industrie, Landsberg 1979, S. 3567-3568.

FISCHER, L.W.: Skript zur Vorlesung: „Formale Begriffsanalyse". Univ. Nürnberg-Erlangen, SS 1990.

FISCHER, W.L.: Zur Formalen Begriffsanalyse. Arbeitsbericht 3, Lehrstuhl Did.d.Mathematik, Univ. Erlangen-Nürnberg 1991.

FISCHER, W.L.: Die Formale Begriffsanalyse als Werkzeug in der Mathematikdidaktik. Arbeitsbericht und Preprints Nr. 2, Lehrstuhl Did.d.Mathematik, Univ. Erlangen-Nürnberg 1993.

FLEISCHMANN, U.M.: Gedächtnis. In: OSWALD/HERRMANN/KANOWSKI/LEHR/ THOMAE (Hrsg.), a.a.O., S. 136-143.

FLEISCHMANN, U.M.: Intelligenz im Alter. In: MAYRING/SAUP, a.a.O, S. 105-123.

FRANK, R.: Körperliches Wohlbefinden. In: ABELE, A.; BECKER, P. (Hrsg.): Wohlbefinden. Theorie − Empirie − Diagnostik. Juventa-V., Weinheim, München 1991, S. 71-95.

FRANKFURTER ARBEITSGRUPPE (Hg.): Offener Sportunterricht − analysieren und planen. Rowohlt-V., Reinbek 1982.

FROGNER, E.: Sport im Lebenslauf. Eine Verhaltensanalyse zum Breiten- und Freizeitsport. Enke-V., Stuttgart 1991.

FRÖHLICH, A.D.: Wahrnehmungsstörungen und Wahrnehmungsförderung. Schindele-V., Heidelberg 1986^5.

FUNKE, J.: Selbständige Eroberung im erzieherlichen Milieu. In: Z. Sportwiss. (1979), H. 4, S. 370-395.

GÄFGEN, G.: Theorie der wirtschaftlichen Entscheidung. Mohr-V., Tübingen 1968.

GALPERIN, P.J.: Die Entwicklung der Untersuchungen über die Bildung geistiger Operationen. In: HIEBSCH, H. (Hrsg.): Ergebnisse der sowjetischen Psychologie. Berlin 1969, S. 367-405.

GANTER,B.; WILLE,R.; WOLFF,K.E. (Hrsg.): Beiträge zur Begriffsanalyse. Wissenschaftsv. Mannheim/Wien/Zürich 1986.

GANTER, B.: Algorithmen zur Formalen Begriffsanalyse. In: GANTER/WILLE/ WOLFF, a.a.O, S. 241-255.

GANTER, B.: Programmbibliothek zur Formalen Begriffsanalyse. TH Darmstadt 1987.

GANTER, B.; RINDFREY, K.; SKORSKY, M.: Software for formal concept analysis. In: GAUL, W.; SCHADER, M. (ed.): Classification as a tool of research. North-Holland, Amsterdam 1986, S. 169-176.

GEDICKE, K.: Sozialhygiene. Bd. 3. Luchterhand-V., Darmstadt 1974.

GEIGER, E.; GRINDLER, K.: Fit + gesund in der 2. Lebenshälfte. Hofmann-V., Schorndorf 1991.

GERICKE, H.: Theorie der Verbände. Bibliographisches Institut, Mannheim 1967^2.

GfK (Gesellschaft für Konsum-, Markt- und Absatzforschung e.V. Hrsg.): Die neuen Alten − Schlagwort der Medien oder marketingrelevante Zielgruppe? Nürnberg 1992.

GLEES, P.: Das menschliche Gehirn. Hippokrates-V., Stuttgart 1971².

GRIZZEL, J.E.; STARMER, G.F.; KOCH, G.G.: Analysis of categorial Data by linear Models. In: Z. Biometrics 25 (1969), S. 489-504.

GRONEMEYER, R.: Die Entfernung vom Wolfsrudel. Düsseldorf 1989².

GRUPE, O.: Grundlagen der Sportpädagogik – Anthropologisch-didaktische Untersuchungen. Barth-V., München 1969.

GRUPE, O.; BERGNER, K.; KURZ, D.: Sport und Sportunterricht in der Sekundarstufe II (Begründungen und Vorschläge). In: DT.BILDUNGSRAT (Hrsg.) (1974), S. 109-140.

GRUPE, O.: Was ist und was bedeutet Bewegung. In: HAHN, E.; PREISING, W. (Red.): Die menschliche Bewegung. Hofmann-V., Schorndorf 1976, S. 3-19.

GÜNTNER, H.: Die Malwerkstatt Schönbrunn. In: RAPP/STRUBEL, a.a.O., S. 191-196.

GUNZELMANN, T.; OSWALD, W.D.: Aspekte der Erhaltung von Kompetenz im Alter. Ein Überblick über Konzepte und Materialien. In: Z. f. Gerontopsychologie und -psychiatrie, 3 (1990) H. 1, S. 25-42.

GUTTMANN, L.: Sport für Körperbehinderte. V. Urban & Schwarzenberg, München/ Wien/ Baltimore 1979.

HÄFNER, H.: Psychiatrie des höheren Lebensalters. In: BALTES/MITTELSTRASS, a.a.O., S. 151-179.

HAMMER, B.: Zur Organisation des Freizeit- und Breitensports. In: CARL/KAYSER/MECHLING/PREISING (Hrsg.): Handbuch Sport. Bd. 2. Schwann-V., Düsseldorf 1984, S. 841-863.

HEESE, G. (Hrsg.): Frühförderung behinderter und von Behinderung bedrohter Kinder. Marhold-V., Berlin 1978.

HEINEMANN, K. in: DT. SPORTBUND (Hrsg.): Die Zukunft des Sports. Materialien zum Kongreß „Menschen im Sport 2000" (5.-7.11.1987 in Berlin). Hofmann-V., Schorndorf 1986, S. 9-11, S. 150-172.

HEITMÜLLER, H.-M.: Die neuen Alten – aus der Sicht des Finanzmarktes. In: GfK, a.a.O., S. 25-42.

HENSELMANS, U.: Psychomotorik – ein emotionaler Weg in die Welt der dementiellen Erkrankungen? Hausarbeit als Zulassung zur Abschlußprüfung im Aufbaustudiengang Gerontopsychologie. Inst.f.Psychologie II der Univ.Erlangen-Nürnberg 1991.

HESS. MINISTERIUM F. JUGEND, FAMILIE UND GESUNDHEIT (Hrsg.): Informationen für Hess. SeniorInnen. H. Nr. 38, 1993.

HILDEBRANDT, R.; LAGING, R.: Offene Konzepte im Sportunterricht. Limpert-V., Frankfurt/M 1982.

HILLER, G.G.; SCHÖNBERGER, F.: Erziehung zur Geschäftsfähigkeit – Entwurf einer handlungsorientierten Sonderpädagogik. Essen 1977.

HIRSCH, R.D.; KRAUSS, B. (Hrsg.): Gerontopsychiatrie und Altenarbeit. Berlin 1988[2].

HÖLTER, G.: Bewegung und Therapie. V. modernes lernen, Dortmund 1988.

HÖLTER, G.: Psychomotorik mit Erwachsenen. In: IRMISCHER/FISCHER (Red.), a.a.O., S. 181-192.

HOFELE, U.: Der Dunkelraum als Abenteuerspielplatz der Sinne. V. modernes lernen, Dortmund 1992.

HOFELE, U.: Der Dunkelraum und seine Fördermöglichkeiten in Kindergärten und Schulen. In: Z. Pr. d. Psychomotorik, 17.Jg. (1992), H. 3, S. 140-142.

HOLLMANN,W.: Editorial. Sport im Alter. In: Z. f. Gerontologie 19 (1986), H. 6, 375.

HUBER, G.; RIEDER, H.; NEUHÄUSER,G.: Psychomotorik in Therapie und Pädagogik. V. modernes lernen. Dortmund 1990.

HULSEGGE, J.; VERHEUL, A.: Snoezelen. Eine andere Welt. Bd. 21 der Großen Schriftenreihe der Lebenshilfe. Marburg/L 1989.

INSTITUT d. DEUTSCHEN WIRTSCHAFT (Hrsg.): Zahlen zur wirtschaftlichen Entwicklung der Bundesrepublik Deutschland. Bd. 1994. Dt. Inst.-V., Köln 1994.

IRMISCHER, T.: Motopädagogik bei geistig Behinderten. Hofmann-V., Schorndorf 1973[2].

IRMISCHER, T.; FISCHER, K. (Red.): Psychomotorik in der Entwicklung. Hofmann-V., Schorndorf 1989.

ISRAEL, S.; WEIDNER, A.: Körperliche Aktivität und Altern. VEB J.A. Barth-V., Leipzig 1988.

JESCHKE, D.: Möglichkeiten und Grenzen des Sports im höheren Lebensalter. In: BAUMANN, H. (Hrsg.) ,1990, a.a.O., S. 141-153.

JESCHKE, D.: Allgemeine Wirkungen sportlicher Betätigung. In: BAUMANN, H. (Hrsg.), 1992, a.a.O., S. 115-135.

JOANS, V.: Zur Diagnostik des Raumverhaltens und -erlebens bei Kindern. In: Z. Motorik, 12.Jg.(1989), H. 4, S. 150-155.

JOCH, W.: Die Entwicklung der Ausdauerleistung im Alter. In: Z. Turnen und Sport 50 (1976), 10, 218 f.

JÜTTING, D.H.: Freizeit- und Erwachsenensport. Reinhardt-V., München, Basel 1976.

KAISER, H.J. (Hrsg.): Der ältere Mensch – wie er denkt und handelt. Huber-V., Bern/Göttingen/Toronto 1992.

KAMINSKI, G.: Verhaltenstheorie und Verhaltensmodifikation. Entwurf einer integrativen Theorie psychologischer Praxis am Individuum. Deutsche Verlags-Anstalt, Stuttgart 1970.

KAPUSTIN, P. (Red.): Senioren und Sport. Limpert-V., Bad Homburg 1980.

KESPER, G.; HOTTINGER, C.: Mototherapie bei Sensorischen Integrationsstörungen. Reinhardt-V., München 1993[2].

KESSELMANN, G.: Konzeption und Wirksamkeit in der Mototherapie. Gesamthochschule Kassel, Fb 03, Kassel 1993.

KIPHARD, E.J.: Motopädagogik. V. modernes lernen, Dortmund 1979.

KIPHARD, E.J.: Präventive und rehabilitative Motopädagogik bei alten Menschen. In: Z. Praxis der Psychomotorik, 8.Jg. (1983), H. 4, S. 125-130.

KIPHARD, E.J.: Mototherapie – Teil I und Teil II. V. modernes lernen. Dortmund 1983.

KIPHARD, E.J.: Ausgewählte Themen der Motopädagogik und Mototherapie. Flöttmann-V., Gütersloh; V. modernes lernen Dortmund 1989.

KLEEBLATT-Pflegeheime (Hrsg.): Informationsmaterial. Hindenburgstr. 40, 71638 Ludwigsburg.

KLEIN, M. (Hg.): Sport und Körper. Rowohlt-V., Reinbek 1984.

KLEIN, M. (Hg.): Sport und soziale Probleme. Rowohlt-V., Reinbek 1989.

KLIEGL, R.: Kognitive Plastizität und altersbedingte Grenzen am Beispiel des Erwerbs einer Gedächtnistechnik. In: BALTES/KOHLI/SAMES, a.a.O., S. 278-282.

KNABE, J.: Kreatives Gestalten mit älteren Menschen. In: TRAPMANN/HOFMANN/SCHAEFER-HAGENMAIER/SIEMES (Hrsg.), a.a.O., S. 311-315.

KOCH, J.: Bau-Körper. In: KLEIN, M.(Hg.), 1984, a.a.O., S. 34-49.

KOCH, J.: Sportarchitektur von der Stange – Sportstätten im Spannungsfeld zwischen Quantität und Qualität. In: FRANKE, E. (Hg). Sport und Freizeit. Rowohlt-V., Reinbek 1983, S. 110-124.

KOCH, K.: Kleine Sportspiele. Hofmann-V., Schorndorf 1975[4].

KONDRATOWITZ v., H.-J.: Körperbilder und Alterswahrnehmung. In: BALTES/KOHLI/SAMES (Hrsg.), a.a.O., S. 81-86.

KORCZAK, D.: Lebensqualität – Atlas. Westdeutscher-V., Opladen 1995.

KREMPEL, O.: Fitness über Fünfzig. BLV-V., München, Wien, Zürich 1990.

KRÜGER, A.: Sport und Gesellschaft. Verlagsgesellsch. Tischler, Berlin 1981.

KRUSE, A.: Kompetenz im Alter in ihren Bezügen zur objektiven und subjektiven Lebenssituation. Steinkopff-V., Darmstadt 1993.

KRUSE, A.: Die Bedeutung der Bildung für die Entwicklung der Kompetenz bei Krankheit und Funktionseinbußen. In: DETTBARN-REGGENTIN/REGGENTIN (Hrsg.), a.a.O., S. 141-155.

KRUSE, A.: Zum Verständnis des Alternsprozesses aus psychologisch-anthropologischer Sicht. In: OSWALD, W.D.; LEHR, U.M. (Hrsg.): Altern. Veränderung und Bewältigung. Huber-V., Bern/Stuttgart/Toronto 1990, S. 149-170.

KRUSE, A.: Alter im Lebenslauf. In: BALTES/MITTELSTRASS (Hrsg.), a.a.O., S. 331-355.

KRUSE, A.: Altersfreundliche Umwelten: Der Beitrag der Technik. In: BALTES/ MITTELSTRASS (Hrsg.), a.a.O., S. 668-694.

KRUSE, A.: Lebenskrisen und die Bewältigung gesundheitlicher Belastungen. In: KAISER, H.J. (Hrsg.), a.a.O., S. 89-115.

KÜKELHAUS, H.: Fassen, Fühlen, Bilden. Organerfahrungen im Umgang mit Phänomenen. Gaia-V., Köln 1986[4].

KURATORIUM DEUTSCHE ALTERSHILFE (Hrsg.): Tagespflege in der Bundesrepublik Deutschland. Stuttgart 1989.

KURZ, D.: Bewegungserziehung im Elementar- und Primarbereich. In: HAHN/ KALB/PFEIFFER (Red.): Kind und Bewegung. Hofmann-V., Schorndorf 1978, S. 19-32.

KURZ, D.: Elemente des Schulsports. Hofmann-V., Schorndorf, 1979[2].

LANG, E.: Trainingsrelevante Funktionsänderungen des alternden Organismus. In: BAUMANN, H. (Hrsg.), 1988, a.a.O., S. 167-176.

LBS (Hrsg.): Studien zur Wohnungs- und Vermögenspolitik. Altersgerechtes Wohnen. Antworten auf die demografische Herausforderung. Bonn 1993.

LEHN, J.; WEGMANN, H.: Einführung in die Statistik. Teubner Studienbücher, 1985.

LEHR, U. (Hrsg.): Interventionsgerontologie. Steinkopff-V., Darmstadt 1979.

LEHR, U.: Die Bedeutung des Sports im Rahmen der Interventionsgerontologie. In: MÜLLER/RÖSCH/WISCHMANN, a.a.O., S. 99-118.

LEHR, U.: Alterszustand und Alternsprozesse. Biographische Determinanten. In: Z. f. Gerontologie, 13 (1980), S. 442-457.

LEHR, U.: Erfolgreiches Altern – Einführung. In: BALTES/KOHLI/SAMES (Hrsg.), a.a.O., S. 2-4.

LEHR, U.: Psychologie des Alterns. V. Quelle & Meyer, Heidelberg, Wiesbaden 1991[7].

LINN, M.; HOLTZ, R.: Übungsbehandlung bei Psychomotorischen Entwicklungsstörungen. Reinhardt-V., München 1987.

LOTZMANN, G. (Hrsg.): Psychomotorik in der Sprach-, Sprech- und Stimmtherapie. Fischer-V., Stuttgart, Jena, New York 1992.

MAIER, H.: Freizeitsport – ein Sport, der Grenzsteine überwindet. In: FRANKE, E. (Hg.). Sport und Freizeit. Rowohlt-V., Reinbek 1983, S. 83-97.

MARTIN, E.; JUNOD, J.-P. (Hrsg.): Geriatrie. Huber-V., Bern/Stuttgart/Toronto 1990.

MASLOW, A.H.: Motivation and Personality. Harper and Row, Publishers, New York 1954 – Motivation und Persönlichkeit. Rowohlt-V., Reinbek 1981.

MATTNER, D.: Zum Problem der Ganzheitlichkeit innerhalb der Motologie. In: Z. Motorik, 10. Jg. (1987), H. 1, S. 19-29.

MAYRING, P.: Subjektives Wohlbefinden im Alter. Stand der Forschung und theoretische Weiterentwicklung. In: Z. f. Gerontologie, 20 (1987), S. 367-376.

MAYRING, P.: Die Erfassung subjektiven Wohlbefindens. In: ABELE,A.; BECKER,P. (Hrsg.): Wohlbefinden. Theorie – Empirie – Diagnostik. Juventa-V., Weinheim, München 1991, S. 51-70.

MAYRING, P.; SAUP, W. (Hrsg.): Entwicklungsprozesse im Alter. Kohlhammer-V., Stuttgart/Berlin/Köln 1990.

MERTENS, K.: Lernprogramm zur Wahrnehmungsförderung. V. modernes lernen, Dortmund 1983.

MERTENS, K.: Motopädagogik und Sportpädagogik im Konsens. In: Z. Praxis der Psychomotorik, 9.Jg. (1984), H. 4, S. 121-129.

MERTENS, K.: Körperwahrnehmung und Körpergeschick. V. modernes lernen, Dortmund 1986.

MERTENS, K.: Zur Interdependenz von Körperbewußtsein und intelligentem Verhalten. In: Z. Krankengymnastik, 39.Jg. (1987), Nr. 8, S. 535-542.

MERTENS, K.: Die psychomotorische Erziehung/Motopädagogik – ein Beitrag zur Förderung des Menschen in seiner Ganzheit. In: Z. Grundschulmagazin, (1988), H. 3, S. 1-5.

MERTENS, K.: „70 Jahre sind genug" – ein Pladoyer für eine Innovation der Sportlehrerausbildung. In: Festschrift d. Inst.f.Sportwiss.d.Justus-Liebig-Universität Gießen, 29.10.1990a, S. 77-96.

MERTENS, K.: Zielsetzungen und Inhalte der Psychomotorik mit Senioren. In: BAUMANN, H. (Hrsg.),1990b, a.a.O., S. 129-134.

MERTENS, K.: Exkurs: Die psychomotorische Erziehung – der erste Baustein in einem Lernprogramm der Verkehrserziehung. In: Z. Radfahren 1/2. Verlagsgesellsch. der Dt. Verkehrswacht und GHS (Hrsg.), Meckenheim 1991, S. 12/13 u. 42-44.

MERTENS, K.: Die Psychomotorik – ein ganzheitlicher Förderansatz in der Sprecherziehung. In: Lotzmann,G. (Hrsg.), a.a.O., 1992a, S. 44-59.

MERTENS, K.: Befindlichkeitsverbesserung und Aktivitätssteigerung durch Psychomotorik. Eine Lebenshilfe für alternde Menschen. In: BAUMANN, H. (Hrsg.), 1992b, a.a.O., S. 137-148.

MERTENS, K.: Der Sinnesgarten – die Welt erleben, erspüren, erfahren, aufnehmen ... In: GÜNZEL/KÖPPE (Hrsg.): Unterrichtsbeispiele Sport (Bd. 5). Sport für alle. V. Burgbücherei Schneider. Baltmannsweiler 1993, S. 122-140.

MESTER, L.: Grundfragen der Leibeserziehung. Westermann-V., Braunschweig 1964.

MEUSEL, H.: Einführung in die Sportpädagogik. Fink-V., München 1976.

MEUSEL, H.: Ziele und Auswirkungen des Alterssports. In: SINGER,R. (Hrsg.), a.a.O., S. 115-122.

MEUSEL, H.: Zur Eignung der Sportarten für den älteren Menschen aus sportpädagogischer Sicht. In: SINGER, R. (Hrsg.), a.a.O., S. 165-175.

MEUSEL, H.: Sport, Spiel, Gymnastik in der zweiten Lebenshälfte. Limpert-V., Bad Homburg 1982.

MEUSEL, H.: Zur Entwicklung und Erhaltung der Bewegungsfähigkeit im dritten Lebensalter. In: Z. f. Gerontologie, 16 (1983), S. 270-276.

MEUSEL, H.: Sport ab 40. Rowohlt-V., Reinbek 1988.

MEUSEL,H.: Ziele, Inhalte und Methoden des Alterssports. In: BAUMANN,H.(Hrsg.), a.a.O., 1988, S. 30-41.

MEUSEL, W.; MEUSEL, H.: Jahresprogramm Fitnesstraining und Ausgleichssport. Hofmann-V., Schorndorf 1978.

MEUSEL, W.; MERTENS, K.: Allerlei Bewegung. Spielen, Tanzen, Musizieren. V. modernes lernen, Dortmund 1992.

MILLER, G.A.; GALANTER, E.; PRIBRAM, K.H.: Strategien des Handelns – Pläne und Strukturen des Verhaltens. Stuttgart 1973.

MÜLLER, N.; RÖSCH, H.E.; WISCHMANN, B.: Alter und Leistung. Schors-V., Hochheim/M 1979.

NEUMANN, O.: Art, Maß und Methode von Bewegung und Sport bei älteren Menschen. In: Schriftenreihe des Bundesministers für Jugend, Familie und Gesundheit. Bd. 31, Kohlhammer-V., Stuttgart/Berlin/Köln/Mainz 1979[2].

NIEDERFRANKE, A.: Körperliche und geistige Aktivität im Alter – Motivation und Barrieren. Isny-Neutrauchburg 1988.

OHLMEIER, G.: Frühförderprogramme für behinderte Kinder (0-6). V. modernes lernen, Dortmund 1979.

OLBRICH, E.: Kompetenz im Alter. In: Z. f. Gerontologie (1987) 20, S. 319-330.

OLBRICH, E.: Erfolgreiches Altern aus funktionalistischer und interpretativer Perspektive. In: BALTES/KOHLI/SAMES (Hrsg.), 1989, a.a.O., S. 314-318.

OLBRICH, E.: Das Kompetenzmodell des Alterns. In: DETTBARN-REGGENTIN/REGGENTIN (Hrsg.), 1992, a.a.O., S. 53-61.

OLBRICH, E.; SAMES, K.; SCHRAMM, A.: Kompendium der Gerontologie: interdisziplinäres Handbuch für Forschung, Klinik und Praxis. ecomed-V., Landsberg/Lech 1994.

OPPOLZER, U.: Wortspielkartei WOSPI. Spielend lernen von 9-99. V. modernes lernen, Dortmund 1995.

OPPOLZER, U.: Gehirntraining mit Phantasie und Spaß. V. modernes lernen, Dortmund 1996.

OSWALD, W.D.: Kompetenzprojekt: Fragen zum Bereich Psychologie/Soziologie für Interview bzw. Fragebogen. – Forschungsprojekt der Univ. Erlangen-Nürnberg. Fb Psychologie 1991.

OSWALD, W.D.; FLEISCHMANN, U.M.: Nürnberger-Alters-Inventar. NAI. Univ. Erlangen-Nürnberg 1986.

OSWALD, W.D. u. GUNZELMANN, Th. (Hrsg.): Forschungsprojekt SIMA – Bedingungen und Möglichkeiten der Erhaltung und Förderung im Alter. Bd. 2: Theoretische und methodische Grundlagen. Erlangen 1993.

OSWALD, W.D. u. GUNZELMANN, Th. (Hrsg.): Kompetenz-Training im Alter. Materialien. SIMA-Studie. Bd. 6. Erlangen 1993 (Kompetenztraining – Ein Programm für Seniorengruppen. Hogrefe-V., Göttingen/Bern/Toronto/Seattle 1995).

OSWALD, W.D.; HERRMANN, W.M.; KANOWSKI, S.; LEHR, U.M.; THOMAE, H.: Gerontologie. Kohlhammer-V., Stuttgart/Berlin/Köln/Mainz 1984.

OSWALD, W.D.; RÖDEL, G.: Gedächtnistraining. Das Sima-Projekt. Hogrefe-V., Göttingen/Bern/Toronto/Seattle 1995.

PFOHL, H.-Chr.; BRAUN, G.E.: Entscheidungstheorie: normative und deskriptive Grundlagen des Entscheidens. v. moderne industrie, Landsberg 1981.

PHILIPPI-EISENBURGER, M.: Bewegungsarbeit mit älteren Menschen. Hofmann-V., Schorndorf 1990.

PHILIPPI-EISENBURGER, M.: Praxis der Bewegungsarbeit mit Älteren. Hofmann-V., Schorndorf 1991.

PLÜGGE, H.: Über die Verschränkung menschlicher Leiblichkeit und Körperlichkeit. In: Z. Der Internist, H. 4, Berlin 1964.

PROKOP, L.; BACHL, N.: Alterssportmedizin. Springer-V., Wien/New York 1984.

RADIGK, W.: Kognitive Entwicklung und zerebrale Dysfunktion. V. modernes lernen. Dortmund 1986.

RAPP, N.; STRUBEL, W. (Hrsg.): Behinderte Menschen im Alter. Lambertus-V., Freiburg 1992.

REINCKE, W.: Motopädagogik im Widerstreit: Ganzheitsanspruch zwischen Obskurantismus und Fliegenbeinzählerei. In: Z. Behindertenpädagogik, 30. Jg. (1991),H. 4, S. 338-362.

RIES, W.: Psychologie des Alterns. In: HOLLE, G. (red.), S. 150-244. In: BERNHARD, W., a.a.O., S. 73.

ROBER, L.: Ernährung im Alter. Vincentz-V., Hannover 1990.

RÖHRS, H.: Forschungsmethoden in der Erziehungswissenschaft. Kohlhammer-V., Stuttgart/Berlin/Köln/Mainz 1968.

ROETHER, D.: Lernfähigkeit im Erwachsenenalter. Hirzel-V., Leipzig 1988.

ROHMANN, J.A.: Entwicklung und Handlung. Beltz-V., Weinheim, Basel 1982.

ROST, R.; HOLLMANN, W.: Die Leistungsfähigkeit des „gesunden" älteren Menschen und des Patienten mit koronarer Herzkrankheit. In: Z. Geriatrie 5 (1977), S. 217-220.

ROST, R.: Die gesundheitliche Bedeutung sportlicher Aktivität für den älteren Menschen. In: SINGER,R. (Hrsg.), a.a.O., S. 123-140.

ROST, R.: Zur qualitativen und quantitativen Bedeutung verschiedener Sportarten für den älteren Menschen aus sportmedizinischer Sicht. In: SINGER, R. (Hrsg.), a.a.O., S. 157-175.

ROTT, Ch.; OSWALD, F. (Hrsg.): Kompetenz im Alter. Liechtenstein-V., Vaduz 1989.

RUPPRECHT, R.: Lebensqualität. Theoretische Konzepte und Ansätze zur Operationalisierung. (Diss. Phil. Fakultät I der Friedrich-Alexander-Universität Erlangen-Nürberg, 1993).

SAUP, W.: Coping im Alter – Ergebnisse und Probleme psychologischer Studien zum Bewältigungsverhalten älterer Menschen. In: Z. f. Gerontologie, 20 (1987), S. 345-354.

SCHMID-FURSTOSS, U.: Wohn- und Lebensformen alter Menschen. In: HOWE, J. u.a. (Hrsg.): Lehrbuch der psychologischen und sozialen Alternswissenschaft. Bd. 3, Asanger-V., Heidelberg 1991, S. 95-111.

SCHÖLMERICH, P.: Der Gesundheitswert des Sports im Alter. In: MÜLLER/RÖSCH/WISCHMANN, a.a.O., S. 119-134.

SCHRIFTENR.d.BUNDESMIN. f.JUGEND, FAMILIE u. GESUNDHEIT (Bd. 57): SCHMITZ-SCHERZER, R.; SCHICK, I.; KÜHN, D.; PLAGEMANN, R.: Altenwohnheime, Personal und Bewohner. Eine empirische Studie der Stadt Braunschweig. Kohlhammer-V., Stuttgart, Berlin, Köln, Mainz 1978.

SCHRIFTENR.d.BUNDESMIN.f.JUGEND, FAMILIE, FRAUEN u. GESUNDHEIT (Bd. 237): DIEM, L.; SCHMITZ-SCHERZER, R.; ROST, R.; WINKLER, J.: Das Altensportzentrum „Sport für betagte BÜRGER" Mönchengladbach. Kohlhammer-V., Stuttgart, Berlin, Köln, Mainz 1989.

SCHUSTER, M.: Gedächtnisentwicklung im Alter. In: MAYRING/SAUP, a.a.O., S. 125-144.

SCHWÄBISCHER TURNBERBUND (Hrsg.): Gymnastik, Spiel und Sport für Senioren. Hofmann-V., Schorndorf 1981.

SEILER, Th.B.: Die Methode der Formalen Begriffsanalyse als ein Instrument in der Begriffsentwicklungsforschung. Vortrag auf der 9. Tagung Entwicklungspsychologie in München, 18.-21.9.1989.

SINGER, R. (Hrsg.): Alterssport. Hofmann-V., Schorndorf 1981.

SKORSKY, M.: Handbuch für Benutzer und Programmierer des Programmpakets ANACONDA. TH Darmstadt 1986.

SPANGENBERG, N.; WOLFF, K.E.: Der Nutzen der begriffsanalytischen Visualisierung von Repertory Grids: eine anwenderfreundliche Einführung. Skript TH Darmstadt, Darmstadt 1991.

SPANGENBERG, N.; WOLFF, K.E.; FORSCHUNGSGRUPPE BEGRIFFSANALYSE der TECHNISCHEN HOCHSCHULE DARMSTADT: Interpretation von Mustern in Kontexten und Begriffsverbänden. Skript TH Darmstadt, Darmstadt 1990.

STARISCHKA, St.: Veränderungen konditioneller Fähigkeiten und deren Trainierbarkeit. In: BAUMANN, H. (Hrsg.), 1992, a.a.O., S. 77-90.

STATISTISCHES BUNDESAMT (Hrsg.): Statistisches Jahrbuch 1995 für die Bundesrepublik Deutschland. Metzler-Poeschel-V., Stuttgart 1995.

STECHLING, S.; SCHNEIDER-EBERZ, I.: 1013 Spiel- und Übungsformen für Senioren. Hofmann-V., Schorndorf 1990[2].

STEINHAGEN-THIESSEN, E.; GEROK, W. & BORCHELT, M.: Innere Medizin und Geriatrie. In: BALTES/MITTELSTRASS, a.a.O., S. 124-150.

STEINHARDT, M.: Altern. Hirzel-Wiss. Verlagsgesellsch. Stuttgart 1990.

STOSBERG, M.: Alter und Familie. Zur sozialen Integration älterer Menschen. Habilitationsschrift Univ. Erlangen-Nürnberg, Nürnberg 1989.

TEIPEL,D.: Altersbezogene Veränderungen koordinativer Fähigkeiten. In: BAUMANN, H. (Hrsg.), 1988, a.a.O., S. 111-123.

TEIPEL, D.: Veränderungen der Trainierbarkeit koordinativer Fähigkeiten. In: BAUMANN, H. (Hrsg.), 1992, a.a.O., S. 39-56.

TEWS, H.P.: Die neuen Alten – aus der Sicht der Soziologie. In. GfK, a.a.O., S. 5-24.

THOMAE, H.: Motivationsbegriffe und Motivationstheorien. In: THOMAE, H. (Hrsg.): Theorien und Formen der Motivation. Hogrefe-V., Göttingen/Toronto/Zürich 1983a, S. 1-60.

THOMAE, H.: Alternsstile und Altersschicksale. Huber-V., Bern/Stuttgart/Wien 1983b.

THOMAE, H.: Motivation. In: OSWALD, W.D. u.a. (Hrsg.), 1984, a.a.O., S. 292-294.

THOMAE, H.: Selbstbild. In: OSWALD, W.D. u.a. (Hrsg.), 1984, a.a.O., S. 409-412.

TRAPMANN, H.; HOFMANN, W.; SCHAEFER-HAGENMAIER, TH.; SIEMES, H. (Hrsg.): Das Alter. V. modernes lernen, Dortmund 1991.

VAYER, P.: Die Person des Kindes in einer ganzheitlichen Erfassung. In: MÜLLER/DECKER/SCHILLING, F. (Red.): Motorik im Vorschulalter. Hofmann-V., Schorndorf 1975, S. 17-22.

VEELKEN, L.: Neues Lernen im Alter. Sauer-V., Heidelberg 1990.

WEILER, I.: Der Sport bei den Völkern der alten Welt. Wiss. Buchgesellsch., Darmstadt 1981.

WEINECK, J.: Sportbiologie. perimed-V., Erlangen 1986.

WILLE, R.: Restructuring lattice theory: an approach based on hierarchies of concepts. In. Ordered Sets (ed. I. RIVAL). Reidel, Dordrecht-Boston 1982, S. 445-470.

WILLE, R.: Liniendiagramme hierarchischer Begriffssysteme. In: BOCK (Hrsg.): Anwendungen der Klassifikation: Datenanalyse und numerische Klassifikation. V. INDEKS, Frankfurt 1984, S. 32-51.

WILLE, R.: Bedeutungen von Begriffsverbänden. In: GANTER/WILLE/WOLFF, a.a.O., S. 161-213.

WISCHMANN, B.: Über das Alter und den Beitrag des Alterssports zum Wohlbefinden. In: MÜLLER, N. u.a. (Hrsg.), a.a.O., S. 32-45.

WOLFF, K.E.: Vom begrifflichen Denken zur Begriffsanalyse. 13. Koll. Mathematik-Didaktik der Univ. Bayreuth, 1988 (Manuskript).

WOLFF, K.E.:Einführung in die Formale Begriffsanalyse. In: Publication de l'Institut de Recherche Mathematique Avancee, Strasbourg 1988, S. 85-96.

ZIMMER, R.: Psychomotorische Therapie – Eine kindzentrierte Methode in der Förderung entwicklungs- und verhaltensauffälliger Kinder. In: ALFERMANN/ SCHEID (Hrsg.), a.a.O., S. 16-26.

ZIMMER, R.; CICURS, H.: Psychomotorik. Hofmann-V., Schorndorf 1987.

ZINKE-WOLTER, P.: Spüren – Bewegen – Lernen. Handbuch der mehrdimensionalen Förderung bei kindlichen Entwicklungsstörungen. V. modernes lernen, Dortmund 1991.

Anschreiben an die Heimleitung

Prof.Dr.Krista Mertens

Waldstr. 26
8501 Rückersdorf
4.9.1991

Betr.: **Befragung für Senioren über ihre Wünsche nach Bewegung und Sport**

Forschungsprojekt im Fachbereich Sozialpädagogik/Bewegungserziehung/Sport der FH Darmstadt in **Verbindung mit der Universität Erlangen-Nürnberg/Aufbaustudiengang Gerontopsychologie**:

Thema:
Grundlagenforschung zur Akzeptanz von Bewegungsangeboten und entsprechenden Geräten/Fördermaterial in Alten- und Pflegeheimen:

In dem Projekt sollen Erkenntnisse gewonnen werden, welche sportlichen Aktivitäten von älteren Menschen gewünscht werden und welches Material in Abhängigkeit von der Präsentation in den Heimen von der Zielgruppe angenommen wird. Es soll herausgefunden werden, unter welchen Bedingungen die Akzeptanz am besten ist; gleichzeitig verspreche ich mir weitere Einsichten über ein Grundprogramm der Bewegungserziehung in Alten- und Pflegeheimen und die Bedeutung sowie Wirkungsweisen der Hilfsmittel.
Hierzu werden von mir ca. 900 ältere Menschen im Raum Nürnberg und Darmstadt anonym befragt.
Auf der Basis der Umfrage wird von mir ein Katalog an Bewegungen mit den entsprechenden Materialien/Geräte, die geeignet sind, bei Senioren Beweglichkeit, Geschicklichkeit, Wahrnehmung, Kreativität, Körperbewußtsein, Entspannung und Feinmotorik zu schulen, erstellt.
Es werden keine Fragen über das Heim/die Institution gestellt.
Dem Heim werden die Ergebnisse der Befragung weitergegeben.

An diesem Projekt sind weitere Institute beteiligt:
1.   FB Informatik der FHD   - Prof. Wolff
         Medienpäd. Fb S der FHD   - Prof. Dr. Bering
         IGDV der FHD   - Dipl. Ing. U. Goiny
2.   IAAG - Interdisziplinäre Arbeitsgemeinschaft für Angewandte Gerontologie e.V.
         Prof. Oswald/ Prof. Olbrich, Univ. Erlangen-Nürnberg.

Ich möchte Sie bitten, meine Umfrage zu unterstützen.
Mit freundlichen Grüßen

(Prof.Dr.Krista Mertens)

Verzeichnis der Graphiken und Tabellen

Abb. 1   Altersaufbau der deutschen Bevölkerung

Abb. 2   Mitglieder in den Spitzenverbänden des DSB

Abb. 3   Eignung von Sportarten für verschiedene Altersgruppen

Abb. 4   Gruppenmäßige Verteilung der Probanden

Abb. 5   Aufgliederung der Probanden nach dem Geschlecht

Abb. 6   Altersverteilung im Durchschnitt

Abb. 7   Fragebogen – Vorstudie

Abb. 8   Mitgliederstärkste Vereine im DSB (Personen >65 Jahre)

Abb. 9   Dreiseitiger Fragebogen der Studie

Abb. 10 Aussagenüberprüfung I mit dem Chi-Quadrat-Test:
Lesen vs. Sport

Abb. 11 Aussagenüberprüfung II mit dem Chi-Quadrat-Test:
Vorträge hören vs. Sport

Abb. 12 Aussagenüberprüfung III mit dem Chi-Quadrat-Test und linearem Modell:
Lesen/Vorträge hören vs. Sport

Abb. 13 Beispiel für das Erstellen eines Kontextes nach der FBA

Abb. 14 Liniendiagramm: Aktivitätsgrad Fahrrad fahren/Alter

Abb. 15 Zweidimensionales Liniendiagramm:
Sportlicher Aktivitätsgrad/Alter/Geschlecht (Altenheim NW)

Abb. 16 Dreidimensionales Liniendiagramm:
Sportlicher Aktivitätsgrad/Alter/Vereinsmitgliedschaft (Altenheim NW)

Abb. 17 Liniendiagramm:
Schwimmen/Tanzen/Gymnastik (Altenheim NW)

Abb. 18 Liniendiagramm:
Sportlicher Aktivitätsgrad/Alter/Geschlecht

Abb. 19 Sportliche Aktivität im Durchschnitt

Abb. 20 Kreisdiagramme:
Sportliche Aktivität (5 Altenheime und übrige Befragte)

Abb. 21 Aufgliederung der Probanden nach dem Geschlecht (5 Altenheime)

Abb. 22 Aufgliederung der Probanden nach dem Geschlecht (prozentuale Verteilung in den einzelnen Altenheimen)

Abb. 23 Altersverteilung der Gesamtheit der Probanden und Größe der Stichprobe (in den 5 Altenheimen)

Abb. 24   Liniendiagramm:
Sportlicher Aktivitätsgrad/Alter/Geschlecht/Vereinsmitgliedschaft

Abb. 25   Sportliche Aktivität heute vs. mit bzw. ohne frühere Vereinsmitgliedschaft

Abb. 26   Aussagenüberprüfung IV mit dem Chi-Quadrat-Test und linearem Modell:
Frühere Vereinsmitgliedschaft vs. Aktivität im Alter

Abb. 27   Aussagenüberprüfung V mit dem Chi-Quadrat-Test und linearem Modell:
Vereinsmitgliedschaft vs. Wandern

Abb. 28   Liniendiagramme:
Sportlicher Aktivitätsgrad/Alter/Geschlecht (5 Altenheimen)

Abb. 29   Liniendiagramm:
Tanzen/Wandern/Fahrrad fahren

Abb. 30   Aktivitätsbeteiligung: Tanzen

Abb. 31   Aktivitätsbeteiligung: Wandern

Abb. 32   Aktivitätsbeteiligung: Fahrrad fahren

Abb. 33   Aussagenüberprüfung VI mit dem Chi-Quadrat-Test:
Vereinsmitgliedschaft vs. Fahrrad fahren

Abb. 34   Liniendiagramm:
Gymnastik/Krafttraining/Entspannung

Abb. 35   Aktivitätsbeteiligung: Gymnastik

Abb. 36   Aussagenüberprüfung VII mit dem Chi-Quadrat-Test:
Vereinsmitgliedschaft vs. Gymnastik

Abb. 37   Aktivitätsbeteiligung: Krafttraining

Abb. 38   Liniendiagramm:
Aktivitätsgrad Krafttraining/Alter/Geschlecht (5 Altenheime)

Abb. 39   Aktivitätsbeteiligung: Entspannungsübungen

Abb. 40   Liniendiagramm:
Aktivitätsgrad Entspannungsübungen/Alter/Geschlecht (5 Altenheime)

Abb. 41   Kreisdiagramm:
Entspannung (prozentuale Verteilung in den 5 Altenheimen)

Abb. 42   Liniendiagramm:
Kleine Regelspiele/Kleine Spiele/Theater

Abb. 43   Aktivitätsbeteiligung: Kleine Regelspiele

Abb. 44   Aktivitätsbeteiligung: Kleine Spiele

Abb. 45   Aktivitätsbeteiligung: Theater

Abb. 46   Aktivitätsbeteiligung: Schwimmen

Abb. 47 Aussagenüberprüfung VIII mit dem Chi-Quadrat-Test:
Vereinsmitgliedschaft vs. Schwimmen (5 Altenheime)

Abb. 48 Liniendiagramm:
Aktivitätsgrad Schwimmen/Alter/Geschlecht (5 Altenheime)

Abb. 49 Liniendiagramm:
Schwimmen/Tanzen/Gymnastik/Wandern/Entspannungsübungen/
Fahrrad fahren (Altenheim NW)

Abb. 50 Liniendiagramm:
Krafttraining/Gymnastik/Aktivitätsgrad/Vereinsmitgliedschaft/Alter
(Altenheim NW)

Abb. 51 Liniendiagramm:
Vorträge anhören/Theater/Singen-Musizieren

Abb. 52 Aktivitätsbeteiligung: Vorträge anhören

Abb. 53 Aktivitätsbeteiligung: Theater

Abb. 54 Aktivitätsbeteiligung: Singen/Musizieren

Abb. 55 Liniendiagramm:
Handarbeiten-Werken/Malen/Gesellschaftsspiele

Abb. 56 Aktivitätsbeteiligung: Handarbeiten/Werken

Abb. 57 Aktivitätsbeteiligung: Malen

Abb. 58 Aktivitätsbeteiligung: Gesellschaftsspiele

Abb. 59 Liniendiagramm: Lesen/Kochen

Abb. 60 Aktivitätsbeteiligung: Lesen

Abb. 61 Aktivitätsbeteiligung: Kochen

Abb. 62 Liniendiagramm:
Kleine Kinder betreuen/Soziale Hilfeleistungen

Abb. 63 Aktivitätsbeteiligung: Soziale Hilfeleistungen

Abb. 64 Aktivitätsbeteiligung: Kleine Kinder betreuen

Abb. 65 Liniendiagramm:
Tiere halten/Gartenarbeit

Abb. 66 Aktivitätsbeteiligung: Gartenarbeit

Abb. 67 Kreisdiagramme:
Tiere halten (5 Altenheime und übrige Befragte)

Abb. 68 Prozentuale Verteilung aller Aktivitätenwünsche

Abb. 69 Entscheidungsverhalten bei den Bewegungs- und Sportaktivitäten

Abb. 70 Entscheidungsverhalten bei den Haus- und Freizeitaktivitäten

Abb. 71 Architektonisches Konzept einer Altenwohnanlage

Raum für Notizen:

Ihre Praxis ist unser Programm!

Der phantasievolle Weg zum guten Gedächtnis
von Ursula Oppolzer

1994, Musikcassette (Laufzeit ca. 60 Min.) mit Begleitheft (40 S.), im Schuber
ISBN 3-86145-064-X, Bestell-Nr. 9200, DM 29,80

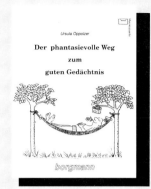

Gehirntraining mit Phantasie und Spaß!
von Ursula Oppolzer

ca. Juli 1996, 168 S., mit Illustr., DIN A4, br,
ISBN 3-86145-103-4, Bestell-Nr. 8538, DM 38,00

Wortspielekartei WOSPI
Spielend lernen von 9-99 Jahren
von Ursula Oppolzer
1995, 224 Karteikarten A6, 11 Registerkarten, 10 S. Begleittext, im Ordner
ISBN 3-86145-101-8, Bestell-Nr. 8536, DM 68,00

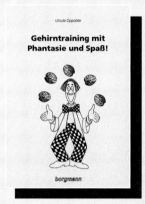

Ganzheitliches Gehirntraining mit KOPF
Spielend lernen von 9-99 Jahren
von Ursula Oppolzer

1996, 270 Karteikarten A6, 12 Registerkarten, 12 S. Begleittext, im Ordner
ISBN 3-86145-102-6, Bestell-Nr. 8537, DM 68,00

Hirnleistungstraining
Übungen zur Verbesserung der Konzentrationsfähigkeit
von Petra Rigling

5., unveränd. Aufl. 1995, 117 S., DIN A4, br
ISBN 3-8080-0314-6, Bestell-Nr. 5213, DM 22,80

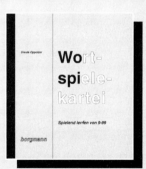

Portofreie Lieferung innerhalb von 48 Std. nach Bestelleingang durch:

verlag modernes lernen
borgmann publishing

Hohe Straße 39 • D - 44139 Dortmund
Tel. (0180) 534 01 30
FAX (0180) 534 01 20

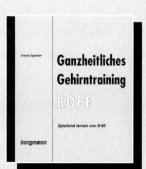

Krista Mertens
Psychomotorische Aktivierungs-Programme für Alten- und Pflegeheime
Grundfragen der Akzeptanzgewinnung und der praktischen Anwendung

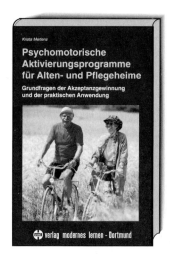

Das Buch wendet sich an alle Menschen, die im Seniorenbereich arbeiten. Es ist vor allem für Leiter von Alten- und Pflegeheimen, Beratungsstellen für Senioren, Gemeinden, Wohlfahrtsverbänden, Kirchen sowie Fort- und Weiterbildungseinrichtungen interessant und liefert die Grundlage zur Planung von Aktivierungsangeboten und Wohnanlagen mit hoher Lebensqualität. Es wird ein Modell zur Psychomotorik im engeren und weiteren Sinne begründet und dessen Inhalt erläutert. Grundlage ist eine wissenschaftliche Studie, in der die Wünsche von 441 Bewohnern – vorwiegend in fünf großen Alten- und Pflegeheimen lebend – nach lebhaften oder ruhigen Aktivitäten erfaßt werden: Wandern, Gymnastik, Tanzen, Fahrradfahren u.ä. und Lesen, Handarbeiten/Werken, Kochen, Gartenarbeit u.ä. Die Daten liefern die Basis zur Strukturierung des Lebensalltags älterer Menschen in Senioreneinrichtungen und im eigenen Heim. Die Aktivitätsangebote bestimmen auch die Konzeption einer Wohnanlage, genannt „Lebenszentrum für Jung und Alt". Kinder, Tiere, Gärten, Spiel- und Tanzecken liefern die Bedingungen für ein ausgefülltes Leben und bringen Atmosphäre in den Alltag des Menschen im höheren Lebensalter.

1997, 304 S., Format 16x23cm, br, ISBN 3-8080-0348-0, Bestell-Nr. 1166, DM 58,00

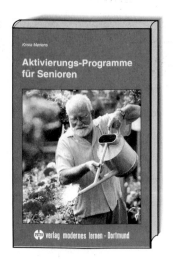

Krista Mertens (Hrsg.)
Aktivierungs-Programme für Senioren

Es kommen 20 Experten zu Wort, die über Bewegung und Sport, geistiges Training, Betätigungen im häuslichen Umfeld sowie Ernährung und Wohnen und deren Rahmenbedingungen schreiben.

Es wird Antwort gegeben auf viele Fragen zur Organisation des Alltags, zur Ernährung und zum Wohnen: M. STOSBERG erläutert die sozialen Netzwerke, in die der Mensch im höheren Alter eingebettet ist. L. VEELKEN zeigt Möglichkeiten des sozialen Engagements, z.B. in Gestalt von Weiterbildungen auf. W. AIGN weist auf die richtige Ernährung im Alter hin und regt durch ein Ernährungs-Quiz zur Eigenreflexion an. E. OLBRICH begründet die Bedeutung von Tieren (im Heim) als Gefährten beim Älterwerden, und S. HILLRINGHAUS sowie V. DOOSE öffnen dem Leser die Augen für das richtige Sitzen bzw. Wohnen im Alter.

Das Aktivierungsprogramm im Bewegungsbereich für Senioren berücksichtigt sowohl die körperbildenden Übungen als auch die freizeitorientierten Sportarten Wandern – Gymnastik – Tanzen (W. MEUSEL) – Schwimmen (J. INNENMOSER) – Gesellschaftsspiele (K. MERTENS) – Fahrradfahren (W. WANNEMACHER) – Kraftsport (K. KRIEGEL) – Eislaufen (W. WITTE) – Eisstock-/Stockschießen (K. LINHARDT).

W.D. OSWALD und Mitarbeiter stellen das Gedächtnistraining aus dem SIMA-Projekt vor, und U. OPPOLZER beschreibt ein phantasievolles, ganzheitliches Gehirntraining. M. SCHUNK regt mit ihren interessanten Vorschlägen zum Handarbeiten und zum kreativen Gestalten zur Nachahmung an. Eine Sing- (W. WANNEMACHER) und eine Theatergruppe (F. und H. HARTMANN) zeigen, daß es nur eines kleinen Anstoßes bedarf, sich in diesen Bereichen zu betätigen. Schließlich gibt W. WANNEMACHER Hilfen für die Gestaltung eines kleinen Gartens bzw. von Kräuterschalen auf dem Balkon.

1997, 464 S., Format 16x23cm, gebunden, ISBN 3-8080-0349-9, Bestell-Nr. 1167, DM 58,00

• **Bei gleichzeitiger Abnahme beider Bände: Bestell-Nr. 1168, ISBN 3-8080-0350-2, DM 98,00**